● 古代经典名方丛书

半夏泻心汤

主编 蔡毅东 温艳东

U0334893

中国中医药出版社
·北 京·

图书在版编目（CIP）数据

半夏泻心汤/蔡毅东，温艳东主编．—北京：中国中医药
出版社，2019.9（2019.12重印）
（古代经典名方丛书）
ISBN 978 - 7 - 5132 - 5643 - 8

I．①半… II．①蔡… ②温… III．①半夏泻心汤 - 研究
IV．①R286

中国版本图书馆 CIP 数据核字（2019）第 149836 号

中国中医药出版社出版

北京经济技术开发区科创十三街 31 号院二区 8 号楼
邮政编码　100176
传真　010 - 64405750
河北省武强县画业有限责任公司印刷
各地新华书店经销

开本 880 × 1230　1/32　印张 11.75　字数 264 千字
2019 年 9 月第 1 版　2019 年 12 月第 2 次印刷
书号　ISBN 978 - 7 - 5132 - 5643 - 8

定价　49.00 元
网址　www.cptcm.com

社 长 热 线　010 - 64405720
购 书 热 线　010 - 89535836
维 权 打 假　010 - 64405753

微信服务号　zgzyycbs
微商城网址　https：//kdt.im/LIdUGr
官方微博　http：//e.weibo.com/cptcm
天猫旗舰店网址　https：//zgzyycbs.tmall.com

如有印装质量问题请与本社出版部联系（010 - 64405510）
版权专有　侵权必究

半夏泻心汤项目基金

　　1. 科技部重大慢病专项：胃黏膜分泌及屏障功能损害在胃癌变发生过程中的机制（项目编号：2016YFC1302203）。

　　2. 北京市重点专项：中医药对上消化道癌患者术后复发转移的干预研究（项目编号：SCW2016－20）。

古代经典名方丛书
总编委会

中华中医药中和医派杨建宇京畿豫医工作室
中关村炎黄中医药科技创新联盟
世界中医药协会国际中和医派研究总会
北京中联国康医学研究院

古代经典名方丛书
《半夏泻心汤》编委会

主　编　蔡毅东　温艳东

副主编　张北华　付建华

编　委　（按姓氏笔画排序）

马　唯　王　阳　李媛媛

柯　俊　钟　民　姜艾利

编写说明

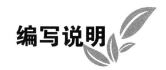

　　为了配合中国中医药信息学会人才信息分会"全国千家中医医院万名经方人才提升工程"的顺利开展，促进"全国中和医派经方精方进社区工程"的深入拓展，围绕"京津冀豫国医名师专病专科薪火传承工程""国际中医药一带一路经方行活动"等相关项目的实施，中医药"经方热""经药热"再次推向新的热潮，为了更广泛更扎实地引领"经药热""经方热"的学术拓展，我们组织相关专家编撰了《古代经典名方丛书》。

　　本书由中国中医科学院西苑医院组织编写。全书分"经典温习""临证新论""现代研究"上、中、下三篇，共七章。在上篇"经典温习"中，重点围绕本经方的溯源、医圣论方、类方简析等，进行了系统的论述，旨在活用经方，准用经药，致敬经典，应用发展经药经方。

　　中篇是"临证新论"，紧紧围绕本经方的临床诊疗技巧及在各科优势专病中的应用。从单方妙用到多方并用，从本方临证到类方鉴别，从方证对应到临证变通思考，从诊疗单一病症到复杂证候，从大内科到皮肤科、妇科、男科、儿科、口腔科、眼科、五官科，凡是临证所见，本方所涉之优效者，尽囊括其中。经典"经方经药"完全与临床紧密融合，这是经典"经方""经药"理论与实践的完美呈现，是提高"经方""经药"临床拓展应用的典型模板，对提高广大"经药""经方"爱好者临床疗效尤为实用，是本书的核心要点，也是本书的精华之篇。

下篇之"现代研究",是借鉴现代科学实验手段,证实"经方"的药效及"经药"的药理,再次证实中医经典的实践指导意义和中医药理论的系统性的完美与博大精深,同时,给"经方""经药"的现代科学研究、临床拓展应用以新的启迪!他山之石可以攻玉,中医药学之开放包容,也必定在现代科技手段之技术助力下,得到新的发展,创造新的辉煌!

"美丽中国有中医"!伟大中医有"我你",让我们携手共进,为中医经方经药的临床拓展应用而努力,为中医药服务能力提升、临床疗效提高而努力,为中医药明天之辉煌而努力!

《半夏泻心汤》编委会

2019 年 5 月 30 日

目 录

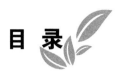

上篇　经典温习

中篇　临证新论

经典温习

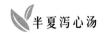

第一章　概　述

第一节　溯本求源

一、经方出处

本方出自汉·张仲景的《伤寒论·辨太阳病脉证并治下第七》。

伤寒五六日，呕而发热者，柴胡汤证具，而以他药下之，柴胡证仍在者，复与柴胡汤。此虽已下之，不为逆，必蒸蒸而振，却发热汗出而解。若心下满而硬痛者，此为结胸也，大陷胸汤主之。但满而不痛者，此为痞，柴胡不中与之，宜半夏泻心汤。

二、原方释义

此方所治之痞，原系小柴胡汤证误行泻下，损伤中阳，少阳邪热乘虚内陷，以致寒热错杂，而成心下痞。痞者，痞塞不通，上下不能交泰之谓；心下即是胃脘，属脾胃病变。脾胃居中焦，为阴阳升降之枢纽，今中气虚弱，寒热错杂，遂成痞证；脾为阴脏，其气主升，胃为阳腑，其气主降，中气既伤，升降失常，故上见呕吐，下则肠鸣下利。本方证病机较为复杂，既有寒热错杂，又有虚实相兼，以致中焦失和，升降失常。治当调其寒热，益气和胃，散结除痞。方中以辛温之半夏为君，散结除痞，又善降逆止呕。臣以干姜之辛热以温中散寒；黄芩、黄连之苦寒以泄热开痞。以上四味相伍，具有寒热平调，辛开苦降之用。然寒热错杂，又缘于中虚失运，故方中又以人参、大枣甘温益气，以补脾虚，为佐药。使以甘草补脾和中而调诸药。综合全方，寒热互用以和其阴阳，苦辛并进以调其升降，补泻兼施以顾其虚实，是为本方的配伍特点。寒去热清，升降复常，则痞满可除、呕利自愈。

本方即小柴胡汤去柴胡、生姜，加黄连、干姜而成。因无半表证，故去解表之柴胡、生姜，痞因寒热错杂而成，故加寒热平调之黄连、干姜，变和解少阳之剂而为调和肠胃之方。后世师其法，随证加减，广泛应用于中焦寒热错杂、升降失调诸症。（邓中甲《方剂学》）

三、药物组成

半夏半升（洗），黄芩、干姜、人参、甘草（炙）各三两，黄连一两，大枣十二（擘）。

四、使用方法

上七味，以水一斗，煮取六升，去滓；再煎，取三升，温服一升，日三服。

本方为治疗中气虚弱，寒热错杂，升降失常而致肠胃不和的常用方；又是体现调和寒热，辛开苦降治法的代表方。临床应用以心下痞满，呕吐泻痢，苔腻微黄为辨证要点。若湿热蕴积中焦，呕甚而痞，中气不虚，或舌苔厚腻者，可去人参、甘草、大枣、干姜，加枳实、生姜以下气消痞止呕。本方主治虚实互见之证，若因气滞或食积所致的心下痞满，不宜使用。

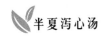

五、方歌

半夏泻心配连芩，干姜枣草人参行；

辛苦甘温消虚痞，治在调阳与和阴。

注解：前两句说明方剂药物组成为半夏、黄芩、黄连、干姜、人参、大枣、甘草，第三、四句说明功效和主治。

第二节 医圣论方

一、成无己

凡陷胸汤攻结也，泻心汤攻痞也。气结而不散，壅而不通为结胸，陷胸汤为直达之剂；塞而不通，否而不分为痞，泻心汤为分解之剂。所以谓之泻心者，谓泻心下之邪也。痞与结胸，有高下焉，结胸者，邪结在胸中，故治结胸曰陷胸汤；痞者，邪留在心下，故治痞曰泻心汤。黄连味苦寒，黄芩味苦寒，《黄帝内经》曰，苦先入心，以苦泄之；泻心者，必以苦为主，是以黄连为君，黄芩为臣，以降阳而升阴也。半夏味辛温，干姜味辛热，《内经》曰辛走气，辛以散之；散痞者必以辛为助，故以半夏、干姜为佐，以分阴而行阳也。甘草味甘平，大枣味甘温，人参味甘温，阴阳不交曰痞，上下不通为满，欲通上下，交阴阳，必和其中。所谓中者，脾胃是也，脾不足者，以甘补之，故用人参、甘草、大枣为使，以补脾而和中，中气得和，上下得通，阴阳得位，水升火降，则痞消热已，而大汗解矣。（《注解伤寒论》）

二、汪昂

苦先入心，泻心者，必以苦，故以黄连为君，黄芩为臣，以降阳而升阴也；辛走气，散痞者必以辛，故以半夏、干姜为佐，以分阴而行阳也；欲通上下交阴阳者，必和其中，故以人参、甘草、大枣为使，以补脾而和中。（《医方集解》）

三、赵以德

自今观之，是证由阴阳不分，塞而不通，留结心下为痞，于是胃中空虚，客气上逆为呕，下走则为肠鸣，故用是汤分阴阳，水升火降，而留者去，虚者实。成注是方：连、芩之苦寒入心，以降阳而升阴也；半夏、干姜之辛热，以走气而分阴行阳也；甘草、参、枣之甘温，补中而交阴阳，通上下也。（《金匮玉函经二注》）

四、柯韵伯

伤寒五六日，未经下而胸胁苦满者，则柴胡汤解之；伤寒五六日，误下后，心下满而胸胁不满者，则去柴胡、生姜，加黄连、干姜以和之。此又治少阳半表半里之法也。然倍半夏而去生姜，稍变柴胡半表之治，推重少阳半里之意耳。君火以明，相火以位，故仍名曰泻心，亦以佐柴胡之所不及。（《伤寒来苏集》）

五、吴谦

结胸兼阳明里实者，大陷胸汤证也；兼阳明不成实者，小陷胸汤证也。痞兼少阳里实证者，大柴胡汤证也；兼少阳里不成实者，半夏泻心汤证也。今伤寒五六日，呕而发热者，是邪

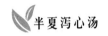

传少阳之病也。既柴胡证具，乃不以柴胡和之，而以他药下之，误矣。若柴胡证仍在者，此虽已下，尚未成逆，则当复与柴胡汤，必蒸蒸而振，然后发热汗出而解矣。盖以下后虚中、作解之状皆如是也。若下后心下满而痛者，此为结胸，大陷胸汤固所宜也。若但满而不痛，此为虚热气逆之痞，即有呕而发热之少阳证，柴胡汤亦不中与之。法当治痞也，宜半夏泻心汤主之。

呕而肠鸣，肠虚而寒也。呕而心下痞，胃实而热也，并见之，乃下寒上热，肠虚胃实之病也，故主之半夏泻心汤，用参、草、大枣以补正虚，半夏以降客逆，干姜以胜中寒，芩、连以泻结热也。（《医宗金鉴》）

六、吴崑

伤寒下之早，胸满而不痛者为痞，此方主之。伤寒自表入里，传至三阴，三阴亦有在经表证。如太阴有桂枝加芍药汤，少阴有麻黄附子细辛汤，厥阴有当归四逆汤之类。若不治其表，而用承气汤下之，则伤中气，而阴经之邪乘之矣！以既伤之中气而邪乘之，则不能升清降浊，痞塞于中，如天地不交而成痞，故曰痞，泻心者，泻心下之邪也。姜、夏之辛，所以散痞气；芩、连之苦，所以泻痞热；以下之后，脾气必虚，人参、甘草、大枣，所以补脾之虚。（《医方考》）

七、程郊倩

痞虽虚邪，然表气入里，拂郁于心阳之分，寒亦成热矣。寒已成热，则不能外出，而热非实，秽又不能下行，唯用苦寒从其部而下之，仍虑下焦之阴邪上入，兼辛热以温之，阴阳两解，不攻痞而痞自散，所以寒热互用。若阴痞不关阳郁，即郁而未成热，只是上下阴阳部分格拒而成，泻心之法概不可用也。

泻心虽同，而证中俱呕，则功专涤饮，故以半夏名汤也，曰泻心者，言满在心下清阳之位，热邪挟饮，尚未成实，故清热涤饮，使心下之气得通，上下自无阻留，阴阳自然交互矣。然枢机全在于胃，故复补胃家之虚，以为之斡旋，与实热入胃而泻其蓄满者，大相径庭矣。痞虽虚邪，乃表气入里，寒成热矣。寒虽成热，而热非实，故用苦寒以泻其热，兼佐辛甘以补其虚，不必攻痞而痞自散。所以一方之中，寒热互用，若阴痞不关阳郁，即郁而亦未成热，泻心之法概可用也。（《医方集解》）

八、张秉成

所谓彼坚之处，必有伏阳，故以芩、连之苦以降之，寒以清之，且二味之性皆燥，凡湿热为病者，皆可用之。但湿浊黏腻之气与外来之邪，既相混合，又非苦降直泄之药所能去，故必以干姜之大辛大热以开散之，一升一降，一苦一辛，而以半夏通阴阳，行湿浊，散邪和胃，得建治痞之功。用甘草、人参、大枣者，病因里虚，又恐苦辛开泄之药过当，故当助其正气，协之使化耳。（《成方便读》）

九、尤怡

是虽三焦俱病，而中气为上下之枢，故不必治其上下，而但治其中。黄连、黄芩苦以降阳，半夏、干姜辛以升阴，阴升阳降，痞将自解；人参、甘草则补养中气，以为交阴阳，通上下之用也。

邪气乘虚，陷入心下，中气则痞。中气既痞，升降失常，于是阳独上逆而呕，阴独下走而肠鸣，是虽三焦俱病，而中气

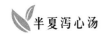

为上下之枢，故不必治其上下，而但治其中。黄连、黄芩苦以降阳，半夏、干姜辛以升阴，阴升阳降，痞将自解。人参、甘草则补养中气，以为交阴阳通上下之用也。（《金匮要略心典》）

十、张卿子

半夏泻心汤方第五十六属性：半夏（半升洗净，辛平），黄芩（苦寒），干姜（辛热），人参（以上各三两，甘温），黄连（一两，苦寒），大枣（十二枚，擘，温甘），甘草（三两，炙，甘平）。

上七味，以水一斗，煮取六升，去滓。再煮，取三升，温服一升，日三服。

辛入肺而散气。半夏之辛，以散结气，苦入心而泄热；黄芩、黄连之苦，以泻痞热。脾欲缓，急食甘以缓之，人参、甘草、大枣之甘以缓之。（《张卿子伤寒论》）

十一、汪琥

若下后，邪气传里者，邪在半表半里，则阴阳俱有邪，至于下后，邪气传里，亦有阴阳之异……阴邪传于里者，则留于心下为痞，以心下为阴受气之分，与半夏泻心汤以通其痞。（《伤寒论辨证广注》）

第三节　类方简析

一、生姜泻心汤

原文：伤寒汗出，解之后，胃中不和，心下痞硬，干噫食

臭，胁下有水气，腹中雷鸣下利者，生姜泻心汤主之。(《伤寒论·辨太阳病脉证并治下第七》)

解析：胃为津液之主，阳气之根。大汗出后，外亡津液，胃中空虚，客气上逆，心下痞硬。《金匮要略》曰："中焦气未和，不能消谷，故令噫。干噫食臭者，胃虚而不杀谷也。胁下有水气，腹中雷鸣，土弱不能胜水也。与泻心汤以攻痞，加生姜以益胃。"(《注解伤寒论》)

处方：生姜(四两，切)，甘草(三两，炙)，人参(三两)，干姜(一两)，黄芩(三两)，半夏(半升，洗)，黄连(一两)，大枣(十二枚，医统本有"擘"字)。

二、甘草泻心汤

原文：伤寒中风，医反下之，其人下利，日数十行，谷不化，腹中雷鸣，心下痞硬而满，干呕，心烦不得安。医见心下痞，谓病不尽，复下之，其痞益甚，此非结热，但以胃中虚，客气上逆，故使硬也，甘草泻心汤主之。(《伤寒论·辨太阳病脉证并治下第七》)

解析：伤寒中风，是伤寒或中风也。邪气在表，医反下之，虚其肠胃而气内陷也。下利日数十行，谷不化，腹中雷鸣者，下后里虚胃弱也。心下痞硬，干呕心烦，不得安者，胃中空虚，客气上逆也。与泻心汤以攻表，加甘草以补虚。前以汗后胃虚，是外伤阳气，故加生姜；此以下后胃虚，是内损阴气，故加甘草。(《注解伤寒论》)

处方：甘草(四两)，黄芩(三两)，干姜(三两)，半夏(半升，洗)，黄连(一两)，大枣(十二枚，擘)。

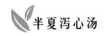

三、大黄黄连泻心汤

原文： 心下痞，按之濡，其脉关上浮者，大黄黄连泻心汤主之。（《伤寒论·辨太阳病脉证并治下第七》）（《注解伤寒论》）

解析： 心下硬，按之痛，关脉沉者，实热也。心下痞，按之濡；其脉关上浮者，虚热也，大黄黄连汤，以导其虚热。（《注解伤寒论》）

处方： 大黄（二两，味苦寒），黄连（一两，味苦寒）。

四、附子泻心汤

原文： 心下痞，而复恶寒汗出者，附子泻心汤主之。（《伤寒论·辨太阳病脉证并治下第七》）

解析： 心下痞者，虚热内伏也；恶寒汗出者，阳气外虚也。与泻心汤攻痞，加附子以固阳。（《注解伤寒论》）

处方： 大黄（二两），黄连、黄芩（各一两），附子（一枚，炮，去皮，破，别煮取汁）。

第二章　临床药学基础

本方由半夏、黄芩、黄连、干姜、人参、甘草、大枣组成，半夏为主药，用量最大的是黄芪。

半夏泻心汤中以辛温之半夏为君，散结除痞，又善降逆止呕。臣药用辛热之干姜温中散寒，苦寒之黄芩、黄连泄热开痞。以上四味相伍，具有寒热平调、辛开苦降之功。然寒热错杂，又缘于中虚失运，故方中又以人参、大枣甘温益气，以补脾虚，为佐药。使以甘草补脾和中而调诸药。诸药合用，共奏调其寒热，益气和胃，散结除痞之效。

本方主治寒热错杂之痞证。心下痞，但满而不痛，或呕吐，肠鸣下利，舌苔腻而微黄。

第一节　君药药证——半夏

【概述】

半夏，辛，温；有毒。归脾、胃、肺经。功能燥湿化痰，降逆止呕，消痞散结。用于痰多咳喘，痰饮眩悸，风痰眩晕，痰厥头痛，呕吐反胃，胸脘痞闷，梅核气；生用外治痈肿痰核。姜半夏多用于降逆止呕。

半夏为天南星科植物半夏的干燥块茎。夏、秋二季采挖，洗净，除去外皮和须根，晒干。东北、华北及长江流域诸地均

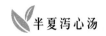

有分布。

根据炮制的方法不同，半夏可分为：①生半夏，即未经过炮制，用时直接捣碎。②法半夏，是将半夏用水浸泡至内无干心，取出；另取甘草适量，加水煎煮二次，合并煎液，倒入用适量水制成的石灰液中，搅匀，加入上述已浸透的半夏，浸泡，每日搅拌 1～2 次，并保持浸液 pH 值 12 以上，至剖面黄色均匀，口尝微有麻舌感时，取出，洗净，阴干或烘干，即得。③姜半夏，是将净半夏用水浸泡至内无干心时，取出；另取生姜切片煎汤，加白矾与半夏共煮透，取出，晾干，或晾至半干，干燥；或切薄片，干燥。④清半夏，是将净半夏用 8% 白矾溶液浸泡至内无干心，口尝微有麻舌感，取出，洗净，切厚片，干燥。

【药证发挥】

1. 湿痰、寒痰证

本品味辛性温而燥，为燥湿化痰，温化寒痰之要药，尤善治脏腑之湿痰。治痰湿壅滞之咳嗽声重，痰白质稀者，常配陈皮、茯苓同用，如二陈汤（《太平惠民和剂局方》）；湿痰上犯清阳之头痛、眩晕，甚则呕吐痰涎者，则配天麻、白术以化痰息风，如半夏白术天麻汤（《古今医鉴》）。痰饮内盛，胃气失和而夜寐不安者，配秫米以化痰和胃安神。

2. 呕吐

半夏味苦降逆和胃，为止呕要药。各种原因的呕吐，皆可随证配伍用之，对痰饮或胃寒所致的胃气上逆呕吐尤宜，常配生姜同用，如小半夏汤（《金匮要略》）；配黄连，则治胃热呕吐；配石斛、麦冬，则治胃阴虚呕吐；配人参、白蜜，则治胃气虚呕吐，如大半夏汤（《金匮要略》）。近代以本品制成注射液肌注，用治各种呕吐。

3. 心下痞，结胸，梅核气

半夏辛开散结，化痰消痞。治痰热阻滞致心下痞满者，常配干姜、黄连、黄芩以苦辛通降，开痞散结，如半夏泻心汤（《伤寒论》）；若配瓜蒌、黄连，可治痰热结胸，如小陷胸汤（《伤寒论》）；治梅核气，气郁痰凝者，配紫苏、厚朴、茯苓等，以行气解郁，化痰散结，如半夏厚朴汤（《金匮要略》）。

4. 瘿瘤，痰核，痈疽肿毒及毒蛇咬伤

本品内服能消痰散结，外用能消肿止痛。治瘿瘤痰核，常配昆布、海藻、贝母等；治痈疽发背、无名肿毒初起或毒蛇咬伤，可生品研末调敷或鲜品捣敷。

【古籍考证】

1. 《神农本草经》

味辛，平。主伤寒寒热，心下坚，下气，喉咽肿痛，头眩，胸胀，咳逆肠鸣，止汗。

2. 《新修本草》

味辛，平、生微寒、熟温，有毒。主伤寒寒热，心下坚，下气，喉咽肿痛，头眩，胸胀，咳腹胸中膈痰热满结，咳嗽上气，心下急痛坚痞，时气呕逆，消痈肿，胎堕，疗萎黄，悦泽面目。生令人吐，熟令人下。用之汤洗，令滑尽。

3. 《本草新编》

半夏，味辛、微苦，气平，生寒，熟温，沉而降，阴中阳也。入胆、脾、胃三经。研末，每一两，用入枯矾二钱、

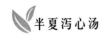

姜汁一合，捏饼，楮叶包裹，阴干，又名半夏曲也。片则力峻，曲则力柔，统治痰涎甚验。无论火痰、寒痰、湿痰、老痰与痰饮、痰核、痰涎、痰结、痰迷俱可用，但不可治阴火之痰。孕妇勿用，恐坠胎元。然有不可不用之时，暂用亦无碍。吐血家亦不可用，恐性愈动火也。片半夏为末，吹鼻中，可救五绝，并产后血晕甚效。人身原无痰也，饮食入胃，化精而不化痰。惟肾中真火虚，则火沸为痰，亦肾之真水虚，则水泛为痰矣。火沸为痰与水泛为痰，虽原于肾，而痰乃留于脾也。半夏既治痰，岂难消化，况痰已入脾中，安在不能化之。然而终不能消者，以其能消已入脾中之痰，而不能断其将入脾中之痰也。盖肾中之痰也，必须肾气丸，始得逐之，非半夏所能祛也，半夏泄痰之标，不能治痰之本。半夏性沉而降，似乎能入至阴之中，然而阳多于阴，止可浅入脾阴，而不能深入肾阴也。况半夏泻阴而不补阴，而肾又可补而不可泻，半夏欲入于肾，而肾所以不受也。半夏既不能入肾之内，又何以化肾中之痰哉。可见痰在脾为标，痰在肾为本，以脾之痰出于肾也。消脾之痰，不可以见标本之异哉。肾气丸治痰，是择其本也。

4. 《本草从新》

半夏，燥湿痰，宣通阴阳。辛温，体滑性燥，能走能散。和胃健脾，除湿化痰，发表开郁，下逆气，止烦呕，发声音，救暴卒（凡遇五绝之病，用半夏末吹入鼻中，即活。盖取其能作嚏也，五绝，谓缢死、溺死、压死、魇死、产死也）。又能行水气，以润肾燥、利二便、止咽痛（辛通，使气能化液，故润燥。丹溪谓二陈汤，能使大便润而小便长；成无己《伤寒明理论》曰：半夏辛散、行水气而润肾燥；又《惠民和剂局方》

半硫丸，治老人虚秘，皆取其润滑也。俗以半夏、南星为燥，误矣。湿去则土燥，痰涎不生，非二物性燥也。古方治咽痛喉痹，吐血下血，非禁剂也；二物亦能散血，故破伤扑打皆主之，唯阴虚劳损，则非湿热之邪，而用利窍行湿之药，是重竭其津液，医之罪也，岂药之咎哉？皇甫谧《甲乙经》用治不眠，是果性燥者乎？半硫丸与硫黄等分，生姜糊丸）。治咳逆头眩（火炎痰升则眩），痰厥头痛，眉棱骨痛（风热与痰），胁痛胸胀，伤寒寒热，痰疟不眠（《素问》曰：胃不和则卧不安，半夏能和胃气，而通阴阳。《灵枢》曰：阳气满，不得入于阴；阴气虚，故目不得瞑，饮以半夏汤，阴阳既通，其卧立至。又有喘嗽不得眠者，左不得眠属肝胀，宜清肝；右不得眠属肺胀，宜清肺，服药无效者，不治），反胃吐食（痰膈），散痞除瘿（瘿多属痰），消肿止汗（胜湿）为治湿痰之主药……苟无湿者，均在禁例。古人半夏有三禁，谓血家、渴家、汗家也。若非脾湿，且有肺燥。误服半夏，悔不可追（赵继宗曰：二陈治痰，世医执之，内有半夏，其性燥烈，若风寒湿食诸痰则相宜，至于劳痰、失血诸痰，反能燥血液而加病），孕妇服之能损胎（若与参、术并行，但有开胃之功，亦不损胎）。圆白而大，陈久者良（合陈皮、茯苓、甘草，名二陈汤，为治痰之总剂，寒痰佐以干姜、芥子，热痰佐以黄芩、栝蒌，湿痰佐以苍术、茯苓，风痰佐以南星、前胡，痞痰佐以枳实、白术，更看痰之所在，加引导药）。

5.《珍珠囊补遗药性赋》

半夏，味辛平。生寒，熟温，有毒。降也，阳也。其用有四：除湿化痰涎，大和脾胃气，痰厥及头痛，非此莫能治……五月夏至生，故名半夏。健脾止呕去痰涎，熟令人下，生令人

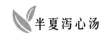

吐，合生姜和煎，方制其毒。

6.《千金翼方》

半夏，味辛，平，生微寒；熟温，有毒。主伤寒寒热，心下坚，下气，喉咽肿痛，胸胀咳逆，肠鸣，止汗，消心腹胸膈痰热满结，咳嗽上气，心下急痛坚痞，时气呕逆，消肿，堕胎，疗萎黄，悦泽面目。生令人吐；熟令人下，用之汤洗令滑尽。一名守田，一名文，一名水玉，一名示姑。生槐里川谷，五月八月采根，曝干。

7.《本草图经》

半夏主胃冷呕哕，方药之最要。张仲景治反胃呕吐，大半夏汤。半夏三升，人参三两，白蜜一升，以水一斗二升，和扬之一百四十遍，煮取三升半，温服一升，日再。亦治膈间支饮。又主呕哕，谷不得下，眩悸，半夏加茯苓汤。半夏一升，生姜半斤，茯苓三两，切，以水七升，煎取一升半，分温服之。又主心下悸，半夏麻黄丸，二物等分，筛末，蜜丸，大如小豆，每服三丸，日三。其余主寒厥，赤风，四逆，呕吐。附子粳米汤，及伤寒方。用半夏一升，洗去滑，焙干，捣末，小麦面一升，合和，以水搜令熟，丸如弹丸，以水煮令面熟，则药成。初吞四五枚，日二稍稍增至十五枚，旋煮旋服，觉病减，欲更重合亦佳。禁食饧与羊肉。

8.《本经逢原》

半夏辛温，有毒。汤浸，同皂荚、白矾煮熟，姜汁拌，焙干用；或皂荚、白矾、姜汁、竹沥四制尤妙，咽痛醋炒用。小儿惊痰发搐及胆虚不得眠，猪胆汁炒。入脾胃丸剂，为细末姜汁拌和作面，候陈炒用。反乌附者，以辛燥鼓激悍烈之性也。

忌羊血、海藻、饴糖者，以甘腻凝滞开发之力也。《本经》主
伤寒寒热，心下坚，胸胀，咳逆，头眩，咽喉肿痛，肠鸣下气，
止汗。半夏为足少阳本药，兼入足阳明、太阴。虚而有痰气宜
加用之，胃冷呕哕方药之最要。止呕为足阳明，除痰为足太阴，
柴胡为之使，故小柴胡汤用之，虽为止呕，亦助柴胡、黄芩主
往来寒热也。《本经》治伤寒寒热，非取其辛温散结之力欤。
治心下坚、胸胀，非取其攻坚消痞之力欤。治咳逆、头眩，非
取其涤痰散邪之力欤。治咽喉肿痛，非取其分解阴火之力欤。
治肠鸣下气止汗，非取其利水开痰之力欤。同苍术、茯苓治湿
痰，同栝蒌、黄芩治热痰，同南星、前胡治风痰，同芥子、姜
汁治寒痰，惟燥痰宜栝蒌、贝母，非半夏所能治也。半夏性燥
能去湿、豁痰、健脾。今人惟知半夏祛痰，不言益脾利水，脾
无留湿则不生痰，故脾为生痰之源，肺为贮痰之器。半夏能主
痰饮及腹胀者，为其体滑而味辛性温也，二陈汤能使大便润而
小便长。世俗皆以半夏、南星为性燥，误矣。湿去则土燥，痰
涎不生，非二物之性燥也。古方治咽痛喉痹、吐血、下血多用
二物，非禁剂也。

9.《本草纲目》

消痰热满结。小结胸，痛止在心下，同黄连、栝蒌煎服。

10.《本草崇原》

半夏气味辛平，有毒。主治伤寒寒热，心下坚，胸胀咳逆，
头眩，咽喉肿痛，肠鸣，下气，止汗。

11.《药性赋》

半夏主于湿痰。

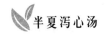

第二节　臣药药证——干姜

【概述】

干姜，辛，热。归脾、胃、肾、心、肺经。功能温中散寒，回阳通脉，温肺化饮。

干姜为姜科植物姜的干燥根茎。主产于四川、广东、广西、湖南、湖北等地，均系栽培。冬季采收，纯净后切片晒干或低温烘干。生用。

【药证发挥】

1. 腹痛，呕吐，泄泻

本品辛热燥烈，主入脾胃而长于温中散寒、健运脾阳，为温暖中焦之主药。多与党参、白术等同用，治脾胃虚寒，脘腹冷痛等，如理中丸（《伤寒论》）；《外台秘要》单用本品研末服，治寒邪直中脏腑所致腹痛；常配高良姜，治胃寒呕吐，如二姜丸（《太平惠民和剂局方》）；可与黄芩、黄连、人参等同用，治上热下寒，寒热格拒，食入即吐者，如干姜黄芩黄连人参汤（《伤寒论》）；治中寒水泻，可单用为末服，亦可与党参、白术、甘草等同用。

2. 亡阳证

本品辛热，入心、脾、肾经，有温阳守中，回阳通脉的功效。用治心肾阳虚，阴寒内盛所致亡阳厥逆，脉微欲绝者，每与附子相须为用，如四逆汤（《伤寒论》）。

3. 寒饮喘咳

本品辛热，入肺经，善能温肺散寒化饮。常与细辛、五味子、麻黄、黄芩同用，治寒饮喘咳，形寒背冷，痰多清稀之证，如小青龙汤（《伤寒论》）。

【古籍考证】

1. 《神农本草经》

干姜，味辛，温。主胸满咳逆上气，温中止血，出汗，逐风湿痹，肠澼，下利。生者尤良。久服去臭气、通神明。

2. 《新修本草》

干姜，味辛，温、大热，无毒。主胸满咳逆上气，温中，止血，出汗，逐风湿痹，肠下利。寒冷腹痛，中恶，霍乱，胀满，风邪诸毒，皮肤间结气，止唾血。生者尤良。疗风下气，止血，宣诸络脉，微汗。久服令眼暗……干姜今惟出临海、章安，两三村解作之。蜀汉姜旧美，荆州有好姜，而并不能作干者。凡作干姜法，水淹三日毕，去皮置流水中六日，更去皮，然后晒干，置瓮缸中，谓之酿也。

3. 《本草纲目》

干姜，《本经》中品。气味辛，温，无毒。主治胸满咳逆上气，温中止血，出汗，逐风湿痹，肠下痢。生者尤良（《本经》）。寒冷腹痛，中恶霍乱胀满，风邪诸毒，皮肤间结气，止唾血（《别录》）。治腰肾中疼冷、冷气，破血去风，通四肢关节，开五脏六腑，宣诸络脉，去风毒冷痹，夜多小便（甄权）。消痰下气，治转筋吐泻，腹脏冷，反胃干呕，瘀血扑损，止鼻洪，解冷热毒，开胃，消宿食（大明）。主心下寒痞，目睛久赤（好古）。

4. 《本草新编》

干姜味辛，炮姜味苦，皆气温大热，半浮半沉，阳中阴也。

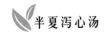

解散风寒湿痹、鼻塞头痛、发热之邪者，干姜也；调理痼冷沉寒、霍乱腹痛吐泻之痰者，炮姜也。盖干姜治表，而炮姜温中。其所以治表者，干姜走而不收，能散邪于外也；其所以温中者，炮姜止而不动，能固正于内也。虽然姜性大热而辛散，俱能散邪补正，安在炮制而异宜。干姜散邪之中，未尝无温中之益。炮姜固正之内，未尝无治表之功。但干姜散多于温，而炮姜固多于散耳。或问干姜用之于理中汤中，佐附子以成功，岂有妙义乎？曰：无妙义，仲景夫子不用之矣。理中汤，理中焦也。虽有白术是理中焦之药，然气味与附子温热之性尚不相同，故入用干姜之辛热，与附子同性，专顾中焦，则附子亦顾恋同气而不上越，共逐中焦之寒，以成其健脾还阳之功也。或问伤寒门中有姜附汤，其用干姜之义，想亦与理中汤同意？曰：姜附汤中用人参，似与理中汤相同，而孰知别有意义。理中汤，理中焦；姜附汤，治下焦也。附子领人参直入于至阴之中，专祛腹中之寒，而驱外皮肤之寒邪，则未遑驱逐。加干姜走而不守，如大将亲捣巢穴，而偏裨旁掠于外，自然内外整肃，远近安奠也。倘只用附子、人参，未尝不可奏功，然而攻彼失此，仲景夫子所以必加入干姜，使同队而并逐也。或问四逆汤亦用干姜，其义岂有异乎？夫四逆汤之用干姜，又非前二条之意。四逆汤，乃救逆也。救气之逆，必须同群共济，故用附子、肉桂为君，必用干姜为副，否则，气逆而不能遽转矣。或问干姜用之白通汤中以通脉，吾惧其散气，则脉随气而散矣，又何以通脉哉？嗟乎！脉非气通，又用何物以通之。干姜原非通脉之药，正取其通气耳，气通则脉通矣。夫脉之不通者，乃寒凝而不通，非气绝而不通也。用干姜以散寒，寒气散，脉气有不通乎。或问干姜既能通气，用干姜足矣，何以又用葱耶？曰：葱性亦散气者也。单用干姜，恐通气有余而通脉则不足，单用葱，恐通脉有余，而通气又不足。合而用之，气通又不伤脉，脉通又不伤气，两相济而成功，何伤气之足忧乎。或问干姜炒熟入于健脾药中，谓能补脾以生气，然乎？曰：干姜温热，原有益于脾气，何在炒熟始能补土以生气。但干姜性走，脾气不独受其惠。一经炮制，则干姜守而不走，独留于脾中，诸经不得而夺之，自然较生用更效也。

5.《本草备要》

干姜、黑姜，燥，回阳，宣，通脉。生用辛温，逐寒邪而发表；炮则辛苦大热，除胃冷而守中（辛则散，炮则稍苦，故止而不移，非若附子走而不守）。温经止血（炮黑止吐衄诸血，红见黑则止也），定呕消痰，去脏腑沉寒痼冷，能去恶生新，使阳生阴长，故吐衄下血，有阴无阳者宜之。亦能引血药入气分而生血，故血虚发热、产后大热者宜之（此非有余之热，乃阴虚生内热也，忌用表药寒药。干姜能入肺，利气；能入肝，引血药生血，故与补阴药同用。乃热因热用，从治之法，故亦治目睛久赤）。引以黑附，能入肾而祛寒湿，能回脉绝无阳（仲景四逆、白通、姜附汤，皆用之）。同五味利肺气而治寒嗽（肺恶寒）。燥脾湿而补脾（脾恶湿），通心助阳而补心气（苦入心），开五脏六腑，通四肢关节，宣诸脉络。治冷痹寒痞，反胃下利。多用损阴耗气，孕妇忌之（辛热能动血。王好古曰：服干姜以治中者必僭上，宜大枣辅之。东垣曰：宜甘草以缓之）。母姜晒干者为干姜，炮黑为黑姜。

6.《本草从新》

干姜，燥，温经逐寒；宣，发表通脉。辛热，逐寒邪而发

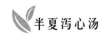

表温经。燥脾湿而定呕消痰，同五味；利肺气而治寒嗽。开五脏六腑，通四肢关节，宣诸络脉。治冷痹寒痞，反胃下利，腹痛癥瘕积胀，开胃扶脾，消食去滞。母姜晒干为干姜，白净结实者良（如惧其散，炒黄用，或炒微焦。市医将干姜泡淡用之，殊属可笑）。

7.《本草求真》

干姜（专入胃）。其味本辛，炮制则苦，大热无毒，守而不走。凡胃中虚冷、元阳欲绝，合以附子同投，则能回阳立效，故书则有附子无姜不热之句。与仲景四逆白通姜附汤皆用之。（元素曰：干姜气薄味浓，半沉半浮，可升可降，阳中之阴也。又曰：大辛大热，阳中之阳，其用有四：通心助阳，一也；去脏腑沉寒痼冷，二也；发诸经之寒气，三也；治感寒腹痛，四也。）且同五味则能通肺气而治寒嗽，同白术则能燥湿而补脾，同归、芍则能入气而生血。故凡因寒内入，而见脏腑痼蔽、关节不通、经络阻塞、冷痹寒痫、反胃膈绝者，无不借此以为拯救。除寒炒黑，其性更纯，味变苦咸，力主下走，黑又止血，辛热之性虽无，而辛凉之性尚在，故能去血中之郁热而不寒，止吐血之妄行而不滞。较之别药，徒以黑为能止血为事者，功胜十倍矣！血寒者可多用，血热者不过三四分为向导而已。白净结实者良，母姜晒干为干姜，炒炮为炮姜，炒黑为黑姜。

8.《本草崇原》

干姜气味辛温，无毒。主治胸满咳逆上气，温中，止血，出汗，逐风湿痹，肠下痢，生者尤良。（干姜用母姜晒干，以肉浓而白净，结实明亮如天麻者为良，故又名白姜。临海、章安、汉温、池州诸处皆能作之，今江西、浙江皆有，而三衢开化者佳。）太阴为阴中之至阴，足太阴主湿土，手太阴主清金。干姜气味辛温，其色黄白，乃手足太居胸上，肺寒则满也。咳逆上气者，手足太阴之气不相通贯，致肺气上逆也。温中者，言干姜主治胸满咳逆上气，以其能温中也。脾络虚寒，则血外溢。干姜性温，故止血也。出汗者，辛以润之，开腠理，致津液通气也。逐风湿痹者，辛能发散也。肠下痢，乃脾脏虚寒。《伤寒论》云：脾气孤弱，五液注下，下焦不合，状如豚肝。干姜能温脾土，故治肠下痢。生者尤良，谓生姜能宣达胃气，用之尤良。

按：桂枝、葛根、柴胡诸汤，并胃逆呕吐，表寒诸证，多用生姜。夫生姜乃老姜所生之子姜，阳明为太阴之府，故干姜治脾，生姜治胃。脏腑者，子母之谓也。按：《神农本经》只有干姜、生姜，而无炮姜，后人以干姜炮黑，谓之炮姜。《金匮要略》治肺痿用甘草干姜汤，其干姜亦炮，是炮姜之用，仲祖其先之矣。姜味本辛，炮过则辛味稍减，主治产后血虚身热，及里寒吐血、衄血、便血之证。若炮制太过，本质不存，谓之姜炭，其味微苦不辛，其质轻浮不实，又不及炮姜之功能矣。即用炮姜，亦必须三衢开化之母姜，始为有力。今药肆中多以伤水变味之生姜，晒干炮用，未免有名无实。

9. 《珍珠囊》

干姜其用有四：通心阳，一也；去脏腑沉寒痼冷，二也；发诸经之寒气，三也；治感寒腹痛，四也。

10. 《药性赋》

干姜暖中。

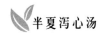

第三节　臣药药证——黄连

【概述】

黄连，苦，寒。归心，脾、胃、胆、大肠经。功能清热燥湿，泻火解毒。

黄连为毛茛科植物黄连、三角叶黄连或云连的干燥根茎。以上三种分别可称为"味连""雅连""云连"。多系栽培，主产于四川、云南、湖北。秋季采挖，除去须根及泥沙，干燥。生用或清炒、姜汁炙、酒炙、吴茱萸水炙用。

【药证发挥】

1. 湿热痞满，呕吐吞酸

本品大苦大寒，清热燥湿力大于黄芩，尤长于清中焦湿热。治湿热阻滞中焦，气机不畅所致脘腹痞满、恶心呕吐，常配苏叶用，如苏叶黄连汤（方出《温热经纬》，或配黄芩、干姜、半夏用，如半夏泻心汤（《伤寒论》）；若配石膏用，可治胃热呕吐，如石连散（《仙拈集》）；若配吴茱萸，可治肝火犯胃所致胁肋胀痛、呕吐吞酸，如左金丸（《丹溪心法》）；若配人参、白术、干姜等药用，可治脾胃虚寒，呕吐酸水，如连理汤（《症因脉治》）。

2. 湿热泻痢

本品善祛脾胃大肠湿热，为治泻痢要药，单用有效。若配木香，可治湿热泻痢，腹痛里急后重，如香连丸（《兵部手集方》）；若配葛根、黄芩等药用，可治湿热泻痢兼表证发热，如葛根黄芩黄连汤（《伤寒论》）；若配乌梅，可治湿热下痢脓血日久，如黄连丸（《外台秘要》）。

3. 高热神昏，心烦不寐，血热吐衄

本品泻火解毒之中，尤善清泻心经实火，可用治心火亢盛所致神昏、烦躁之证。若配黄芩、黄柏、栀子，可治三焦热盛，高热烦躁；若配石膏、知母、玄参、丹皮等药用，可治高热神昏，如清瘟败毒饮（《疫疹一得》）；若配黄芩、白芍、阿胶等药用，可治热盛伤阴，心烦不寐，如黄连阿胶汤（《伤寒论》）；若配肉桂，可治心火亢旺，心肾不交之怔忡不寐，如交泰丸（《四科简效方》）；若配大黄、黄芩，可治邪火内炽，迫血妄行之吐衄，如泻心汤（《金匮要略》）。

4. 痈肿疔疮，目赤牙痛

本品既能清热燥湿，又能泻火解毒，尤善疗疔毒。用治痈肿疔毒，多与黄芩、黄柏、栀子同用，如黄连解毒汤（《外台秘要》）；若配淡竹叶，可治目赤肿痛，赤脉胬肉，如黄连汤（《普济方》）；若配生地黄、升麻、丹皮等药用，可治胃火上攻，牙痛难忍，如清胃散（《兰室秘藏》）。

5. 消渴

本品善清胃火而可用治胃火炽盛、消谷善饥之消渴证，常配麦冬用，如治消渴丸（《普济方》）；或配黄柏用，以增强泻火之力，如黄柏丸（《圣济总录》）；若配生地黄，可用治肾阴不足、心胃火旺之消渴，如黄连丸（《外台秘要》）。

6. 外治湿疹、湿疮、耳道流脓

本品有清热燥湿、泻火解毒之功，取之制为软膏外敷，可治皮肤湿疹、湿疮；取之浸汁涂患处，可治耳道流脓；煎汁滴眼，可治眼目红肿。

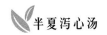半夏泻心汤

【古籍考证】

1.《神农本草经》

黄连味苦，寒。主热气目痛，眦伤泣出，明目，肠澼，腹痛下利，妇人阴中肿痛。久服，令人不忘。

2.《新修本草》

黄连味苦，寒、微寒，无毒。主热气，目痛眦伤泣出，明目，肠澼，腹痛，下痢，妇人阴中肿痛。五脏冷热，久下泄脓血，止消渴大惊，除水利骨，调胃，浓肠，益胆，疗口疮。

3.《本草衍义》

黄连，今人多用治痢，盖执以苦燥之义。下俚但见肠虚渗泄，微似有血便，即用之，更不知止。又罔顾寒热多少，但以尽剂为度，由是多致危困。若气实初病，热多血痢，服之便止，仍不必尽剂也。或虚而冷，则不须服。余如经。

4.《本草纲目》

黄连《本经》上品。气味苦，寒，无毒。主治热气，目痛眦伤泣出，明目，肠澼腹痛下痢，妇人阴中肿痛。久服令人不忘（《本经》）。主五脏冷热，久下泄脓血，止消渴大惊，除水利骨，调胃浓肠益胆，疗口疮（《别录》）。治五劳七伤，益气，止心腹痛，惊悸烦躁，润心肺，长肉止血，天行热疾，止盗汗并疮疥。猪肚蒸为丸，治小儿疳气，杀虫，羸瘦气急。治郁热在中，烦躁恶心，兀兀欲吐，心下痞满。主心病逆而盛，心积伏梁。去心窍恶血，解服药。

5.《本草新编》

黄连，味苦，寒，可升可降，阴也，无毒。入心与胞络。

最泻火，亦能入肝。大约同引经之药，俱能入之，而入心，尤专经也。止吐利吞酸，善解口渴。治火眼甚神，能安心，止梦遗，定狂躁，除痞满，去妇人阴户作肿。治小儿食土作疳，解暑热、湿热、郁热，实有专功。但亦臣使之药，而不可以为君，宜少用而不宜多用，可治实热而不可治虚热也。盖虚火宜补，则实火宜泻。以黄连泻火者，正治也。以肉桂治火者，从治也。故黄连、肉桂，寒热实相反，似乎不可并用，而实有并用而成功者。盖黄连入心，肉桂入肾也。凡人日夜之间，必心肾两交，而后水火始得既济，火水两分，而心肾不交矣。心不交于肾，则日不能寐；肾不交于心，则夜不能寐矣。黄连与肉桂同用，则心肾交于顷刻，又何梦之不安乎。或问苦先入心，火必就燥，黄连味苦而性燥，正与心相同，似乎入心之相宜矣，何以久服黄连，反从火化，不解心热，而反增其焰者，何也？曰：此正见用黄连之宜少，而不宜多也。盖心虽属火，必得肾水以相济，用黄连而不能解火热者，原不可再泻火也。火旺则水益衰，水衰则火益烈，不下治而上治，则愈增其焰矣，譬如釜内无水，止成焦釜，以水投之，则热势上冲而沸腾矣。治法当去其釜下之薪，则釜自寒矣。故正治心火而反热者，必从治心火之为安，而从治心火者，又不若大补肾水之为得。盖火得火而益炎，火得水而自息耳。或问黄连止痢而浓肠胃，吾子略而不谈，何也？曰：此从前《本草》各书，无不载之，无俟再言也。然而予之不谈者，又自有在。盖黄连非治痢之物，泻火之品也。痢疾湿热，用黄连性燥而凉，以解湿而除热似矣。殊不如黄连独用以治痢，而痢益甚，用之于人参之中，治噤口之痢最神；用之于白芍、当归之中，治红赤之痢最效，可借之以泻火，而非用之以止痢，予所以但言其泻火耳。况上文曾言止吐利吞酸，利即

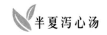

痢也，又未尝不合言之矣。至于浓肠胃之说，说者谓泻利日久，下多亡阴，刮去脂膜，肠胃必薄矣，黄连既止泻利，则肠胃之薄者，可以重浓。嗟乎！此臆度之语，而非洞垣之说也。夫黄连性燥而寒凉，可以暂用，而不可久用。肠胃之脂膜既伤，安得一时遽浓哉。夫胃薄者，由于气血之衰，而肠薄者，由于精水之耗。黄连但能泻火，而不能生气血精水，吾不知所谓浓者，何以浓也。或问黄连泻火，何以谓之益心，可见寒凉未必皆是泻药。

6.《本草从新》

黄连泻火燥湿，大苦大寒，入心泻火（海藏曰：泻心实泻脾也，实则泻其子），镇肝凉血（凡治血，防风为上部之使，黄连为中部之使，地榆为下部之使），燥湿开郁，解渴除烦，消心瘀（能去心窍恶血），止盗汗（凉心），治热毒诸痢（致痢之由不一，若止因湿热而气实者，连为要药，嘉言曰：治痢必先汗解其外，后调其内，首用辛凉以解表，次用苦寒以清里。痢有虚实寒热之分：白属气分，红属血分，红热白寒之说非也，须凭脉证，而为凉泻温补），痞满嘈杂，吞酸吐酸（因肝火郁而成者，同吴萸降火开郁），腹痛心痛伏梁（心积），目痛眦伤（人乳浸点，或合归芍等分，煎汤热洗，散热活血，亦佳），痈疽疮疥（诸疮痛痒，皆属心火），酒毒明目，定惊止呕（热郁恶心，兀兀欲吐，可用数分），解毒除疳，杀蛔（蛔得苦则伏）。虚寒为病，大忌（久服黄连、苦参，反热从火化也，盖炎上作苦，味苦必燥，燥则热矣；且苦寒沉阴肃杀，伐伤生和之气也。或用甘草以调其苦，或加人参以节制之，其庶几乎）。

7. 《本草崇原》

黄连气味苦寒，无毒。主治热气，目痛，眦伤泣出，明目，肠澼，腹痛下痢，妇人阴中肿痛。久服令人不忘。黄连生于西蜀，味苦气寒，禀少阴水阴之精气。主治热气者，水滋其火，阴济其阳也。目痛、眦伤泣出者，火热上炎于目，则目痛而肉伤，肉伤则泣出。又曰：明目者，申明治目痛，眦伤泣出，以其能明目也。肠者，火热内乘于阴，夫热淫于内，薄为肠，此热伤阴分也。腹痛下痢者，风寒暑湿之邪伤其经脉，不能从肌腠而外出，则下行肠胃，致有肠痛下痢之证。黄连泻火热而养阴，故治肠腹痛下痢。妇人阴中肿痛者，心火协相火而交炽也。黄连苦寒，内清火热，故治妇人阴中肿痛。久服令人不忘者，水精上滋，泻心火而养神，则不忘也。大凡苦寒之药，多在中品、下品，唯黄连列于上品者，阴中有阳，能济君火而养神也。少阴主水而君火在上，起冬不落叶。凡物性有寒热温清燥润，及五色五味。五色五味以应五运，寒热温清燥润以应六气，是以上古司岁备物，如少阴君火，少阳相火司岁，则备温热之药；太阳寒水司岁，则备阴寒之药；厥阴风木司岁，则备清凉之药；太阴湿土司岁，则备甘润之药；阳明燥金司岁，则备辛燥之药。

8. 《珍珠囊》

其用有六：泻心火，一也；去中焦湿热，二也；诸疮必用，三也；去风湿，四也；治赤眼暴发，五也；止中部见血，六也。

9. 《本草正义》

黄连大苦大寒，苦燥湿，寒胜热，能泄降一切有余之湿火，而心、脾、肝、肾之热，胆、胃、大小肠之火，无不治之。上

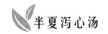

以清风火之目病，中以平肝胃之呕吐，下以通腹痛之滞下，皆燥湿清热之效也。又苦先入心，清涤血热，故血家诸病，如吐衄溲血，便血淋浊，痔漏崩带等证，及痈疡斑疹丹毒，并皆仰给于此。

10.《药性赋》

宣黄连治冷热之痢，又厚肠胃而止泻。

第四节　臣药药证——黄芩

【概述】

黄芩，苦，寒。归肺、胆、脾、胃、大肠、小肠经。功能清热燥湿，泻火解毒，止血，安胎。

黄芩为唇形科植物黄芩的干燥根。主产于河北、山西、内蒙古、河南、陕西等地。春、秋两季采挖，去除须根及泥沙，晒后撞去粗皮，蒸透或开水润透切片，晒干。生用、酒炙或炒炭用。

【药证发挥】

1. 湿温、暑湿，胸闷呕恶，湿热痞满、黄疸泻痢。本品性味苦寒，功能清热燥湿，善清肺、胃、胆及大肠之湿热，尤长于清中上焦湿热。治湿温、暑湿证，湿热阻遏气机而致胸闷、恶心呕吐、身热不扬、舌苔黄腻者，常配滑石、白豆蔻、通草等药用，如黄芩滑石汤（《温病条辨》）；若配黄连、干姜、半夏等，可治湿热中阻，痞满呕吐，如半夏泻心汤（《伤寒论》）；若配黄连、葛根等药用，可治大肠湿热之泄泻、痢疾，如葛根黄芩黄连汤（《伤寒论》）；若配茵陈、栀子，可治湿热黄疸。

2. 肺热咳嗽、高热烦渴。本品主入肺经，善清泻肺火及上焦实热，用治肺热壅遏所致咳嗽痰稠，可单用，如清金丸（《丹溪心法》）；若配苦杏仁、桑白皮、苏子，可治肺热咳嗽气喘，如清肺汤（《万病回春》）；若配法夏，可治肺热咳嗽痰多，如黄芩半夏丸（《袖珍方大全》）。本品苦寒，清热泻火力强，配薄荷、栀子、大黄芩，可用治外感热病，中上焦热盛所致之高热烦渴、面赤唇燥、尿赤便秘、苔黄脉数者，如凉膈散（《太平惠民和剂局方》）。

3. 血热吐衄。本品能清热泻火以凉血止血，可用治火毒炽盛、迫血妄行之吐血、衄血等证，常配大黄用，如大黄汤（《圣济总录》）。本品经配伍，也可用治其他出血证，如配地榆、槐花，用治血热便血；配当归，用治崩漏，如子芩丸（《古今医鉴》）。

4. 痈肿疮毒。本品有清热泻火，清解热毒的作用，可用治火毒炽盛之痈肿疮毒，常与黄连、黄柏、栀子配伍，如黄连解毒汤（《外台秘要》）。若治热毒壅滞痔疮热痛，则常配黄连、大黄、槐花等药用。

5. 胎动不安。本品具清热安胎之功，用治血热胎动不安，可配生地黄、黄柏等药用，如保阴煎（《景岳全书》）；若配白术用，可治气虚血热胎动不安，如芩术汤（《医学入门》）；若配熟地黄、续断、人参等药用，可治肾虚有热胎动不安，如泰山磐石散（《景岳全书》）。

【古籍考证】

1. 《神农本草经》

黄芩味苦，平。主诸热黄疸，肠澼，泄利，逐水，下血闭，

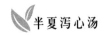

恶创，疽蚀，火疡。一名腐肠。

2.《新修本草》

黄芩味苦，平、大寒，无毒。主诸热黄疸，肠澼泄痢，逐水，下血闭，恶疮，疽蚀，火伤。疗痰热，胃中热，小腹绞痛，消谷，利小肠，女子血闭、淋露、下血，小儿腹痛。

3.《本草纲目》

疗痰热，胃中热，小腹绞痛，消谷，利小肠，女子血闭，淋露下血，小儿腹痛（《别录》）。治热毒骨蒸，寒热往来，肠胃不利，破壅气，治五淋，令人宣畅，去关节烦闷，解热渴（甄权）。下气，主天行热疾，疗疮排脓，治乳痈发背（大明）。凉心，治肺中湿热，泻肺火上逆，疗上热，目中肿赤，瘀血壅盛，上部积血，补膀胱寒水，安胎，养阴退阳（元素）。治风热湿热头疼，奔豚热痛，火咳肺痿喉腥，诸失血（时珍）。

4.《本草新编》

黄芩，味苦，气平，性寒，可升可降，阴中微阳，无毒。入肺经、大肠。退热除烦，泻膀胱之火，止赤痢，消赤眼，善安胎气，解伤寒郁蒸，润燥，益肺气。但可为臣使，而不可为君药。近人最喜用之，然亦必肺与大肠、膀胱之有火者，用之始宜，否则，不可频用也。古人云黄芩乃安胎之圣药，亦因胎中有火，故用之于白术、归身、人参、熟地、杜仲之中，自然胎安。倘无火，而寒虚胎动，正恐得黄芩而反助其寒。虽有参、归等药补气、补血、补阴，未必胎气之能固也，况不用参、归等药，欲望其安胎，万无是理矣。或问黄芩清肺之品也，肺经之热，必须用之，然亦有肺热用黄芩而转甚者，何也？曰：用黄芩以清肺热，此正治之法也。正治者，治肺经之实邪也。肺经有实邪，黄芩用之，可以解热；肺经有虚邪，黄芩用之，反足以增寒。盖实邪宜正治，而虚邪宜从治也。或问黄芩举世用而无疑，与用知母、黄柏颇相同，乃先生止咎用知母、黄柏之误，而不咎用黄芩，何也？曰：黄芩亦非可久用之药，然其性寒而不大甚，但入于肺，而不入于肾。世人上热多，而下热者实少，清上热，正所以救下寒也。虽多用久用，亦有损于胃，然肾经未伤，本实不拨，一用温补，便易还原，其弊尚不至于杀人。若知母、黄柏泻肾中之火矣，肾火消亡，脾胃必无生气，下愈寒而上愈热，本欲救阴虚火动，谁知反愈增其火哉。下火无根，上火必灭，欲不成阴寒世界得乎。此用黄柏、知母之必宜辟也。或问黄芩乃清肺之药，肺气热，则肾水不能生，用黄芩以清肺金，正所以生肾水乎？曰：黄芩但能清肺中之金，安能生肾中之水。夫肺虽为肾经之母，肺处于上游，居高润下，理之常也，何以清金而不能生水。盖肺中之火乃邪火，而非真火也，黄芩止清肺之邪火耳，邪火散而真水自生，安在不可下生肾水。不知肾水之生，必得真火之养，黄芩能泻邪火，而不能生真火，此所以不能生肾水也。

5.《本草崇原》

黄芩气味苦寒，无毒。主治诸热，黄疸，肠澼，泄痢，逐水，下血闭，恶疮，疽蚀，火疡。黄芩色黄内空，能清肠胃之热，外肌皮而性寒，能清肌表之热，乃手足阳明兼手太阴之药也。主治诸热黄疸，肠澼泄痢者，言诸经之热，归于胃土而为黄疸，归于大肠而为泄痢。黄芩中空，主清肠胃之热，故能治之。肠胃受浊，得肺气通调，则水津四布，血气营运，逐水下血闭者，黄芩外肌皮而清肌表。肌表清，则肺气和，而留水可逐，血闭自下矣。火热之气留于肌肉皮肤，则为恶疮疽蚀。恶

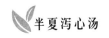

疮疽蚀名曰火疡。黄芩治之，清肌表也。

6. 《本草分经》

黄芩苦寒入心，胜热，折火之本，泻中焦实火，除脾家湿热，为中上二焦之药。亦治邪在少阳往来寒热。中空者名枯芩，佐栀子泻肺火；中实者名条芩，泻大肠火。

7. 《雷公炮制药性解》

黄芩味苦平，性寒无毒，入肺、大肠、膀胱、胆四经。主崩淋热疸，痛痢恶疮，解毒收口，去翳明目，调经安胎。中枯而飘者，泻肺火，消痰利气，除风湿留热于肌表。细实而坚者，泻大肠火，养阴退阳，滋化源，除热于膀胱。

8. 《滇南本草》

上行泻肺火，下行泻膀胱火。男子五淋，女子暴崩，调经清热，胎有火热不安，清胎热，除六经实火实热。

9. 《本草正》

枯者清上焦之火，消痰利气，定喘咳，止失血，退往来寒热，风热湿热，头痛，解瘟疫，清咽，疗肺痿肺痈、乳痈发背，尤祛肌表之热，故治斑疹、鼠瘘、疮疡、赤眼。实者凉下焦之热，能除赤痢，热蓄膀胱，五淋涩痛，大肠闭结，便血，漏血。

10. 《药性赋》

若夫黄芩治诸热，兼主五淋。

第五节　使药药证——人参

【概述】

人参，甘、微苦，平。归肺、脾、心经。功能大补元气，补脾益肺，生津，安神益智。

人参为五加科植物人参的根。主产于吉林、辽宁、黑龙江。以吉林抚松县产量最大，质量最好，称吉林参。野生者，名"山参"；栽培者，称"园参"。园参一般应栽培 6 ~ 7 年后收获。鲜参洗净后干燥者，称"生晒参"；蒸制后干燥者，称"红参"；加工断下的细根，称"参须"；山参经晒干称"生晒山参"。切片或粉碎用。

【药证发挥】

1. 元气虚脱证

本品能大补元气，复脉固脱，为拯危救脱要药。适用于因大汗、大泻、大失血或大病、久病所致元气虚极欲脱，气短神疲，脉微欲绝的重危证候。单用有效，如独参汤（《景岳全书》）。若气虚欲脱兼见汗出，四肢逆冷者，应与回阳救逆之附子同用，以补气固脱与回阳救逆，如参附汤（《正体类要》）。若气虚欲脱兼见汗出身暖，渴喜冷饮，舌红干燥者，本品兼能生津，常与麦冬、五味子配伍，以补气养阴，敛汗固脱，如生脉散（《内外伤辨惑论》）。

2. 肺脾心肾气虚证

本品为补肺要药，可改善短气喘促，懒言声微等肺气虚衰症状。治肺气咳喘、痰多者，常与五味子、苏子、杏仁等药同用，如补肺汤（《千金方》）。本品亦为补脾要药，可改善倦怠乏力，食少便溏等脾气虚衰症状。因脾虚不运常兼湿滞，故常与白术、茯苓等健脾利湿药配伍，如四君子汤（《太平惠民和剂局方》）。若脾气虚弱，不能统血，导致长期失血者，本品又能补气以摄血，常与黄芪、白术等补中益气之品配伍，如归脾

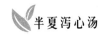

汤（《济生方》）。若脾气虚衰，气虚不能生血，以致气血两虚者，本品还能补气以生血，可与当归、熟地等药配伍，如八珍汤（《正体类要》）。本品又能补益心气，可改善心悸怔忡，胸闷气短，脉虚等心气虚衰症状，并能安神益智，治疗失眠多梦，健忘。常与酸枣仁、柏子仁等药配伍，如天王补心丹（《摄生秘剖》）。本品还有补益肾气作用，不仅可用于肾不纳气的短气虚喘，还可用于肾虚阳痿。治虚喘，常与蛤蚧、五味子、胡桃等药同用。治肾阳虚衰，肾精亏虚之阳痿，则常与鹿茸等补肾阳、益肾精之品配伍。

3. 热病气虚津伤口渴及消渴证

热邪不仅容易伤津，而且亦会耗气，对于热病气津两伤，口渴，脉大无力者，本品既能补气，又能生津。治热伤气津者，常与知母、石膏同用，如白虎加人参汤（《伤寒论》）。消渴一病，虽有在肺、脾（胃）、肾的不同，但常常相互影响。其病理变化主要是阴虚与燥热，往往气阴两伤，人参既能补益肺、脾、肾之气，又能生津止渴，故治消渴的方剂中亦较常用。

【古籍考证】

1. 《神农本草经》

人参，味甘，微寒。主补五脏，安精神，定魂魄，止惊悸，除邪气，明目，开心，益智。久服，轻身、延年。

2. 《新修本草》

人参，味甘，微寒、微温，无毒。主补五脏，安精神，定魂魄，止惊悸，除邪气，明目，开心，益智，疗肠胃中冷，心腹鼓痛，胸胁逆满，霍乱吐逆，调中，止消渴，通血脉，破坚积，令人不忘。久服轻身延年。

3. 《本草纲目》

人参，《本经》上品。疗肠胃中冷，心腹鼓痛，胸胁逆满，霍乱吐逆，调中，止消渴，通血脉，破坚积，令人不忘（《别录》）。主五劳七伤，虚损痰弱，止呕哕，补五脏六腑，保中守神。消胸中痰，治肺痿及痫疾，冷气逆上，伤寒不下食，凡虚而多梦纷纭者加之（甄权）。止烦躁，变酸水（李）。消食开胃，调中治气，杀金石药毒（大明）。治肺胃阳气不足，肺气虚促，短气少气，补中缓中，泻心、肺、脾、胃中火邪，止渴生津液（元素）。治男妇一切虚证，发热自汗，眩晕头痛，反胃吐食，疟，滑泻久痢，小便频数淋沥，劳倦内伤，中风中暑，痿痹，吐血、嗽血、下血，血淋、血崩，胎前、产后诸病（时珍）。

4. 《本草新编》

人参，味甘，气温、微寒，气味俱轻，可升可降，阳中有阴，无毒。乃补气之圣药，活人之灵苗也。能入五脏六腑，无经不到，非仅入脾、肺、心而不入肝、肾也。五脏之中，尤专入肺、入脾。其入心者十之八，入肝者十之五，入肾者十之三耳。世人止知人参为脾、肺、心经之药，而不知其能入肝、入肾。但肝、肾乃至阴之经，人参气味阳多于阴，少用则泛上，多用则沉下。故遇肝肾之病，必须多用之于补血补精之中，助山茱、熟地纯阴之药，使阴中有阳，反能生血生精之易也。盖天地之道，阳根于阴，阴亦根于阳。无阴则阳不生，而无阳则阴不长，实有至理，非好奇也。有如气喘之症，乃肾气之欲绝也，宜补肾以转逆，故必用人参，始能回元阳于顷刻，非人参入肾，何能神效如此。又如伤寒厥症，手足逆冷，此肝气之逆

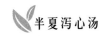

也，乃用四逆汤等，亦必多加人参而始能定厥，非人参入肝，又何能至此。是人参入肝、肾二经，可共信而无疑也。惟是不善用人参者，往往取败。盖人参乃君药，宜同诸药共用，始易成功。如提气也，必加升麻、柴胡；如和中也，必加陈皮、甘草；如健脾也，必加茯苓、白术；如定怔忡也，必加远志、枣仁；如止咳嗽也，必加薄荷、苏叶；如消痰也，必加半夏、白芥子；如降胃火也，必加石膏、知母；如清阴寒也，必加附子、干姜。如败毒也，必加芩、连、栀子；如下食也，必加大黄、枳实。用之补则补，用之攻则攻，视乎配合得宜，轻重得法耳。然而人参亦有单用一味而成功者，如独参汤，乃一时权宜，非可恃为常服也。盖人气脱于一时，血失于顷刻，精走于须臾，阳绝于旦夕，他药缓不济事，必须用人参一二两或四五两，作一剂，煎服以救之。否则，阳气遽散而死矣。此时未尝不可杂之他药，共相挽回，诚恐牵制其手，反致功效之缓，不能返之于无何有之乡。一至阳回气转，急以他药佐之，才得保其不再绝耳。否则阴寒逼人，又恐变生不测。可见人参必须有辅佐之品，相济成功，未可专恃一味，期于必胜也。或疑人参乃气分之药，而先生谓是入肝、入肾，意者亦血分之药乎？夫人参岂特血分之药哉，实亦至阴之药也。肝中之血，得人参则易生。世人以人参为气分之药，绝不用之以疗肝肾，此医道之所以不明也。但人参价贵，贫人不能长服为可伤耳。

5. 《本草从新》

人参，大补元气、生阴血，亦泻虚火。甘温微苦。大补肺中元气（李东垣《用药法象》曰：肺主气，肺气旺则脏腑之气皆旺，精自生而形自盛。十剂曰：补可去弱，人参、羊肉之类是也。人参补气，羊肉补形），泻火（东垣曰：参、甘草退火之圣药，按烦劳则虚而生热，得甘温以益元气，而虚热自退，故亦谓之泻），除烦，生津止渴，开心益智（心气强，则善思而多智），聪耳明目（洗与服俱佳），安精神，定魂魄，止惊悸，通血脉（气行则血行），破坚积（气运则积化），消痰水（气旺则痰行水消），气壮而胃自开，气和而食自化。治虚劳内伤（伤于七情六欲，饮食作劳为内伤，宜养正；伤于风寒暑湿燥火为外感，宜祛邪。如发热证，外感则发热无间，内伤则时热时止；恶寒证，外感虽絮火不除，内伤则得暖便减。头痛证，外感则常痛不休，内伤则时痛时止；外感则手背热，内伤则手心热；外感则鼻塞不通，内伤则口淡无味），发热自汗（自汗属阳虚，宜参补气，亦有因肺热汗多者，服参汗必更多，宜清热而兼养血，汗自止矣。凡外感风邪，每多发热自汗，脉必浮缓，而外证亦自可辨），虚咳喘促（陈嘉谟《本草蒙筌》曰：咳有肺热还伤肺之句，唯言寒热，不辨虚实。若肺中实热者忌之，虚热者服之何害），心腹寒痛（方书谓痛无补法，以其气实也，若虚寒作痛，急宜用之矣），伤寒（庸浅之辈，不察虚实，但见发热，动手便攻，且曰伤寒无补法，独不观仲景《伤寒论》，立三百九十七法，而治虚寒者，一百有奇，垂一百一十三方，而用人参附子者，五十有奇乎），瘟疫（瘟疫病，阳脉濡弱，正虚；阴脉弦紧，邪实也；正虚邪实，则一团毒邪内炽，莫能解散，病固缠身为累，而冬不藏精之人，触其气者，染之尤。所以发表药中，宜少用人参三、五、七分，以领出其邪，喻嘉言《寓意草》中论之甚详），呕哕反胃，疟，泻痢（皆理胃培脾之功，唯肺遗热于大肠，而为泻痢。虽日久，宜清肺之化源，及风入肠胃，而致久泻久痢，宜祛风邪从肌表出，俱忌用），淋沥（肺气化，则溺行而不频数），胀满（皇甫嵩

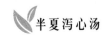 半夏泻心汤

《本草发明》云：胸膈逆满，宜补之而胀自除，经所谓塞因塞
用也，俗医泥于作饱不敢用，不知少用反滋壅，多用则宣通，
补之正所以导之也），多梦纷纭，离魂异疾（有人觉卧则身外
有身，一样无别。盖卧则魂归于肝，此由肝虚邪袭，魂不归舍，
病名离魂。夏子益奇疾方，同龙齿、赤茯苓、朱砂各一钱，临
睡煎服，三服愈），妊娠吐水（酸心腹痛，不能饮食，《惠民和
剂局方》炮姜等分为末，生地黄汁和丸桐子大，每服五十丸，
米汤下），胎产诸虚，小儿慢惊，痘科险证（凡痘证颜色娇红
而不苍老，或顶陷，或皮薄浆清，或痒塌泄泻，俱属气虚，宜
用。若因肺热，浆不大行，及靥后难脱者，均忌；泄泻由于肺
热者，亦忌之），外科阴毒（痈疽出脓后收口，其效尤神，掺
药用之亦妙），因虚失血（古人治大失血，脉芤洪者，并用人
参，气旺则能摄血也；又凡血脱者，须益其气。盖血不自生，
须得生阳气之药乃生，阳生则阴长之义也。若单用补血，无由
而生矣，若火气方逆，血热妄行，则咸忌之），气虚甚者，浓
煎独参汤进之。挟寒者，稍加附子。按：人参功能在诸药之上，
但闭气。肺有火热，及肺气不利者，忌之。实表，表有邪者忌
之。凡痧痘斑毒，欲出未出，但闷热而不见点，若误用之，以
阻截其路，为祸尤烈。产辽东，宁古台出者，光红结实；船厂
出者，空松铅塞，并有糙有熟，宜隔纸焙用，忌铁，不宜见风
日。茯苓为使，畏五灵脂，恶皂角、黑大豆、紫石英、人溲，
反藜芦。

6.《雷公炮制药性解》

人参，味甘，性微温无毒，入肺经，补气活血，止渴生津，
肺寒可服，肺热伤肺，去芦用，茯苓为使，恶卤咸及藜芦。按：
参之用，脏腑均补，何功之宏也。盖人生以气为枢，而肺主气，

· 40 ·

经所谓相传之官，治节出焉。参能补气，故宜入肺，肺得其补，则治节咸宜，气行而血因以活矣。古方用以解散，亦血行风自灭之意也。至于津液，藏于膀胱，实上连于肺，故有生津液之功。肺寒者气虚血滞，故曰可服。肺热者火炎气逆，血脉激行，参主上升，且能溶血，故肺受伤也。性本疏通，人多泥其作饱，不知少服则壅，多则反宣通矣。雷公云：凡使要肥大，块如鸡腿，并似人形者。采得阴干，去四边芦头，并黑者，锉入药中，夏中少使，发心之患也。

7.《药鉴》

人参，气温味甘，气味俱轻，阳也。亦有微阴，故温中微寒，甘中微苦，入手太阴而能泻心火也。还须配茯神佐枣仁为良。治脾肺，壮元阳，补而缓中，气短、气促、气少者俱用，更泻脾、肺、胃中火邪。气不足而亡血者，须参补之。里虚而腹痛者，亦参补之。且通经活血，乃气中之血药也，生脉散中用之，正以经通血活，则脉生矣。古人用之于解散药及发表药者，取其通经走表也。又曰，肺寒方可服者，何也？盖肺惟寒则脉濡滞而行迟，假参之力而通经活血，则元气遂生发矣。肺热又伤肺者，何也？盖肺惟热则气血激行，再加通迅，则助激速，而肺气遂耗散矣。与蜜炙黄同用，则助其补表。与土炒白术同用，则助其补中。用升麻为使，而佐以柴胡，则能引之上升而补上。用熟地为使，而佐以白茯，则能引之补脾胃，及肾中之虚寒。多用麦冬，大能止渴生津。加以山楂，极会去滞消积。手经有疾，桂枝为使。足经有疾，附子为使。大哉参之功乎，其补中益气之要药乎，其和中温元之圣德乎。气药用之以补气固矣，然血药用之，亦能补血者，何也？盖血附气而行，气行则血行，此其理也，苟不少加参以引导之，则血且滞矣，

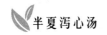

虽有诸补血之药，竟何用哉。况血阴也，气阳也，独阴不成，必借阳气一嘘，而后阴赖之以受成，此阳昌阴和之妙用，顾学人自悟何如耳。经曰，一阴一阳之谓道，旨哉斯言也。痘家灰白虚寒之症，酌宜重用，若红紫实热者，乃肺热痰盛，不可轻犯。反藜芦，畏灵脂。

8.《医学启源·药类法象》

《主治秘要》云：补元气，止渴，生津液。

9.《本草汇言》

补气生血，助精养神之药也。

10.《药性赋》

人参润肺宁心，开胃助脾。

第六节　使药药证——甘草

【概述】

甘草，甘，平。归心、肺、脾、胃经。功能补脾益气，祛痰止咳，缓急止痛，清热解毒，调和诸药。

甘草为豆科植物甘草、胀果甘草，或光果甘草的根及根茎。主产于内蒙古、新疆、甘肃等地。春、秋采挖，以秋采者为佳。除去须根，晒干，要厚片，生用或蜜炙用。

【药证发挥】

1. 心气不足，脉结代，心动悸

本品能补益心气，益气复脉。主要用于心气不足而致结代，心动悸者，如《伤寒类要》单用本品，主治伤寒耗伤心气之心悸，脉结代。若属气血两虚，宜与补气养血之品配伍，如炙甘草汤（《伤寒论》）以之与人参、阿胶、生地、黄芩品同用。

2. 脾气虚证

本品味甘，善入中焦，具有补益脾气之力。因其作用缓和，宜作为辅助药用，能"助参芪成气虚之功"（《本草正》），故常与人参、白术、黄芪等补脾益气药配伍，用于脾气虚弱之证。

3. 咳喘

本品能止咳，兼能祛痰，还略具平喘作用。单用有效。可随证配伍用于寒热虚实多种咳喘，有痰无痰均宜。

4. 脘腹、四肢挛急疼痛

本品味甘能缓急，善于缓急止痛。对脾虚肝旺的脘腹挛急作痛或阴血不足之四肢挛急作痛，均常与白芍同用，即芍药甘草汤（《伤寒论》）。临床常以芍药甘草汤为基础，随证配伍用于血虚、血瘀、寒凝等多种原因所致的脘腹、四肢挛急作痛。

5. 热毒疮疡、咽喉肿痛及药物、食物中毒

本品还长于解毒，应用十分广泛。生品药性微寒，可清解热毒。用治热毒疮疡，可单用煎汤浸渍，或熬膏内服。更常与地丁、连翘等清热解毒、消肿散结之品配伍。用治热毒咽喉肿痛，宜与板蓝根、桔梗、牛蒡子等清热解毒利咽之品配伍。本品对附子等多种药物所致中毒，或多种食物所致中毒，有一定解毒作用。对于药物或食物中毒的患者，在积极送医院抢救的同时，可用本品辅助解毒救急。

6. 调和药性

本品在许多方剂中都可发挥调和药性的作用：通过解毒，可降低方中某些药（如附子、大黄）的毒烈之性；通过缓急止

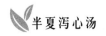

痛，可缓解方中某些药（如大黄）刺激胃肠引起的腹痛；其甜味浓郁，可矫正方中药物的滋味。

【古籍考证】

1.《神农本草经》

甘草，味甘，平。主五脏六腑寒热邪气，坚筋骨，长肌肉，倍力，金创，解毒。久服轻身延年。

2.《新修本草》

甘草，味甘，平，无毒。主五脏六腑寒热邪气，坚筋骨，长肌肉，倍气力，金疮肿，解毒，温中下气，烦满短气，伤脏咳嗽，止渴，通经脉，利血气，解百药毒，为九土之精，安和七十二种石，一千二百种草。久服轻身延年……国老即帝师之称，虽非君，为君所宗，是以能安和草石而解诸毒也。

3.《本草纲目》

甘草，《本经》上品。气味甘，平，无毒。主治五脏六腑寒热邪气，坚筋骨，长肌肉，倍气力，金疮，解毒。久服轻身延年（《本经》甘草，音时勇切，肿也）。温中下气，烦满短气，伤脏咳嗽，止渴，通经脉，利血气，解百药毒，为九土之精，安和七十二种石，一千二百种草（《别录》）。主腹中冷痛，治惊痫，除腹胀满，补益五脏，养肾气内伤，令人阴不痿，主妇人血沥腰痛，凡虚而多热者，加用之（甄权）。安魂定魄，补五劳七伤，一切虚损，惊悸烦闷健忘，通九窍，利百脉，益精养气，壮筋骨（大明）。生用泻火热；熟用散表寒，去咽痛，除邪热，缓正气，养阴血，补脾胃，润肺（李杲）。吐肺痿之脓血，消五发之疮疽，解小儿胎毒惊痫，降火止痛（时珍）。

4. 《本草新编》

甘草，味甘，气平，性温，可升可降，阳中阳也。他书说阴中阳者，误。无毒。反甘遂，不可同用，同用必至杀人。入太阴、少阴、厥阴之经。能调和攻补之药，消痈疽疔毒，实有神功。尤善止诸痛，除阴虚火热，止渴生津。但其性又缓，凡急病最宜用之。故寒病用热药，必加甘草，以制桂、附之热。热病用寒药，必加甘草，以制石膏之寒。下病不宜速攻，必加甘草以制大黄之峻。上病不宜遽升，必加甘草以制栀子之动，缓之中具和之义耳。独其味甚甘，甘则善动，吐呕家不宜多服，要亦不可拘也。甘药可升可降，用之吐则吐，用之下则下，顾善用之何如耳。或问中满症忌甘，恐甘草助人之胀乎？不知中满忌甘，非忌甘草也。中满乃气虚中满。气虚者，脾胃之气虚也。脾胃喜甘，安在反忌甘草。因甘草性缓，缓则入于胃而不即入于脾。胃气即虚，得甘草之补，不能遽然承受，转若添其胀满者，亦一时之胀，而非经久之胀也。故中满之症，反宜用甘草，引人参、茯苓、白术之药，入于中满之中，使脾胃之虚者不虚，而后胀者不胀，但不可多用与专用耳。盖多用则增满，而少用则消满也。专用则添胀，而同用则除胀也，谁谓中满忌甘草哉！

5. 《本草从新》

甘草，有补有泻，能表能里，可升可降，生阴血。味甘，生用气平，补脾胃不足，而泻心火（能生肺金）。炙用气温，补三焦元气，而散表寒。入和剂则补益，入汗剂则解肌（解退肌表之热），入凉剂则泻邪热，入峻剂则缓正气（姜附加之，恐其僭上；硝黄加之，恐其峻下。皆缓之之意），入润剂则养

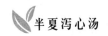

阴血。能协和诸药，使之不争。生肌止痛（脾主肌肉，甘能缓痛），通行十二经，解百药毒，故有国老之称。疗诸痈肿疮疡，惟中满证忌之（甘令人满，然亦有生用为泻者，以其能引诸药至于满所。经云：以甘补之、以甘泻之是已，故陶隐居《名医别录》、甄权《药性论》并云除满，脾健运，则满除也。又甘草得茯苓，则不资满而反泄满，故云：下气除满，仲景有甘草泻心汤，治痞满），大而结者良。出大同，名粉草（弹之有粉出），细者名统草。补中炙用，宜大者；泻火生用，宜细者（去外赤皮）。甘草头（宣、涌吐），消肿导毒（在上部者效），宜入吐药。甘草梢（达茎中），止茎中痛，淋浊证用之（取其径达茎中也）。白术、苦参、干漆为使，恶远志，反大戟、芫花、甘遂、海藻，然亦有并用者（胡洽百病方，治痰癖，十枣汤加甘草；东垣治结核，与海藻同用；丹溪治劳瘵，与芫花同行。非妙达精微者，不知此理）。

6.《本草崇原》

甘草，气味甘平，无毒。主五脏六腑寒热邪气，坚筋骨，长肌肉，倍气力，金疮，解毒，久服轻身延年。甘草味甘，气得其平，故曰甘平。《本经》凡言平者，皆谓气得其平也。主治五脏六腑之寒，腑为阳。寒病为阴，热病为阳。甘草味甘，调和脏腑，通贯阴阳，故治理脏腑阴阳之正气，以除寒热阴阳之邪气也。坚筋骨，长肌肉，倍气力者，坚肝主之筋，肾主之骨，长脾主之肉，倍肺主之气，心主之力。五脏充足，则六腑自和矣。金疮乃刀斧所伤，因金伤而成疮。金疮，乃因金疮而高也。解毒者，解高无名之毒，土性柔和，如以毒物埋土中，久则无毒矣。脏腑阴阳之气皆归土中，久服则土气有余，故轻身延年。

7.《雷公炮制药性解》

甘草，味甘，平无毒。入心、脾二经，生则分身梢而泻火，炙则健脾胃而和中，解百毒，和诸药。甘能缓急，尊称国老，白芷、干漆、苦参为使，恶远志，反甘遂、海藻、大戟、芫花，忌猪肉、菘菜。按：味甘入脾，为九土之精，安和七十二种金石，一千二百种草木，有调摄之功，故名国老。然性缓不可多用，一恐甘能作胀，一恐药饵无功，惟虚人多热及诸疮毒者，宜倍用，中满及初痢者忌之。所谓脾病患毋多食甘也。雷公云：凡使须去头尾尖处，其头尾吐人，每斤切长三寸，余劈破作六七。凡使用器中，盛酒浸蒸，从巳至午出，曝干细割，使一斤用酥七两涂上，炙三尽为度，先炮令内外赤黄用良。

8.《药鉴》

甘草，气平味甘，阳也。入足厥阴、太阴二经。生用则寒，炙之则温；生用泻火，炙则温中，能补上中下三焦元气，和诸药解诸急。热药用之缓其热，寒药用之缓其寒。补阳不足，中满禁用。梢子生用，去茎中之痛，胸中积热，非梢子不能除。节治肿毒，大有奇功，养血补胃，身实良方，除邪热，利咽痛，理中气，坚筋骨，长肌肉，通经脉，利血气，止咳嗽，润肺道。又炙之能散表寒，故附子理中用之，恐其僭上也；调胃承气用之，恐其速下也，二药用之，非和也，皆缓也。小柴胡有柴芩之寒，有参夏之温，其中用甘草者，则有调和之意。中不满而用甘为之补，中满者而用甘为之泻，此升降浮沉之妙也。经云，以甘补之，以甘泻之，以甘缓之，此之谓也。痘家用之解毒，以和中健脾，若头面毒盛者，于

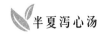

解毒汤中多用之，取其缓诸药，使之上攻头面故也。反甘遂、大戟、芫花、海藻。

9.《名医别录》

温中下气，烦满短气，伤脏咳嗽。

10.《本草汇言》

和中益气，补虚解毒之药也。

11.《本草正》

味至甘，得中和之性，有调补之功，故毒药得之解其毒，刚药得之和其性……助参芪成气虚之功。

12.《药性赋》

甘草和诸药而解百毒，盖以性平。

13.《珍珠囊补遗药性赋》

甘草，味甘平，无毒。生之则寒，炙之则温。生则分身梢而泻火，炙则健脾胃而和中。解百毒而有效，协诸药而无争，以其甘能缓急，故有国老之称。

第七节　使药药证——大枣

【概述】

大枣，甘，温。归脾、胃心经。功能补中益气，养血安神。大枣为鼠李科植物枣的成熟果实。主产于河北、河南、山东等地。秋季果实成熟时采收，晒干，生用。

【药证发挥】

1. 用于脾虚证

本品甘温，能补脾益气，适用于脾气虚弱，消瘦、倦怠乏力、便溏等症。单用有效。若气虚乏力较甚，宜与人参、白术等补脾益气药配伍。

2. 用于脏躁及失眠证

本品能养心安神，为治疗心失充养，心神无主而脏躁的要药。单用有效，如《证治准绳》治脏躁自悲自哭自笑，以红枣烧存性，米饮调下。因其证多与心阴不足，心火浮亢有关，且往往心气亦不足，故常与小麦、甘草配伍，如甘麦大枣汤（《金匮要略》）。《千金方》还用本品治疗虚劳烦闷不得眠者。

【古籍考证】

1. 《神农本草经》

大枣，味甘，平。主心腹邪气，安中养脾，助十二经，平胃气，通九窍，补少气、少津液、身中不足，大惊，四肢重，和百药。久服，轻身、长年。叶覆麻黄，能令出汗。生平泽。《吴普》曰：枣主调中，益脾气，令人好颜色，美志气（《大观本草》引《吴氏本草》）。《名医》曰：一名干枣，一名美枣，一名良枣。八月采，曝干。生河东。案：《说文》云：枣，羊枣也。《尔雅》云：遵羊枣。郭璞云：实小而圆，紫黑色，今俗呼之为羊矢枣。又洗大枣。郭璞云：今河东猗氏县出大枣也，如鸡卵。

2. 《新修本草》

大枣，味甘，平，无毒。主心腹邪气，安中养脾，助十二经，平胃气，通九窍，补少气少津、身中不足，大惊，四肢重，和百药。补中益气，强力，除烦闷，疗心下悬，肠澼。

3. 《本草纲目》

大枣，《本经》上品。气味甘，平，无毒。主治心腹邪气，

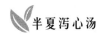

安中，养脾气，平胃气，通九窍，助十二经，补少气、少津液、身中不足，大惊四肢重，和百药。久服轻身延年（《本经》曰：煮取肉，和脾胃药甚佳）。补中益气，坚志强力，除烦闷，疗心下悬，除肠。久服不饥神仙（《别录》）。润心肺，止嗽，补五脏，治虚损，除肠胃癖气。和光粉烧，治疳痢。小儿患秋痢，与蛀枣食之良。杀乌头、附子、天雄毒。和阴阳，调营卫，生津液。

4.《本草新编》

大枣，味甘，气温，无毒。阳也，降也。入五脏，通九窍，和百药，养肺胃，益气，润心肺，生津，助诸经，补五脏。惟中满及热疾忌食，齿疼并风疾禁尝。乃调和之品，非补益之味。《本经》曰其补者，亦因其调和之故也。按：大枣，仙人遗种，故其味独异于凡枣，善能调和五脏之气也。虽非补益，要亦无损。吾浙诸暨，往往枣实有大如鸡蛋者，真仙种也。得其解者食之，实能益暮，惜不可多得耳。

5.《本草从新》

大枣，补脾胃、润心肺、调营卫、和百药。甘温，补中益气，滋脾土，润心肺，调营卫，缓阴血，生津液，悦颜色，通九窍，助十二经，和百药。伤寒及补剂中加用之。以发脾胃升腾之气（须与姜并行）。红枣功用相仿，差不及尔，虽补中而味过于甘，中满者忌之（甘令人满，大建中汤，心下痞者减饧枣，与甘草同例。经言枣为脾果，脾病宜食之；又曰：脾病患毋多食甘，毋乃相戾耶，不知言宜食者，指不足之脾也，如脾虚泄泻之类；毋多食者，指有余之脾也，如实满肿胀之类。凡用药者，能随其虚实而变通之，虽寻常品味，必获神功，苟执而泥之，虽有良剂，莫展其长，故学人以格致为亟也）。凡风疾痰热及齿痛，俱非所宜，小儿疳病亦禁。生者尤为不利，北产肥润坚实者佳（金华南枣及徽宁所产，皮薄而皱，花纹甚细而可爱，味虽甘美，而微带酸，且脂少于北枣，止可充食用，皆不堪入药。宏景曰：南枣大恶，不堪啖；苏颂曰：江南出者坚燥少脂，不可入药）。杀乌附毒，忌葱、鱼同食。诸疮久坏不愈者，枣膏三升，煎水频洗，取愈。食椒闭气，食枣即解。

6.《本草崇原》

枣始出河东平泽，今近北州郡及江南皆有，唯青州、晋州所生者肥大甘美。五月开白花，八九月果熟黄赤色，烘曝则黑，入药为良。其南方所产者，谓之南枣，北方所产不肥大者，谓之小枣，烘曝不黑者，谓之红枣，只充果食，俱不入药。大枣气味甘平，脾之果也。开小白花，生青熟黄，熟极则赤，烘曝则黑，禀土气之专精，具五行之色性。《经》云：脾为孤脏，中央土，以灌四旁。主治心腹邪气，安中者，谓大枣安中，凡邪气上干于心，下干于腹，皆可治也。养脾气，平胃气，通九窍，助十二经者，谓大枣养脾则胃气自平，从脾胃而行于上下，则通九窍。从脾胃而行于内外，则助十二经。补少气、少津液、身中不足者，谓大枣补身中之不足，故补少气而助无形，补少津液而资有形。大惊，四肢重，和百药者，谓大枣味甘多脂，调和百药，故大惊而心主之神气虚于内，四肢重而心主之神气虚于外，皆可治也。四肢者，两手两足，皆机关之室，神气之所畅达者也。久服则五脏调和，血气充足，故轻身延年。

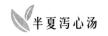 半夏泻心汤

7.《雷公炮制药性解》

大枣，味甘，性平无毒，入心脾二经。主和百药，益五脏，润心肺，养脾胃，补精气，生津液，通九窍，强筋骨，祛邪气，悦颜色。去核用，杀乌豆毒，忌生葱。按：枣之入脾者，经所谓五味入口，甘先归脾是也。心则生脾者也，宜并入之。多服能壅脾作胀，而中满及齿痛风疾者，咸非所宜。

8.《药征》

大枣，主治挛引强急也。旁治咳嗽、奔豚、烦躁、身疼、胁痛、腹中痛。考证：十枣汤证曰：引胁下痛。又曰：咳烦、胸中痛。葶苈大枣汤证曰：咳逆上气、喘鸣迫塞。又曰：不得息。以上二方，以大枣为君药，一则十枚，一则十二枚。苓桂甘枣汤证曰：欲作奔豚。越婢汤，证不具也（说在《类聚方》）。生姜甘草汤，证不具也（说在互考中）。以上三方，大枣皆十五枚。甘麦大枣汤证曰：脏躁、喜悲伤。以上一方，大枣十枚。小柴胡汤证曰：颈项强。又云：胁痛。小建中汤证曰：急痛。大青龙汤证曰：身疼痛、汗不出而烦躁。黄连汤证曰：腹中痛。葛根汤证曰：项背强。黄芩汤，证不具也（说在《类聚方》）。桂枝加黄汤证曰：身疼重、烦躁。吴茱萸汤证曰：烦躁。以上八方，大枣皆十二枚。上历试此诸方，皆其所举诸证，而有挛引强急之状者，用大枣则治矣，不则无效也。且也十枣汤，大枣为君药，而有引痛证，斯可以为征已。互考：甘麦大枣汤条，有喜悲伤证，此毒之逼迫也，故用大枣以治挛引强急，用甘草、小麦以缓迫急也。苓桂甘枣汤条，有奔豚证，此其毒动而上冲，有挛引强急之状者，故用大枣也；生姜甘草汤证曰：咳唾涎沫不止。为则按：若之人患，胸中有挛引强急之状，故

用大枣居多也。为则按：仲景氏用大枣、甘草、芍药，其证候大同而小异，要在自得焉耳。辨误：大枣养脾胃之说，非古也，不取焉。古人云：攻病以毒药，养精以谷肉果菜。夫攻之与养，所主不同，一物而二义。如曾晳之于羊枣，好而食之是养也。如十枣汤，用大枣，恶而不避，是攻也。无他嗜好之品，而充食用，则为养也。而充药物，则为攻也。十枣汤，大枣为君，而治挛引强急，岂以为养哉？品考：大枣，汉种者为良。其品核小而肉浓也，不去核而锉用之。

9.《神农本草经》

安中养脾。

10.《名医别录》

补中益气，强力，除烦闷。

11.《药性赋》

大枣和药性以开脾。

12.《医学衷中参西录》

大枣，味甘微辛，性温。其津液浓浓滑润，最能滋养血脉、润泽肌肉、强健脾胃、固肠止泻、调和百药能缓猛药健悍之性，使不伤脾胃。

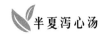

第三章 方 论

第一节 古代医家方论

半夏泻心汤自创立以后，历代医家就本方的功用、主治、病机、方义等方面进行了阐释发挥，不乏真知灼见，颇能开阔思路。其对半夏泻心汤证的不同认识，主要是立足于病因病机探讨其证治规律。大多数医家认为半夏泻心汤为和解之剂，功擅调其寒热，益气和胃，散结除痞，适用于寒热错杂之痞证。

一、王昂

清代王昂《汤头歌诀》中记载：半夏泻心黄连芩，干姜甘草与人参。大枣和之治虚痞，法在降阳而和阴。半夏半斤，黄连一两，干姜、黄芩、甘草（炙）、人参各三两，大枣十二枚。治伤寒下之早，胸满而不痛者，为痞；身寒而呕，饮食不下，非柴胡证。凡用泻心者，多属误下，非传经热邪。否而不泰为痞。泻心者，必交阴阳；通上下者，必和其中，故用参、甘、大枣。

二、吴崑

明朝吴崑《医方考》中记载：伤寒下之早，胸满而不痛者为痞，此方（半夏泻心汤）主之。伤寒自表入里，传至三阴，三阴亦有在经表证。如太阴有桂枝加芍药汤，少阴有麻黄附子细辛汤，厥阴有当归四逆汤之类。若不治其表，而用承气汤下之，则伤中气，而阴经之邪乘之矣！以既伤之中气而邪乘之，则不能升清降浊，痞塞于中，如天地不交而成痞，故曰痞，泻心者，泻心下之邪也。姜、夏之辛，所以散痞气；芩、连之苦，所以泻痞热；以下之后，脾气必虚，人参、甘草、大枣，所以补脾之虚。

三、张介宾

明朝张介宾《景岳全书》中记载：呕而肠鸣，心下痞者，此方（半夏泻心汤）主之。此方辛入脾而散气，半夏、干姜之辛以散结；气苦入心而泄热，黄连、黄芩之苦以泄痞热；脾欲缓，急食甘以缓之，人参、甘草、大枣之甘以缓之也。

四、吴谦

清朝太医吴谦《医宗金鉴》中记载：泻心虽同，而证中具呕，则功专涤饮，故以半夏名汤也，曰泻心者，言满在心下清阳之位，热邪夹饮，尚未成实，故清热涤饮，使心下之气得通，上下自无阻留，阴阳自然交互矣。然枢机全在于胃，故复补胃家之虚，以为之斡旋，与实热入胃而泻其蓄满者，大相径庭矣。痞虽虚邪，乃表气入里，寒成热矣。寒虽成热，而热非实，故用苦寒以泻其热，兼佐辛甘以补其虚，不必攻痞而痞自散。所以一方之中，寒热互用，若阴痞不关阳郁，即郁而亦未成热，泻心之法概可用也。

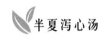

五、成无己

金朝成无己《注解伤寒论》中记载：伤寒五六日，邪在半表半里之时；呕而发热，邪在半表半里之证，是为柴胡证具。以他药下之，柴胡证不罢者，不为逆，却与柴胡汤则愈。若下后，邪气传里者，邪在半表半里，则阴阳俱有邪。至于下后，邪气传里，亦有阴阳之异，若下后，阳邪传里者，则结于胸中为结胸，以胸中为阳受气之分，与大陷胸汤以下其结；阴邪传里者，则留于心下为痞，以心下为阴受气之分，与半夏泻心汤以通其痞。经曰：病发于阳而反下之，热入因作结胸；病发于阴而反下之，因作痞。此之谓也。

六、陈修园

清朝陈修园《金匮方歌括》中记载：半夏泻心汤治呕而肠鸣，心下痞者，此汤主之……呕而肠鸣并无下利，心下痞不因误下，何以上下之阻隔若是，盖因饮停心下，上半其轻清上浮，以成化痞降逆之用耳。

第二节 现代方论

一、调和肠胃的代表方

贺真认为，半夏泻心汤是由小柴胡汤去柴胡加黄连、以生姜易干姜而成，仍属和解之剂，为调和肠胃的代表方之一。寒热并举，攻补兼施是其定方特点。方中芩、连、姜、夏温清并举，使寒热之邪为之两解，同时，半夏和胃降逆，燥湿化饮，使胃气和降，水饮尽化，复以参、草、姜、枣升清健中温脾，使既伤之脾胃机能得以复元，也兼制芩、连之苦寒伤胃。适用于寒热虚实错杂之痞。泻心汤和甘草泻心汤实由本方变化而出。

二、治疗心下痞的代表方

陈庆全认为，本方主要是针对心下痞而设。"心下"，是指剑突下至脐间的上腹部，"痞"是指患者自觉有压迫、阻塞感，触诊时腹部有压痛，腹肌较紧张。本症的病因有三：其一，小柴胡汤证因误下。其二，寒热中阻。其三，湿热留恋，脾胃虚弱。病机主要为气滞。小柴胡汤证，邪在少阳，法当和解，如误用下药，则伤其中气，以致升降失常，阴阳不调，寒热互结遂成痞证，或寒热，或湿热之邪中阻脾胃，致脾失健运，胃失下降，痞塞不通，上下气机循环障碍而成痞。从现代医学的角度看，可能是由于泻下药物的刺激，或消化系统炎症，引起肠管平滑肌蠕动功能障碍；或亢进，或麻痹，或痉挛，其中以痉挛为常见。方中法夏和胃降逆、消结除痞为主药，法夏、干姜相配辛开散痞以和阴；黄连、黄芩苦降泄热以和阳，党参、大枣、炙甘草补脾和中。本方寒热错杂、苦辛并用；意在调和阴阳及气机升降，以达到开痞的目的。

三、治疗胃炎的代表方

朱绯认为，半夏泻心汤虽无专司升降之药，但其以性味辛苦之半夏入胃为君，辛开散结，苦降止呕，除痞满呕逆之症；干姜辛温祛寒；黄芩、黄连苦寒泄热为臣；人参、大枣补中益气和中为佐；甘草补脾胃调和诸药为使，以"寒热、苦辛、补泻"为配伍特点，具有"和胃降逆，开结除痞"之功，是历代

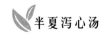

医家所公认的治疗脾胃虚弱、寒热错杂、升降失常之心下痞满、吐泻等症状的各类胃炎代表方。实验研究证实，半夏泻心汤在治疗脾胃病的机理方面具有调节胃肠动力、保护胃黏膜、抑制Hp活性及提高免疫力的作用。在临床方面，有研究证实，半夏泻心汤对慢性胃炎的症状及体征的改善，以及对抗Hp均有作用，与三联疗法疗效相似。布明德等认为，失调、失控的机体内环境紊乱是导致胃肠功能紊乱的主要病机，半夏泻心汤用平调寒热、扶正祛邪的方法调整胃肠内环境的紊乱使其恢复相对的动态平衡是其作用机制，还可通过抑制Hp活性功能起到祛邪作用，可谓攻补兼施，是治疗胃病的良方。

四、疏泄气机的代表方

聂惠民认为，半夏泻心汤是由小柴胡汤变方而来，以小柴胡汤去柴胡，加黄连，以干姜易生姜而成，方以半夏为君，故名为半夏泻心汤。方中以半夏降逆止呕，消痞散结，半夏、干姜辛温散结，黄芩、黄连苦寒泄热，干姜、半夏与黄芩、黄连相配，既可平调寒热，又可辛开苦降，消痞散结；佐以人参、甘草、大枣等甘温之品，扶助正气，益气健脾。诸药合用，能辛开、苦降、甘补并用，寒温并用，阴阳并调。故依据半夏泻心汤方的组方特点，聂师认为，泻心汤之"泻"，并非补泻之泻，而是"疏泄"。"泻心"之义在于疏泄气机。

五、治疗消化系统的代表方

吕野夫认为，半夏泻心汤始见于《伤寒论》，由半夏、黄连、黄芩、甘草、人参、干姜、大枣七味药物组成。以寒热平调，消痞散结，补气清热和中为主，使脾胃健运，气血生化旺盛。该方以寒温并用、攻补兼施为特点，临床上用于治疗寒热错杂、虚实互呈，又见脾虚的多种消化系统疾病，作用确切，应用广泛。只要掌握其作用和机制，认真辨证分析病证、病机，灵活应用就可以收到异病同治的效果。

六、辛开苦降法的代表方

王小溪等人认为，将"脾胃阳虚、湿浊中阻"作为半夏泻心汤证的病机较为恰当。《伤寒论》并未对泻心汤证病机之或寒或热做出直接论述，但半夏泻心汤重在治痞，对该证之痞《伤寒论·辨太阳病脉证并治下》："若心下满而硬痛者，此为结胸也，大陷胸汤主之，但满而不痛者，此为痞，柴胡不中与之，宜半夏泻心汤。""痞"通"否"，为《周易》六十四卦之一：坤下乾上，否卦之义，天气不降，地气不升，天地不交，升降失调，痞塞不通。由此可见，痞之由来并非有热结在里，而是正虚为本，脾胃阳气不足，从而湿浊内生、气机壅滞所致。对于治痞，《内经》中提出："散痞者必以辛为助"，仲景用干姜之意便是取其辛散之味为主，助半夏以散结消痞；取其温热之性为辅，以温中散寒。痞证"客气上逆"，气机升降失常，若只辛宣开散，虽助气机宣发，却难制上逆之邪，故降逆之法尤为重要。《临证指南医案》亦提出"治痞以苦为泻"。黄连、黄芩性寒而味苦，在半夏泻心汤方中仲师之意乃是"舍其性而用其味"——一舍二药寒凉之性，重用黄芩、黄连"苦降"之势，以肃气降逆，荡涤浊邪；仲师并非用寒凉药性清肃里热。在临床上细心观察也不难发现，"痞证"患者多无明显湿热之象，反多见畏寒肢冷、大便溏稀等阳虚表现。仲师舍干姜、黄芩、黄连热寒之性，独取其"辛苦"之味，辛以散结消壅，苦

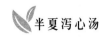

以下气降逆；病因里虚，又恐苦辛开泄之药过当，故当助其正气，故用人参、甘草、大枣补养中气，以除病源；诸药合用，共成大法，此即"辛开苦降法"之真谛。

七、脾胃病的代表方

陈誩教授主张，半夏泻心汤的应用当以脾胃病辨证论治思维为指导。脾胃位于中焦，脾属五脏为阴，胃属六腑为阳，相为表里，主受纳、腐熟与运化水谷，为"气血生化之源""后天之本"。陈教授认为，脾气主升清，其性燥，多虚多寒，气多于血；胃主受纳、腐熟水谷，胃气主通降，其性湿，多实多热，多气多血。脾胃功能相互协调，升降相因，燥湿相济，纳运相司，寒热互调，气帅血和；病理上或因外感风、寒、暑、湿、燥、火疫毒等邪气，或因七情、饮食、劳逸等失调，或因外伤、内生瘀血痰湿、水饮等病邪，导致脾胃纳运失司，升降失常，清浊相混，燥湿不济，寒热错杂，虚实夹杂，气血不和，影响阴阳平衡，故脾胃之病随之而生。人体五脏之中，脾胃居于中焦，为阴阳气血升降变化之枢纽。若脾胃功能失常，可影响他脏，而心、肝、肺、肾功能失常，又会进一步影响脾胃功能。故脾胃病之辨证，当以阴阳为纲，辨脾胃之"纳运"升降"燥湿""寒热""虚实""气血""通涩"为目，兼顾五脏，观其脉证，知犯何逆，随证治之。

参考文献

[1] 贺真. 半夏泻心汤的临床运用 [J]. 江西中医药, 1980 (04)：32-33.

[2] 陈庆全. 半夏泻心汤新解 [J]. 新医学, 1981 (02)：97-

98，94.

［3］朱绯．半夏泻心汤治疗湿热气滞型慢性胃炎 48 例［J］．
上海中医药杂志，2006（08）：27－28.

［4］张宁．见解独特巧妙化裁——聂惠民应用半夏泻心汤经验
［N］．中国中医药报，2007：6.

［5］吕野夫．半夏泻心汤在临床的应用［J］．中国实用医药，
2007（08）：79－80.

［6］王小溪，王丽，寇姗．半夏泻心汤证病机初探［J］．现代
中西医结合杂志，2012，21（36）：4062－4063.

［7］周滔，王帅，朱向刚，等．陈誩应用半夏泻心汤临床经验
［J］．北京中医药，2014，33（09）：666－667.

临证新论

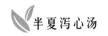

第四章　半夏泻心汤临证概论

第一节　现代临证概述

一、单方妙用

（一）慢性胃炎

患者孙某，男，11 岁。2005 年 6 月 26 日初诊。上腹隐痛伴饱胀一月余，兼见嘈杂，嗳气，纳呆，不泛酸，有时呕吐，大便干，两日一次，舌红，苔白腻，脉细。既往有类似病史。上消化道钡透示：浅表性胃炎，伴十二指肠淤结。辨证为寒热郁结中焦，脾胃升降失调。治宜和胃降逆，开结消痞。拟方：半夏、黄芩、大枣、茯苓各 10g，黄连、干姜、陈皮各 6g，党参、蒲公英各 15g，甘草 3g，水煎服，每日 2 次。

服 3 剂后，上腹饱胀好转，呕吐止，纳谷改善，苔腻减轻，再服 3 剂，诸症消失。

按：小儿胃炎，以慢性胃炎居多，慢性胃炎中又以浅表性胃炎最多，占 90% ~ 95%，表现为反复发作的上腹疼痛、饱胀、恶心呕吐、食欲不振。其中，胃脘痞胀为主证，中焦气机升降失常为主要病机，病例可有寒、热、虚、实的不同兼证或错杂之证。半夏泻心汤是治疗痞证的代表方，该方辛开苦降以顺升降，寒温同用以和阴阳，补泻兼施以调虚实，使上下复位，中气得和则痞证可除。实验研究表明，半夏泻心汤具有加强胃黏膜的屏障作用，促进黏膜细胞的修复与再生。体外药敏实验发现，本方对胃幽门螺杆菌有明显的抑杀作用。故在治疗小儿胃炎方面显示出独特的疗效。

（二）胃脘痛

患者，男，53 岁，2016 年 10 月 23 日。患者主诉 2 年来胃痛胃胀，食少纳呆，时有灼痛感，打嗝后症状略减轻，症状时轻时重。查体结果显示：患者胃脘部压之疼痛，舌淡苔黄腻，脉弦细。辨证属肝胃不和，湿热中阻型。胃镜检查提示为浅表性胃炎。患者在当地卫生院接受口服西药治疗，连续服用奥美拉唑、西咪替丁等未见好转。诊断患者为胃脘痛。辨证属肝胃不和，湿热中阻型。处方半夏泻心汤：半夏 9g，干姜 3g，黄连 6g，黄芩 10g，陈皮 6g，茯苓 12g，广藿香 10g，苍术 10g，神曲 10g，甘草 3g，木香 12g，佛手 10g，沉香 3g，牛膝 10g。上述药材取 200mL 清水煎服，分早、晚 2 次服用。

连续服用 7 天后到医院复诊，患者主诉服药 3 剂后胃痛胃胀即减轻，再次进行查体，胃脘部轻压痛，苔黄腻脉弦细。原处方不变，再服 5 剂，服药后到院复诊，胃部胀痛症状缓解。

6 个月和 1 年后分别对患者进行随访，胃脘痛没有复发迹象，饮食及消化能力正常，恢复如初。

按： 胃痛多因饮食不节、脾胃虚弱、寒热错杂、情志不遂致肝气犯胃。饮食不节，食滞胃脘，易伤脾胃，以致脾胃虚弱，脾升胃降失职，又寒热错杂，肝气郁滞，横逆犯胃，气机不畅，均可致病。病位主要在脾、胃、肝，治疗应清热散寒、抑酸止

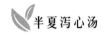

半夏泻心汤

痛、疏肝理气。

（三）功能性消化不良

患者，女，73 岁。2012 年 3 月 2 日初诊。患者因"反复心下痞满发作 2 年余，加重 1 月"就诊。患者自诉 2 年多来反复出现心下痞满，1 月前因进食肥甘厚腻之品症状加重，感心下痞满，饭后加重，呃逆频频，进食喜温喜热，口干口苦，泛酸，欲饮，大便偏干，两日一行，小便正常，舌苔微红苔薄黄，脉细弦。曾于外院消化内科诊断为"功能性消化不良"，治疗期间使用消化酶、吗丁啉片等口服治疗，症状稍有减轻，但药停症状即复。中医诊断为痞满（脾胃虚弱、寒热错杂证）。治法当以健脾和胃消痞，寒热虚实并调。故拟用半夏泻心汤合枳术丸随症加减，处方：姜半夏 10g、干姜 10g、黄芩 15g、黄连 6g、党参 8g、炒枳实 15g、生白术 30g、瓦楞子 15g、红枣 10g、甘草 3g，7 剂，水煎服，每日 1 剂，1 日 2 煎，早、晚温服。

2012 年 3 月 16 日二诊，上方服用 14 剂后，心下痞满及呃逆症状明显减轻，大便不干，一日一行，但仍有泛酸。故原方去瓦楞子，加海螵蛸 30g，继进 14 剂。

2012 年 3 月 30 日三诊，诸症消失，病告痊愈。

按： 本案患者为老年女性，反复心下痞满发作 2 年余，考虑年龄体质，脾胃虚弱，病程日久，损伤脾阳则进食喜温喜热；再因进食肥甘厚腻，易生痰湿，痰湿困脾，进一步影响脾胃运化功能，致中焦气机升降不利，运化失司，出现心下痞满，饭后尤甚，呃逆频作；脾主升清，胃主降浊，脾胃为气机升降之枢。脾胃升降失调，痰湿蕴脾，郁而化热，导致口干口苦，欲饮，大便偏干，舌微红苔薄黄，脉细弦。证属脾胃虚弱，寒热互结，气机升降不利。故拟用半夏泻心汤合枳术丸随症加减。方中姜半夏、干姜消痞散结；黄连、黄芩苦寒泄热；党参、生白术、红枣、甘草补中益气健脾；枳术丸理气健脾，消痞除满以助通便；瓦楞子制酸和胃；二诊时患者诸症明显减轻，仍有泛酸，因此上方去瓦楞子加海螵蛸以增强其制酸和胃之功效。本案辨证准确，方药配伍得当，故患者连续服药 1 个月，心下痞等症除，病告痊愈。西医对功能性消化不良的病因认识多考虑胃肠机能减退或紊乱，现代药理研究证实，半夏泻心汤对胃肠蠕动不足及蠕动亢进具有双向调节作用。

（四）膈肌痉挛

患者，男，38 岁，2002 年 5 月 19 日初诊。患者因情志不畅出现反复呃逆 2 年余，曾在卫生院治疗无好转，故来我院就诊。症见形体消瘦，呃逆频作，呃声低沉，脘痞，精神倦怠，口干，纳少，舌淡红，苔薄黄，脉沉弦。既往有浅表性胃炎史。辨为肝胃不和，胃气上逆。予半夏泻心汤加减党参 10g，法半夏 10g，黄芩 10g，黄连 5g，干姜 3g，薤白 12g，竹茹 10g，枳壳 10g，大枣 5 枚，炙甘草 5g。7 剂，水煎服，日 1 剂。

5 月 27 日复诊，呃逆减轻，诸症缓解，舌淡红，苔薄白，脉沉细。继服上方 7 剂，药后诸症已平。

按：《景岳全书·呃逆》谓："呃逆之由，总由气逆。"本例因情志不舒，致肝胃不和，中焦升降失常，胃气上逆。方中法半夏、干姜、薤白辛以散郁，黄连、黄芩苦泄郁热以降胃气，枳壳、竹茹宽胸止呕，党参、炙甘草养胃补虚。

（五）慢性胆囊炎

吴超运用半夏泻心汤加减治疗慢性胆囊炎 96 例。药方组

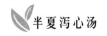

成：半夏 15g，白术 15g，茯苓 15g，白芍 15g，黄芩 10g，干姜 10g，当归 10g，甘草 10g，薄荷 10g，党参 12g，柴胡 12g，黄连 3g，大枣 3g。针对伴随腹胀腹痛患者增加 10g，香附 10g；针对伴随小便短黄症状患者增加龙胆草 15g，金钱草 15g；针对伴随双目干涩症状患者增加生地 15g，枸杞 15g；针对伴随失眠多梦症状患者增加夜交藤 15g，酸枣仁 15g；针对伴随泥沙样结石患者增加金钱草 15g，鸡内金 15g。每天 1 剂，水煎，分早、晚两次服用，连续治疗 4 周。研究结果显示，对照组与观察组治疗总有效率分别为 75.00%、95.83%，差异显著，$P < 0.05$；观察组复发率（4.17%）与对照组（16.67%）比较明显更低，$P < 0.05$，表明采用半夏泻心汤治疗不仅可获得良好的治疗效果，缓解患者不良症状，且可降低复发，保证治疗的彻底性。

按：中医学中将慢性胆囊炎纳入"胁痛"范畴，认为病因为饮食不当、情志郁结，病机为木不疏土、脾气失运、浊邪壅塞、升降失常等，因此治疗需注重泄浊和胃，降逆消痞等。半夏泻心汤出自《伤寒论》，主寒热平调，消痞散结，针对寒热错杂之痞证有明显的功效。药方中半夏起到燥湿化痰、和胃止呕等功效，白术具有健脾益气、燥湿利水等功效，茯苓具有健脾、渗湿等功效，针对脾虚运化失常所致泄泻有较高的效果；白芍针对胸腹胁肋疼痛、泻痢腹痛有较好的效果，黄芩起到清热燥湿、泻火解毒等作用，干姜具有温中散寒、回阳通脉、燥湿消痰等作用，针对脘腹冷痛，呕吐泻泄，有明显的功效；当归具有润肠通便、活血化瘀等功效，甘草属于补益中草药，有清热解毒、祛痰止咳的作用，且可调和诸药；薄荷疏肝理气、利咽止痛，党参生津止渴、补中益气，柴胡疏散退热、止疟疾、疏肝解郁，黄连清热解毒。诸药联合使用可实现补肝体、助肝用之作用。综上所述，半夏泻心汤在慢性胆囊炎治疗中可充分发挥中医安全稳固的优势，获得满意的疗效，并减少复发，应用价值较高，值得推广。

（六）克罗恩病

患者，女，43岁，2016年7月26日初诊。患者20年前无明显诱因出现反复发作口腔溃疡，2008年开始出现食管疼痛。2008年6月胃镜示：食管多发溃疡隆起性病变（克罗恩），慢性萎缩性胃炎。间断服西药治疗，但效果不佳。2016年2月内镜病理示：克罗恩食管中段黏膜慢性炎症急性活动期，局部鳞状上皮乳头状增生伴溃疡形成。回盲部黏膜慢性炎急性活动伴糜烂，局部肉芽组织形成，溃疡改变。每日口服泼尼松12.5mg，耐信40mg。2016年6月查血常规示：红细胞（RBC）2.71×10^{12}/L，血红蛋白（HGB）90g/L，血小板（PLT）387×10^9/L，血沉（ESR）39mm/h。肝功能：丙氨酸氨基转移酶（ALT）4U/L，总蛋白（TP）63.8g/L，白蛋白（ALB）32.2g/L。刻下症状：食管疼痛，只能进软食，1周内消瘦4kg，双下肢乏力，纳眠可，大便每日一行，质稀。舌体胖大，色红苔白腻，脉滑数。证属脾虚寒热错杂，治疗以调和寒热，辛开苦降。拟方半夏泻心汤加减，方药组成：半夏10g，黄连10g，黄芩10g，炮姜10g，太子参30g，生黄芪30g，冬凌草30g，白花蛇舌草30g，白及30g，阿胶12g，当归10g，牡丹皮30g，生地炭10g，白芍15g，蒲公英30g，瓦楞子30g，甘草6g。14剂，水煎服，日1剂，早、晚分服。

2016年8月9日二诊：体重增加了3.5kg，食管疼痛好转，目前中药配合沙利度胺叶酸、维生素 B_{12} 治疗，泼尼松减至

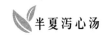

5mg，口干，眠差多梦，二便调。舌苔黄，脉弦细。血常规示：RBC 3.64×10^{12}/L。肝功能：ALB 36.5g/L。上方加麦冬15g，五味子10g，乌梅10g，苍术15g，土茯苓30g，生薏苡仁20g，去生黄芪、白及、白芍。14剂，水煎服，日1剂，早、晚分服。

2016年8月23日三诊：体重增加7.5kg，复查血常规和肝功能，已至正常。食管疼痛明显改善，食后腹胀，下肢乏力，纳眠可，二便调。上方加云苓15g，枳实10g，柴胡10g，白芍15g，去麦冬、五味子、土茯苓、生薏苡仁、当归、阿胶、牡丹皮、生地炭。14剂，水煎服，日1剂，早、晚分服。

2016年9月6日四诊：体重已增加9kg，近1个月余未再出现食管疼痛，双下肢乏力，晨起口苦，大便每日1行，但头硬。仍以半夏泻心汤为基础方，辨证加减治疗。方药组成：半夏10g，黄连10g，黄芩10g，干姜10g，党参10g，白术15g，云苓15g，冬凌草30g，麦冬15g，五味子10g，浙贝母30g，白花蛇舌草30g，蒲公英30g，炙甘草6g。患者体重增长，面色红润，言谈举止神采奕奕，亦无明显不适。电话随访3个月，患者无不适，生活质量大大提高。

按：克罗恩病是一种以慢性肉芽肿性透壁性炎症为特点的炎症性肠病（IBD）。病变部位呈节段性分布，可累及全消化道任何部位，并且发病率不断升高。本病病程缠绵，易复发，病情程度轻重不一，预后不良。食管克罗恩病临床较少见，因为食管克罗恩病的表现复杂多样，很难获得典型的病理组织，缺乏诊断上的"金标准"，在临床上即使患者经过全面检查也会出现未能确诊或误诊的情况，它可与反流性食管炎、食管癌、食管淋巴瘤、食管结核等病相混淆。外科手术治疗也仅适用于病变局限、药物治疗无效，或已有食管梗阻，或合并穿孔、内瘘、出血者。但本病有反复发作的倾向，术后复发率和术后并发症发生率均较高。王晞星老师认为，在中医学上，克罗恩病发病原因多和外感时邪、饮食、体质方面的因素有关，本病病机以脾虚为本，湿热、积滞为标，正虚邪实、寒热错杂、本虚标实为其发病特点。对于本病至今没有特效治疗手段，中医药辨证治疗本病，可降低复发率，减少术后并发症的发生，减轻患者痛苦。因患者有出血，原方干姜改为炮姜，加用阿胶、当归、丹皮、生地炭等大剂量止血药清热凉血止血，因克罗恩病与机体免疫状态有关，故用冬凌草、白花蛇舌草抑制机体免疫反应。王晞星老师临床多用麦冬、五味子药对，取生脉饮减毒增效之意，合他药共奏健脾清热利湿、益气生津之功。患者出血止、疾病不在活动期，因有腹胀故加四逆散调和肝脾，增强胃肠动力。

（七）溃疡性结肠炎

患者，女，49 岁，2016 年 4 月 28 日初诊。患者间断便血15 年，大便有黏液脓血，发作与缓解交替发生。2010 年曾行肠镜示：溃疡性结肠炎。口服柳氮磺砒啶治疗，未规律。刻下症状：便意频频，黏液脓血便，肠鸣音 6～7 次/分，腹痛，大便日 5～6 行，乏力，纳眠尚可。舌淡胖边有齿痕，脉数。证属脾胃虚弱。治疗以调和寒热、健脾和胃。拟方半夏泻心汤加减：半夏 10g，黄连 10g，黄芩 10g，炮姜 10g，党参 10g，苍术 15g，土茯苓 30g，生薏苡仁 18g，炒白芍 10g，苦参 10g，刘寄奴30g，地榆 30g，槐花 30g，乌梅 10g，椿皮 30g，甘草 6g。14剂，水煎服，日 1 剂，早、晚分服。

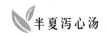

2016年5月12日二诊：黏液脓血便，肠鸣音约5次/分，大便约日五行，肛门有下坠感，腹中凉，眠差。舌淡红苔白厚，脉沉细。上方加桂枝10g，石菖蒲15g，去白芍、乌梅。14剂，水煎服，日1剂，早、晚分服。

2016年5月26日三诊：黏液脓血便，无异常亢进的肠鸣音，大便次数稍有减少，日4～5行，肛门仍有下坠感，腹中凉消失，夜眠好转。舌淡胖，脉细。原方加白及30g，阿胶12g，马齿苋30g，白头翁30g，去白芍、乌梅。

2016年6月9日四诊：近半月来黏液脓血便消失，无胃痛，时有口干、阵发性烘热汗出，纳眠可，二便调，舌红胖苔黄脉数。原方加牡丹皮30g，栀子10g，蒲公英30g，去白芍、刘寄奴、苦参、椿皮、乌梅。后继以原方为底，做适当加减，患者继服2个月，诸症皆消，随访3个月，未再复发。

按：溃疡性结肠炎（UC）是一种原因不明、以局限于结肠的弥漫性黏膜炎症为特点的慢性疾病，多累及直肠和乙状结肠，也可遍及整个结肠，呈阶段性和弥漫性分布。以持续或反复发作的腹泻、黏液脓血便伴腹痛、里急后重和不同程度的全身症状为主，可有关节、皮肤、眼、口及肝胆等肠外表现。王晞星老师认为，UC当属中医学之"泄泻""痢疾""腹痛"等病症范畴，病位在肠，与肝、脾、肾关系密切。中医学认为其病机为饮食不节或感受湿邪，湿浊内生，困于脾土，内蕴大肠阻滞气机，肠道传导失司，气血凝滞，肠络受损则会出现黏液脓血便；或者忧思恼怒情志刺激，肝失疏泄，肝木横克脾土，气机不畅，则会腹痛。脾虚胃热为其病机，初期脾胃大肠湿热，如迁延不愈则多为本虚标实、寒热错杂。半夏泻心汤合四君子汤治疗溃疡性结肠炎有良好的效果。因本病病久，邪伤脾胃，加四君子汤扶正补虚，健脾和胃，标本兼治。患者黏液脓血便，干姜易炮姜。病位在肠胃，患者久病，脾胃受损，湿困脾土，湿热明显者加用苦参、马齿苋、苍术，改茯苓为土茯苓、生薏仁等清热利湿解毒。血便明显者加用槐花、地榆、白及、刘寄奴等清热凉血止血。如能配合中药肠瑞灌肠剂保留灌肠，药力直达病所，收效更甚。

（八）结肠息肉

患者，男，63 岁，2016 年 11 月 24 日初诊。患者 10 年前无明显诱因出现小腹憋胀，伴腹泻腹痛。行肠镜示：结肠可见 10 余枚广基隆起 0.3～0.5cm。先后于某三甲医院行结肠息肉电切除术 7 次。近来腹痛明显，再次行肠镜示：结肠可见数枚大小约 0.3cm×0.3cm 息肉，拒绝镜下息肉切除，现为求进一步治疗来诊。刻下症状：小腹憋胀不适，大便质稀，日三四行。舌暗红苔黄厚，脉弦。证属寒热错杂。治疗以平调寒热，健脾散结。拟方半夏泻心汤加减：半夏 10g，黄连 10g，黄芩 10g，干姜 10g，党参 10g，苍术 15g，土茯苓 30g，生薏苡仁 20g，乌梅 10g，蒲公英 30g，山慈菇 30g，浙贝母 30g，炒白芍 15g，甘草 6g。

2016 年 12 月 16 日二诊：前症均有明显好转，精神可，胃脘嘈杂，纳眠可，二便调。舌红苔黄，脉弦细。上方加三棱 10g，莪术 15g，加强解毒散结之功。

2017 年 2 月 9 日三诊：胃脘不适有所改善，口干，大便不爽。舌红苔黄，脉弦数。原方加牡丹皮 30g，红藤 30g，枳实 30g，厚朴 15g，去炒白芍。

2017 年 3 月 28 日四诊：稍有口干，大便日一行，质黏。舌

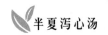

质红，脉细。复查肠镜示：全结直肠黏膜未见异常。上方加白蔻仁 10g，败酱草 30g。嘱其继服中药巩固，随访 3 个月未复发。同时配合我院制剂软坚散结胶囊口服，因其具有很好的散结消痞功效，在临床上也适用于症状不明显患者单独服用。

按：结肠息肉是肠黏膜表面突向肠腔内的隆起物，肠镜或 X 线钡灌肠检查具有临床诊断意义，是临床常见的消化道疾病之一，因为其具有癌变的可能而备受医学工作者的关注。结肠息肉最常见的表现为便血，但不少人误以为是痔疮出血而贻误最佳治疗时机。大便习惯和大便形状的改变也应该引起重视，比如便秘与腹泻交替反复出现、大便呈扁形甚则附着血迹。王晞星老师认为胃肠道息肉是临床常见的疾病，为有形之邪，手术可改善症状但根除比较困难，临床患者多选择中医中药调护。本病可归属于中医之"肠澼""腹痛""泄泻"等范畴，病位在肠，脾虚是本病病机，复杂的病理因素痰、湿、瘀决定了其本虚标实、虚实夹杂的病机。故应用半夏泻心汤消痞散结平调寒热治疗本病。在临床上，患者如有腹部胀痛、畏寒，加用百合、乌药温中行气，白芍缓急止痛。方中加山慈菇、三棱、莪术，可增强解毒散结之功。合参苓白术散，有健脾渗湿止泻之效。王晞星老师认为胃中环境多酸性，常加用碱性药物治疗，而肠中环境多碱性，需用酸涩药治疗，多年的临床经验也证实，结肠息肉的患者加用乌梅酸收止泻效果更甚。

（九）口腔溃疡

患者张某，女，67 岁。主因"卵巢癌化疗后口腔溃疡 3 天"就诊。其症状为：口腔溃疡，疼痛无法进食，腹胀满不适，眠差，大便不畅。舌质淡胖，边有齿痕，苔黄厚腻，脉滑。

处方如下：黄连 15g，黄芩 15g，法半夏 10g，党参 15g，干姜 6g，大枣 3 枚，泽泻 15g，陈皮 15g，甘草 10g，白芷 15g。7 剂，水煎服，每日 2 次。

按：本例患者由于脾阳虚日久，运化失常，终致湿热内生。与半夏泻心汤证寒热错杂之病机一致，故以其加减治疗，酌加陈皮、泽泻健脾理气化湿，白芷止痛，口腔溃疡所致的疼痛症状得到了明显缓解，腹胀及排便亦较前有所改善。舌苔较前变薄，但是仍有黄腻苔。考虑患者尚没有因苦寒药物损伤脾胃，继续上剂中药治疗至舌苔恢复正常。

（十）腹泻

患者岳某，男，50 岁。2014 年 6 月 20 日初诊。主诉：大便次数增多半年余。患者半年前出现大便每日至少 3～4 次稀便，多则 5～6 次，稀水便，偶有不消化食物，多发生于进食生冷油腻食物或者受凉之后，伴肠鸣，腹胀，恶心，纳差，全身倦怠乏力，舌红，苔白腻，脉沉弦。肠镜提示：结直肠未见明显异常。口服蒙脱石散、盐酸左氧氟沙星、培菲康（双歧杆菌三联活菌散）等，疗效欠佳。中医诊断：泄泻。证属脾胃虚弱，寒热错杂证。治以补脾益胃，平调寒热。拟半夏泻心汤加减：半夏 10g，黄芩 10g，黄连 6g，党参 15g，干姜 6g，木香 10g，防风 10g，石榴皮 15g，甘草 6g。水煎服，每日 1 剂。

服用上方 7 剂后，大便次数明显减少，每日 1～2 次，糊状便，肠鸣、腹胀、恶心感消失，上方继服 7 剂，诸症消失，随访半年，自诉大便每日 1～2 次，成形便，余无不适。

按：患者腹泻半年余，肠镜未见明显异常，考虑为肠道功能紊乱所致。根据临床表现，结合舌苔脉象考虑因寒热错杂于

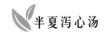

脾胃、胃失和降、脾运无权导致气机升降失常，致以上诸证。方选半夏泻心汤平调寒热，半夏燥湿健脾，干姜温中散寒，黄芩、黄连泄热，党参健脾益气，木香、防风行气止泻，石榴皮涩肠止泻，甘草调和诸药，方药对证，故能奏效。

（十一）肥胖

患者古某，女，15岁。近1个月体重增加20余斤，口干多饮，便溏臭，尿黄，多食易饥，精神可，月经推迟，脉细，舌胖偏红，苔黄白相兼厚腻。半夏9g，黄连10g，黄芩15g，干姜6g，甘草9g，益母草30g，石韦30g，泽泻30g，薏米仁30g，升麻9g，太子参15g。4剂后，诸症均减，舌质偏白稍腻，大便溏臭减，饮食正常，口干减，精神可，守方续进5剂以巩固，1个月后随访，体重未再增加。

按：此病人虽以肥胖为其主症，但其既有口干多饮，尿黄，多食易饥等热象，又有大便溏泄的寒象，故辨为寒热错杂之证，此案以中焦脾胃为其病变中心，因脾为阴土，喜燥恶湿，胃为阳土，喜湿恶燥，脾寒胃热，湿热之邪最易留恋中焦，致中焦不利，则发为肥胖。故方用半夏泻心汤加味，方中半夏辛温开结，干姜散结宽中，黄连、黄芩苦寒泄热除痞，党参、甘草甘温益气补虚，再加薏米仁、泽泻、益母草、石韦等利湿，诸药相配寒热并用，苦降辛开，补气和中，清热利湿，自然邪去正复，气得升降，湿邪得除，诸证悉平。

（十二）不寐

病案1 患者汤某，12岁。失眠多梦1月余。现心下痞，纳呆，舌胖苔腻偏黄，脉濡滑，二便调。半夏12g，黄连5g，黄芩9g，干姜7g，甘草5g，太子参15g，枣仁30g，远志15g，麦芽 30g。15 剂后心下痞消失，失眠逐渐痊愈。

按： 此案病人以失眠为主。对于失眠，现代医家多以养血、养心安神为其主要的治疗方法，但是通过笔者的观察，临床上许多的失眠与脾胃不和有关，因"胃不合则卧不安"。由于脾胃的寒热错杂，脾胃升降失常，中焦湿热上扰心神，致其夜间难以入睡，其失眠特点以失眠伴心中烦躁为主。故在治疗上以半夏泻心汤为主寒热并用，和其阴阳，使中焦湿热得除，气机得畅，阴阳得以调和，则失眠得除。本方配伍精湛，效果显著，临床应用广泛，可用于消化、呼吸、泌尿、生殖、循环、血液系统等多种疾病。我们不应仅仅将此方局限于消化系统的疾病，只要其他疾病符合本方之病因病机，均可应用。随着研究的不断深入，本方的应用必将更加深入广泛。

病案 2　患者，女，56 岁。2013 年 6 月 18 日初诊。因"夜寐不安易醒，伴胃脘部胀满疼痛半年，加重 1 周"来就诊。症见：心烦易怒，口干口苦，有时伴有颈部肌肉颤动，恶食生冷，大便 2～3 日 1 行，舌淡红苔薄黄有齿痕，脉滑。中医诊断为不寐（肝郁化热、寒热错杂证）。治法当以疏肝清热，寒热平调，镇心安神。方药以半夏泻心汤随症加减：法半夏 10g，干姜 10g，黄连 10g，黄芩 10g，党参 15g，枳实 10g，白术 15g，大黄 12g，炒麦芽 15g，炒谷芽 10g，炙甘草 6g，苏叶 6g，土茯苓 15g，大腹皮 12g，蒲公英 10g，木香 10g，柴胡 12g，白芍 12g，夜交藤 15g，珍珠母 30g，10 剂水煎服，每日 1 剂，早、晚饭前各温服 1 次。

6 月 28 日复诊：夜寐较前好转，易醒，胃脘部胀满疼痛减轻，大便 1 日 1 行，口干口苦、心烦好转，舌淡红苔薄黄伴有齿痕，脉滑软。效不更方，继服 10 剂。

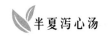
半夏泻心汤

7月9日三诊：夜晚睡眠安静，胃脘部胀满疼痛明显好转，大便正常，无口干口苦，心烦减，舌淡红苔薄黄伴有齿痕，脉滑软。湿热之象渐渐消除，故上方减土茯苓，继服20剂以巩固疗效。

按：本案由肝郁化热，寒热错杂于中，气机升降失调，热扰心神所致。患者肝气不舒则心烦易怒；肝郁化热，热蒸津液、胆汁则口干口苦；肝属木，心属火，木火相生，母病及子；又因心主神明，神安则寐，神不安则不寐，故热扰心神则寐差、易醒；肝郁热久化风则患者时感颈部肌肉颤动；肝郁化火，肝火旺盛，肝旺乘脾致脾虚失运，疏泄失常则大便2～3日1行；脾胃虚寒则恶食生冷、舌有齿痕，再加上舌淡红、苔薄黄，此为寒热错杂之象；脾胃居中焦，为气机升降之枢纽；脾胃虚弱影响中焦气机升降则胃脘部胀满疼痛。在《素问·逆调论》中记载有："胃不和则卧不安，此之谓也。"治宜辛开苦降、散结除痞、疏肝清热、养心安神。故拟用半夏泻心汤为主方加减，方中黄连、黄芩苦寒，清热燥湿、除痞；黄连、干姜，一寒一热，辛开苦降，又相互佐制；干姜、半夏降逆泄浊、散寒；党参、甘草补中益气以补脾虚；胃脘部胀闷，大便难解，故加大黄、木香、大腹皮行气降浊以除腹胀；再合枳术散、谷芽、麦芽以助消胃脘部之痞满、胀闷；土茯苓、蒲公英清湿热、解热毒；柴胡、白芍疏肝柔肝，珍珠母、夜交藤镇心安神。诸药共奏疏肝泄热、消痞散结、寒热平调、养心安神之效，方证相应，因而疗效确切。患者服10剂后，夜寐尚可，湿热也渐渐消除，故去土茯苓；湿热虽然渐消，但因脾胃久虚乃生寒，因此继服本方以平寒热，调节中焦气机以消痞。正所谓胃和则卧安，升降复常，则痞满可除，痞消则神安。

（十三）慢性咳嗽

患者张某，女，4 岁。2006 年 1 月 16 日初诊。咳嗽 2 月。2 月前患儿感冒后，开始咳嗽，以夜间和早晨咳嗽为主，连声而作，甚至影响睡眠，少痰，伴胃纳差。肺部无阳性体征，胸部 X 线检查无明显异常。已经予正规抗感染治疗，和抗过敏治疗，均无效。舌淡红、苔白腻，脉滑。辨证为脾胃不调，肺失宣肃。治宜调理脾胃，肃肺止咳。拟方：半夏、黄芩、杏仁、紫菀、百部各 10g，党参 15g，干姜、甘草、五味子、旋覆花各 5g，细辛 3g，木蝴蝶 2g。水煎服，1 日 2 次。3 剂后，咳嗽症状减轻，再服 3 剂，咳嗽症状明显好转。

按： 近年来，由于诸多因素，慢性咳嗽患儿逐年增多，使用抗生素及平喘止咳祛痰药，治疗效果较差。引发慢性咳嗽，最常见的几种疾病，包括胃食管反流性疾病，咳嗽变异性哮喘、鼻后滴漏综合征等，这些疾病临床症状无特异性，在大多数基层医院，尤其在儿科，很难准确诊断。而中医对咳嗽的病因、病机和证候分类，有全面系统的阐述，既认识到"肺主咳"，又认识到"五脏六腑皆令人咳，非独肺也"。沈金鳌《杂病源流犀烛·咳嗽哮喘源流》中有"肺不伤不咳，脾不伤不久咳，肾不伤不喘"的论点，这说明久咳不愈者，可能是因脾土受损，升降失常，母病及子所致，治疗以调理脾胃为主，兼宣肃肺气。用半夏泻心汤调和脾胃，紫菀、百部、杏仁等宣肃肺气，细辛、五味子散收相宜，整个处方寒热、润燥、升降并用，共奏理脾和胃，宣肺止咳之功。药理研究表明：党参、甘草能有效地降低气道高反应性，半夏能降低呼吸中枢兴奋性，抑制咳嗽反射，与旋覆花一起，能解除支气管痉挛。故半夏泻心汤对

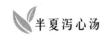

一些气道激发试验阳性的慢性咳嗽患儿也有较好疗效。

（十四）糖尿病

患者，女，72岁，2016年4月6日初诊。患者于2004年经体检发现空腹血糖9.8mmol/L、餐后2小时血糖17.8mmol/L，进一步经胰岛功能检查诊断为2型糖尿病，曾服用二甲双胍等口服降糖药控制血糖，血糖控制良好。2007年11月因血糖控制不佳，降糖方案调整为优泌林70/30皮下注射，现优泌林70/30早16IU、晚12IU，空腹血糖6.0~7.9mmol/L，餐后2小时血糖10.0mmol/L。近2周以来，患者倦怠乏力、烧心、胃痛、腹胀痛、腹泻加重，伴食少纳呆、失眠，欲求中医药治疗前来就诊。刻下症见：面色黄暗无光泽，倦怠乏力，头晕，口干不欲饮，胃中嘈杂、反酸烧心、腹部痞塞胀满，畏寒肢冷，食欲减退，易饥不欲食，入睡困难，寐后易醒，大便溏泄，每日5~6次，排便不净感，尿黄，舌质暗红，舌体胖大边有齿痕，舌苔黄腻，脉弦滑。近3个月体重下降3kg。既往高血压病3年，现服用厄贝沙坦片150mg/d，血压控制良好；糖尿病非增殖性视网膜病变1年；脂肪肝、反流性食管炎9年；大肠多发息肉钳除术后3个月。其兄为2型糖尿病患者。辅助检查：2016年4月2日尿常规：pH值5.0，尿比重1.025，尿糖（-）、尿酮体（-）、尿蛋白（-）、白细胞（+）；肝功能未见异常；糖化血红蛋白10.6%。中医诊断：消渴病，痞满；辨证为脾虚胃热，气机升降失调，夹瘀夹湿。西医诊断：2型糖尿病，糖尿病非增殖性视网膜病变，高血压病，脂肪肝，反流性食管炎，失眠。治法：辛开苦降，攻补兼施，佐以活血、祛湿。方药：半夏泻心汤加减。药物：党参10g，法半夏9g，黄连 6g，黄芩 15g，干姜 10g，大枣 6 枚，丹参 30g，葛根 30g，虎杖 10g，三七粉 4g（冲服），金钱草 15g，石韦 10g。28 剂，水煎服，每日 1 剂。胰岛素方案不变；厄贝沙坦片继续服用。

患者服药 4 周后乏力疲倦减轻，腹胀、反酸、烧心、胃脘部嘈杂基本消失，纳眠改善，大小便调。自测空腹血糖 6.0 ~ 7.4mmol/L，餐后 2 小时血糖 7.0 ~ 8.0mmol/L，血压 120 ~ 130/80mmHg。继续以该方调理 4 周，诸症消除，血糖基本正常，糖化血红蛋白 6.7%。后胰岛素逐渐减停，改用瑞格列奈片 0.5mg 口服，每日 3 次，配合补脾益肠丸善后。随访至今，病情平稳。

按：糖尿病属中医学消渴病范畴，传统观点认为其主要病机为阴虚燥热，治以清热润燥、养阴生津，分上、中、下三消辨治。随着消渴病认识的深入和降糖药物的应用，糖尿病的自然病程发生了很大改变，传统三消辨证已不能满足本病现代病机本质的变化。许多医家结合临床实践，认为脾胃功能失调是消渴病发病的重要病理机制。程益春教授更是明确指出脾虚致消、理脾愈消。我们认为，糖尿病发病与脾胃功能失调、气机升降失常、脾虚胃热密切相关。半夏泻心汤升降同施、寒温并用、虚实共调、润燥兼顾，为调理脾胃有效方剂，因而临床常用半夏泻心汤辛开苦降调理脾胃治疗本病。本案患者就诊时乏力疲倦、头晕、腹胀下利、畏寒肢冷、食欲减退、体重下降，提示年迈体虚，病程日久脾阳虚损，健运失司，脾气不升，气机升降失调；口干不欲饮、大便排不尽感，提示中焦虚弱，痰湿内生；胃中嘈杂、反酸、烧心、口干、易饥，提示胃热；入睡困难，寐后易醒，"胃不和则卧不安"，不寐与脾胃功能失调有关；舌暗红胖大边有齿痕，舌苔黄腻，脉弦滑，结合其他表

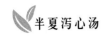

现，病机为脾胃功能失调，脾虚胃热，气机升降失调，同时兼夹血瘀为患，遂以半夏泻心汤加减调理脾胃治疗。患者小便黄、尿常规显示有白细胞，提示脾虚失运，湿邪内生，郁而化热，膀胱气化失司，故而加用金钱草、石韦清热利湿通淋。气为血帅，脾胃不足，气血生化无源，气虚血瘀，加之脾失健运，痰湿内生，阻碍气机升降，均可导致血瘀，血瘀证为糖尿病并发症的重要病理机制，常贯穿于糖尿病的始终。患者舌象暗红，且已存在糖尿病视网膜病变，均提示血瘀为患，故而加用丹参、葛根、三七粉、虎杖活血化瘀祛痰湿。药后患者诸症减轻，胰岛素减停，提示方证对应，切合病机要害。

（十五）多汗

患者李某，女，54 岁。主因"肺癌骨转移化疗后大汗出 10 天"就诊。其症状为：汗出较多，淋漓不尽，白天及晚上均动辄汗出，自服玉屏风散效果欠佳。口干，口中黏腻，纳、眠差，大便溏泻，腹胀满不舒，进食后加剧。舌质淡胖，苔黄厚腻，脉滑。处方如下：黄连 15g，黄芩 15g，法半夏 10g，党参 15g，干姜 3g，大枣 3 枚，浮小麦 30g，陈皮 15g，甘草 10g，炒薏苡仁 30g，砂仁 10g，远志 10g。7 剂，水煎服，每日 2 次。

按：本例患者为晚期肿瘤，脾阳虚弱的同时伴有明显的湿热症状。遵半夏泻心汤之方义，寒温并用，以便改善症状而不损伤脾胃。酌加陈皮、炒薏苡仁、砂仁加大健脾化湿之力，加浮小麦敛汗，加远志安神。中药连服 7 剂后出汗症状明显减轻，纳、眠等均得到了改善。湿热清除后以益气健脾中药继续调理。

（十六）小儿支气管炎

李某，男，12 岁。于 2017 年 3 月 6 日因咳嗽 1 月余就诊于陕西中医药大学附属医院儿科门诊。1月余前患儿感冒后开始咳嗽，以夜间和晨起咳嗽为主，阵发性连声咳，无声音嘶哑，无犬吠样咳嗽及鸡鸣样回声，咳剧时伴呕吐，偶有痰，伴乏力、纳差。查体双肺呼吸音粗，未闻及啰音，胸部 X 线检查无明显异常。正规抗感染治疗和抗过敏治疗均无效。舌微红，舌苔白腻，脉滑。辨证为脾胃不调，肺失宣降。治宜调理脾胃，宣肺止咳。处方：半夏、黄芩、杏仁、厚朴、炙百部各 10g，党参 20g，白前、前胡、紫菀、款冬花各 10g，莱菔子、五味子、陈皮各 10g，干姜 6g，水煎服，1 日 2 次，3 剂后，咳嗽开始减缓，再服 3 剂，咳嗽显著好转。

按：该患儿素体脾胃虚弱，不能充养肺气，使卫外不固，邪侵于肺，肺气失宣，故咳嗽；久咳迁延不愈，子病及母，胃纳受损，脾胃愈加虚弱，运化失司，酿湿生痰，故咳嗽有痰；湿聚于脾（胃），运化失常，则纳差、乏力；舌微红，舌苔白腻，脉滑均为脾虚有湿之像。半夏泻心汤辛开苦降，调理脾胃，水谷得以运化，肺气化生有源，卫气御邪于外且肺气得以固护，咳嗽自止；水湿得以运化，不能生湿生痰，则痰自消。用该方加减治疗咳嗽，明显优于单用宣肺止咳之品。

（十七）小儿厌食

患者陆某，男，5 岁。2005 年 9 月 16 日初诊。平素纳少，加重 3 个月。少量进食后即饱，多食后易恶心呕吐，平时大便溏薄，1 日 2～3 次，舌淡、尖边红、苔薄腻，脉弦。辨证为脾胃虚弱，运化失司，升降失常。治宜补益脾胃，和中降逆。拟方：半夏 10g，川连、干姜各 5g，党参、茯苓、焦楂、麦芽、大枣各 15g，陈皮 6g，甘草 3g，水煎服。3 剂后进食增加，无

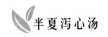

恶心呕吐，大便正常，再服 3 剂进食量接近同龄儿童，之后再服 3 剂以巩固。

按： 厌食是以长期食欲不振、厌恶进食为特征的小儿常见脾胃病证，小儿脾常不足，其运化功能相对薄弱，在此基础上由饮食不节，或病后失调所致。其主要病机为脾胃运化失健，升降失调，同时兼有寒热错杂，虚实夹杂。而半夏泻心汤具有调理中焦，补虚泻实的功能，治疗小儿厌食有很好的疗效。实验研究证实，半夏泻心汤具有促进胃排空和促进血浆胃动素释放的作用。该作用是本方治疗小儿厌食的机理之一。

（十八）闭经

高某，女，27 岁。2015 年 9 月 23 日初诊。主诉：闭经 1 年余。现病史：12 岁月经初潮，开始经期正常，自 2 年前因家人过世后，情绪开始焦躁，月经周期延后，平素 1～2 月一行，每次 4 天，量较少，无痛经。1 年前因淋雨后出现月经停闭，口干口苦，纳寐可，二便调。查体：形体偏胖，面色黄暗，多疑多虑，情绪焦躁。舌淡红苔腻，脉弦细。2 月前检测血黄体生成激素（LH）、促卵泡成熟激素（FSH）、雌二醇（E2）、泌乳素（PRL）未见异常。予经阴道 B 超示子宫直肠窝积液 23mm，子宫内膜厚约 14mm。中医诊断：闭经；辨证：湿热阻滞。治法：清热利湿，活血通经。方选半夏泻心汤加味：法半夏 10g，黄芩 10g，黄连 10g，太子参 15g，干姜 6g，大枣 3 枚，茯苓 15g，竹茹 10g，栀子 10g，香附 10g，甘草 6g。10 剂，1 剂/日，水煎分服。

服上药 4 剂后月经即来潮，电话随访诉月经量较少，嘱其继续服用上药。服药后复诊诉服药后月经量较前明显增多，口干缓解，舌淡苔稍腻，脉弦细。继以上方去茯苓、竹茹、栀子、香附加菟丝子、熟地黄、山药、制何首乌，连服 3 个月经周期，患者月经基本规律。

按：易蓉教授治疗此病往往喜用滋养阴血药，并配合理气疏肝之品，阴阳气血调畅，肾藏精，精化血，涵养肾水，则郁火自除。临床上月经后期及闭经多从虚论治。但本案中结合患者的病史、临床表现及舌脉，主要考虑情绪刺激后，肝失条达，气机逆乱，故见月经后期。后冒雨涉水，湿邪入侵而化热，湿热内侵或过食辛辣刺激之品，脾胃运化失司，湿热内生，影响血分，冲任阻滞，日久而见闭经。湿热瘀阻冲任，脏腑气血无以为济，故单纯补益无法奏效。易教授对本案患者的治疗原则为清湿热，以调畅通道，固肾本，以生经血，且先以清湿热为主，湿热不去，冲任不通，经血无以下，补益无以到达病所，故先清湿热而后补益肾之精气。一诊中以半夏泻心汤清利下焦湿热，佐以茯苓、陈皮、栀子以健脾利湿，人参改太子参并用竹茹生津以缓解口干症状。随访中嘱患者月经期继续服药有使经行顺畅之意，亦有使湿热随月经而去之意。二诊时湿热已清，冲任调畅，始以菟丝子、熟地黄、山药、制首乌之类补益肾之精气，助内膜生长，为下次重阴转阳打好基础。女性气血变化以三月为期，故原方继服三月，以巩固疗效。

（十九）贫血

患者于某，女，35 岁。2016 年 3 月初诊。病史：患者贫血病史 10 余年，自诉从小体质较差，多次急性肠胃炎，进食后时有嗳气、呕吐感，多次服用铁剂治疗，服用后恶心呕吐严重，效果不佳，身体消瘦，脸色黄白色，乏力，运动后加重，时有

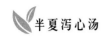

胸闷，下肢时有寒冷感，纳差眠可，大便排便量较少，小便正常，月经周期正常，经量较少，脉细弱，舌苔薄白。辅助检查：血压、血糖正常，血常规 HB 36g/L，铁蛋白较低，叶酸、VitB$_{12}$正常。诊为缺铁性贫血。方药：半夏泻心汤加减：清半夏12g，干姜3g，黄芩6g，黄连6g，党参12g，炙甘草9g，大枣7枚。去黄连，调焦三仙各15g，生姜6g，当归6g，灵芝12g。7剂，水煎服，并口服铁剂（嘱饭后立服，以减少胃肠道反应）。

二诊：患者脸色略有红润，自述进食量加大，口服铁剂后无恶心呕吐感，乏力状态较前改善，平日已无明显嗳气呕吐感，下肢寒冷感较前减轻，复查血常规 HB 91g/L。方药：上方去黄芩、生姜，调熟地12g，白芍15g，川芎9g，白术9g。7剂，水煎服。继服铁剂。

三诊：患者脸色红润，无明显乏力感，无明显嗳气呕吐感，无下肢寒冷感，复查血常规 HB 118g/L。方药：上方去干姜，继服7剂，继服铁剂。

按：患者先天禀赋较差，后天失养，以至脾胃气虚，中焦气机紊乱。治法应和胃降逆，养血生血，调整脏腑气机为主。初诊时患者体质虚弱并时有恶心呕吐感，故去黄连，并加焦三仙、生姜增强调护脾胃、降逆止呕之力，加入灵芝以安养五脏。二三诊中患者平日已无恶心呕吐之感，故配合铁剂以养血生血为主。随访半年，贫血未发。

（二十）肺癌发热案

丁某，男，70岁。病史：肺腺癌术后多次放化疗后，身体消瘦，黄白色，乏力，轮椅推人，胸闷，进食后常有呕吐感，无咳嗽，时有低热，体温最高37.6℃，肺部CT未见明显感染灶。2016 年 5 月初诊，患者自觉平日时有烘热感，时有寒冷感，纳眠差，大便 2～3 日一次，排便量较少，小便正常。脉沉细弱，舌苔黄黑。方药：半夏泻心汤方加减：清半夏 9g，干姜 3g，黄芩 6g，黄连 6g，党参 12g，炙甘草 9g，大枣 7 枚，焦三仙各 15g，柴胡 9g，炒栀子 9g，灵芝 12g，桔梗 12g，桂枝 6g，生地 12g。7 剂，水煎服。

二诊：患者体力较前改善，进食量加大，胸闷、呕吐感较前减轻，前日起体温已较为稳定，最高体温 36.8℃，排便量较前增加，但仍自觉平日时有烘热感，时有寒冷感。方药：上方调黄芩 15g，柴胡 12g，7 剂，继服。

三诊：患者自觉平日体温较为稳定，略有胸闷，无恶心呕吐感，可以拄拐行走，体力改善。方药：上方调黄芩 6g，柴胡 9g，加当归 6g，川芎 12g，黄芪 30g，7 剂，继服。

按：患者癌症术后放化疗后，体质较弱，寒热错杂，脏腑气机逆乱，升降失序。治法应以平调寒热阴阳，调护脾胃为主。初诊时在平调寒热阴阳的基础上，焦三仙增强养护脾胃，柴胡、炒栀子、桔梗清解虚热兼以保肺，灵芝安养五脏。二三诊中根据情况适当加入当归、川芎、黄芪等药扶正益气。

（二十一）梅尼埃病

张某，女，40 岁。自诉眩晕症 6 年，发作时天旋地转，眼黑，耳鸣。西医诊为梅尼埃病，用西药治疗，症状可缓解，易反复。初诊症见：头晕，天旋地转，眼黑，耳鸣，伴有呕吐，倦怠懒言，少气乏力，不思饮食，便溏，舌红苔薄黄腻，脉弦。详询病史，审症察脉，证属湿热痞阻中焦，治宜辛开苦降，健脾祛湿。拟以半夏泻心汤加减。具体方药如下：姜半夏 10g，

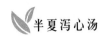
半夏泻心汤

黄芩 10g，黄连 6g，干姜 3g，党参 10g，竹茹 10g，枳壳 10g，炙甘草 5g，天麻 12g，白术 15g，大枣 5 枚，焦三仙各 15g。7剂，水煎服，日 1 剂。

药后，诸症悉减，嘱其继服 7 剂，以巩疗效。随访至今，未见复发。

按：脾主运化，中焦运化失职，痰湿内生，湿郁化热，湿热蒙蔽清窍，气血不能上荣，故见头晕，眼黑；湿热壅塞中焦，气机不畅，故见不思饮食，便溏等。此病获效明显，皆因病机把握准确，故临证应用，重在把握其病机。

二、多方合用

（一）慢性萎缩性胃炎

戴海东用小柴胡汤合半夏泻心汤加减治疗慢性萎缩性胃炎 32 例。组方：柴胡、法半夏、黄芩各 12g，干姜 3g，党参 20g，炙甘草 6g，大枣 10 枚，浙贝母、海螵蛸、石菖蒲、郁金各 12g，1 天 1 剂，水煎分次口服。以 3 个月为 1 个疗程，2 个疗程后复查胃镜及病理检查，进行疗效判定。32 例中，临床痊愈 11 例，有效 18 例，无效 3 例，总有效率 90.7%

按：慢性萎缩性胃炎（CAG）发病机制尚不是十分明确。目前认为，CAG 的发生是一个多病因综合作用的、漫长的、多阶段、多基因的变异积累过程，尚缺乏特异的治疗方法。该病根据临床表现属于中医的"胃痞""胃脘痛"等范畴。《素问病机气宜保命集》云："脾不能行气于脾胃，结而不散，则为痞。"指出主要病变脏腑在于脾胃。张仲景对痞的认识进一步深化，如《伤寒论·辨太阳病脉证并治》云："谷不化，腹中雷鸣，心下痞硬而满。"《景岳全书·痞满》有"努力暴伤，肝气未年而痞。"概其病机，不外乎阴阳隔绝，气血壅塞，升降失常，所涉的脏腑有肝、脾、胃等。小柴胡汤、半夏泻心汤出自《伤寒论》，是调和肠胃治痞之良方。笔者两方合用，去偏于苦寒之黄连，加制酸止痛之对药浙贝、海螵蛸，行气止痛之对药石菖蒲、郁金。方中柴胡推陈致新，和解少阳，疏肝利胆；半夏开结消痞，降逆和胃；黄芩苦寒，干姜与之相伍，辛开苦降、宣达结气，以泄热消痞；党参、大枣升补清阳；浙贝清热化痰、开郁散结，海螵蛸制酸、止痛，两药伍用制酸止痛之力益彰；石菖蒲开窍豁痰、化浊开胃，郁金行气解郁、祛瘀止痛，两药伍用，豁痰行气，宣痹止痛效佳；甘草调和诸药，复其升降。共奏消痞散结、和胃降逆之功。本方特点为辛开苦降，寒热并用，调其阴阳，疏肝和胃，理气止痛。恰合 CAG 病机，取得较好的疗效。

（二）消化性溃疡

袁文俊等人运用半夏泻心汤合乌贝散加减治疗消化性溃疡30 例。将均经电子胃镜检查确诊为消化性溃疡的 58 例患者随机分为两组，治疗组 30 例，对照组 28 例。对照组服用奥美拉唑 20mg，2 次/日；Hp 阳性者加服克拉霉素 0.25mg，每日 2次，连用 15 天。治疗组在对照组常规治疗基础上同时服用半夏泻心汤合乌贝散加减的中药治疗。中药方组成：半夏 10g，黄芩 10g，干姜 10g，党参 20g，黄连 10g，白及 10g，乌贼骨 30g，浙贝母 10g，枳实 10g，元胡 10g，三七粉 3g（冲服）。每日 1剂，水煎分 2 次温服。两组均以 4 周为 1 个疗程。连续治疗 2个疗程观察临床疗效。治疗期间注意饮食，调节情志，禁食辛

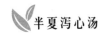
半夏泻心汤

辣刺激、生冷油腻食物，忌烟酒，保持情绪舒畅。结果显示，治疗组总有效率明显优于对照组（$P<0.05$），两组比较差异有显著性。

按： 消化性溃疡临床属中医学"胃脘痛"范畴，是由于外感邪气、内伤饮食情志、脏腑功能失调等导致气机郁滞，胃失所养引起。常表现为虚实夹杂，其病脾胃虚弱是本，而外感邪气、内伤饮食情志为标，病机为气机郁滞、胃失所养。本病病位在胃，与肝脾有密切关系。胃乃水谷之腑，以通为用，以降为顺；脾为后天之本，气血生化之源，以升为用。而脾胃升降运化有赖于肝的疏泄条达，肝气疏泄正常，则脾之清阳得升，胃之浊阴得降。治疗当健脾和胃、理气止痛为主。半夏、干姜辛散温阳，以除其寒；黄连、黄芩苦寒降泄，以清其热；党参甘温益气，以补其虚；乌贼骨收敛止血、制酸、敛疮；浙贝母消痰化瘀、软坚散结而平肝；元胡活血散瘀、理气止痛；枳实化痰散痞、破气消积；白及、三七粉止痛、止血生肌消肿。全方共奏和胃降逆、开结除痞、理气止痛、生肌消肿、协调阴阳、调和气血、肝脾胃同治之功。现代药理学研究发现：半夏可促进胃肠蠕动，有不同程度的调节胃液分泌，促进胃排腔及改善胃肠功能的作用，还具有降低胃液游离酸和总酸度，抑制胃蛋白酶活性，保护胃黏膜，促进胃黏膜修复的作用，并有较强的止呕作用；黄连有较强的抗炎症及抗溃疡作用；黄芩、黄连能增加胆汁分泌，杀灭幽门螺杆菌；浙贝母具有解痉止痛，类阿托品样作用，而无不良反应；白及具有较强的止血作用，对某些细菌有抑制作用；干姜可促进消化液的分泌；党参能增强免疫，改善消化道功能；乌贼骨有活性炭类似效能，能制酸止血敛疮，能中和盐酸，故能制止胃酸过多。枳实具有促进胃肠蠕动之功，兴奋胃肠道平滑肌，可使胃肠道运动收缩节律增加，还有抗炎、抗菌、抗病毒、抗变态反应、抗氧化等作用；三七能缩短凝血时间，促进血小板增加而止血，为治疗消化性溃疡的常用药物。诸药合用具有制酸止血止痛、促进溃疡愈合、增加胃肠蠕动、杀灭幽门螺杆菌作用，相得益彰，疗效显著，值得推广应用。

（三）胃食管反流病

莫小琴等人运用半夏泻心汤联合四逆散治疗胃食管反流病60 例。半夏泻心汤联合四逆散：清半夏 12g，白芍、枳实、柴胡各 10g，大枣、黄连各 6g，黄芩 10g，干姜 9g，太子参 15g，甘草炙 6g；肝胃气滞加香附、郁金各 10g；寒邪犯胃减黄连、黄芩，加香附、高良姜、吴茱萸各 10g；胃阴亏虚加石斛、麦冬、北沙参各 10g；胃热炽盛加蒲公英、山栀炒各 10g；食滞胃肠加山楂、神曲各 15g，鸡内金 30g；瘀阻胃络加赤芍、降香、丹参各 10g；脾胃虚寒减黄连、黄芩，加怡糖 10g，桂枝 6g，日1 剂，水煎 300mL，早、晚口服。连续治疗 30 天为 1 疗程。治疗 1 疗程（30 天）后，痊愈 32 例，显效 18 例，有效 8 例，无效 2 例，总有效率 96.67%。

按：胃食管反流病是指胃肠内容物反流进入食管引起的临床综合征，临床表现以反酸、烧心为主。属"吐酸病""食管瘅"范畴。《素问·至真要大论》载："少阳之胜，热客于胃，呕酸善饥。"饮食不慎，致脾胃受损，运化失司，痰湿内生，复因情志郁结，气机郁滞，肝气犯胃，胃气上逆，损伤食管，脉络瘀滞而致食管瘅；久则气郁、瘀滞化热，痰热互结，留结于胸，或热郁于胃，灼耗胃阴。治则血化瘀、疏肝解郁、清热

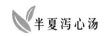

化痰。清半夏清热化痰；白芍、柴胡疏肝解郁；枳实行气止痛；大枣、太子参活血化瘀；黄芩、黄连清热祛湿、凉血息风；甘草炙调和诸药；合用活血化瘀、清热化痰、疏肝解郁；枳实、香附、石斛、降香行气止痛；干姜温中散寒、回阳通络；郁金、赤芍、麦冬、山栀炒行气解郁、凉血破瘀；吴茱萸散寒止痛、降逆止呕；北沙参养阴清胃、益胃生津；蒲公英清热解毒；山楂、神曲、鸡内金行气消胀、消食导滞；丹参活血化瘀、清心除烦；怡糖缓中补虚、生津降燥；桂枝解气利水。综上，半夏泻心汤合四逆散治疗胃食管反流病，有效改善临床症状，值得推广。

（四）糖尿病性胃肠病

林城波等人运用半夏泻心汤合平胃散治疗糖尿病性胃肠病患者 59 例。研究组 31 例，对照组 28 例，对照组采用莫沙必利治疗，饭前 0.5 小时口服莫沙必利 5mg，每天 3 次，连续治疗 4 周。研究组采用半夏泻心汤合平胃散治疗。在半夏泻心汤合平胃散药物配方（半夏、党参各 15g，黄芩、陈皮、苍术、干姜、炙甘草各 10g，厚朴 6g，黄连 3g，大枣 4 枚）上进行辨证加减，脾胃湿热者加佩兰 10g，藿香 3g；肝胃不和者加柴胡 15g 及郁金 10g；脾胃虚弱者加黄芪 20g，白术 10g；胃阴不足者加麦冬、沙参各 10g；便秘者加郁李仁及麻子仁各 10g；腹泻者加白扁豆、防风各 10g，所选药材加水煎汁，取汤汁于早、晚饭前 0.5 小时温服，同样连续治疗 4 周。在治疗期间，2 组患者均需给予原有的控制血糖治疗。结果显示，研究组患者治疗的总有效率为 93.5%，明显高于对照组的 75.0%，差异有统计学意义（$P < 0.05$）。研究组各项临床症状积分均低于对照组，差异均

有统计学意义（$P < 0.05$）。

按： 糖尿病性胃肠病在西医临床上，多以十二指肠、幽门、胃动力异常为病理发病基础，因此临床多采用莫沙必利、甲氧氯普胺等药物对患者进行治疗，具有一定的疗效，但其易引发患者对药物产生依赖性，停药后病情易出现复发。本病在中医学上，属于"痞满"范畴，多由患者阴虚燥热、先天禀赋不足、调摄失养所致。因此其认为治疗该疾病的关键在于促进寒热平调、阴阳和谐，以及升降复常，因此在中医临床上多采用半夏泻心汤合平胃散、和胃方对患者进行治疗，半夏泻心汤合平胃散的主要药物配方包含了半夏、党参等多种中药材料，其中，半夏具有散结消痞、和胃止呕、祛除痞满多种功效；党参能使中气得复，并扶正以助祛邪；陈皮、苍术等能行气和胃、燥湿运脾；干姜具有辛开祛寒之功效；大枣能调补脾胃。诸药配伍，能达到寒热并用、标本兼治、补泄兼施之功效，并且能够促进患者的胃动力不断恢复正常。本研究中，对2组糖尿病性胃肠病分别采用莫沙必利和半夏泻心汤合平胃散治疗，研究结果显示，采用半夏泻心汤合平胃散治疗的研究组患者各项症状积分、胃固体半排空时间、复发率均明显低于对照组，治疗总有效率明显高于对照组，说明对糖尿病性胃肠病患者采用半夏泻心汤合平胃散治疗，不仅能有效改善患者的恶心呕吐、胃酸、胃胀、排便异常等临床症状，且能促进患者胃固体快速排空和降低患者治疗后病症的复发率。综上所述，半夏泻心汤合平胃散治疗糖尿病性胃肠病的临床疗效显著，值得推广。

（五）更年期忧郁症

胡斌运用半夏泻心汤合越鞠丸治疗更年期忧郁症、慢性胃

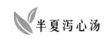

炎。患者丁，女，50 岁，2015 年 5 月 8 日初诊。患者易怒易悲易流泪，胃脘胀满不适 1 个月，伴咽喉不适，二便胃纳尚可，睡眠差多梦，苔薄黄，脉沉弱涩。有糜烂性胃炎病史 1 年，绝经 1 年。西医诊断：更年期忧郁症，慢性胃炎。中医诊断：郁证，胃痞病。方以越鞠丸合半夏泻心汤加减。处方：香附、苍术、炒黄芩、焦栀子、姜半夏、厚朴、辛夷、党参各 10g，神曲、百合、川芎 15g，淮小麦 30g，木蝴蝶、炙甘草各 6g，海螵蛸、百合各 20g，川连 3g。7 剂。

2015 年 5 月 15 日复诊，药后症状缓解，胃脘胀满已不明显，效不更方，原方续服 7 剂，以资巩固。

按：案中以患者易怒、易悲、易流泪，且咽喉不适，拟诊为郁证，类似"脏躁""百合病"，故以越鞠丸加百合加甘麦大枣汤加减治之。胃脘胀满故用半夏泻心汤，同时加海螵蛸以制酸和胃，厚朴燥湿理气以除满，木蝴蝶、辛夷通窍利咽。全方既有方证对应，也有辨证辨病论治的思维。

（六）高血压病

钱力维等人运用半夏泻心汤合小陷胸汤治疗痰湿壅盛型老年高血压病 23 例。所有患者均在分组试验前，进行高血压病健康教育，低盐低脂饮食，晨起口服替米沙坦片 80mg，每日 1 次，共 14 天。进入试验期后对照组继续服用替米沙坦片；治疗组在此基础上给予小陷胸汤合半夏泻心汤（川牛膝、石菖蒲、瓜蒌皮各 15g，法半夏、黄芩、天麻、远志各 10g，干姜 6g，黄连 5g）。痰热盛重用黄连，加竹沥；兼肝郁气滞加柴胡、白芍、川芎；兼肝火盛加羚羊角、栀子、桑叶。每日 1 剂，治疗 6 周。结果显示，两种治疗均能明显改善各中医症状，但治疗组在改善头如裹、胸闷、呕吐痰涎方面明显优于对照组。

按：高血压病是严重危害人类健康的慢性疾病，具有高病死率和高致残率，属中医学"眩晕"范畴，而痰湿壅盛证是眩晕的常见证型。中医学认为，痰湿壅盛是高血压病的一个重要发病机制。《丹溪心法·头眩》有"无痰不作眩"的记载。《太平圣惠方》及《儒门事亲·头风眩晕六十四》分别有"风与痰相结，上冲于头，则令头眩也""头风眩晕……皆胸中有宿痰之使然也"的记载。上述经典著作均认为，痰是高血压病发展过程中的重要因素。痰湿郁久化热，痰热中阻，脉络阻塞，则引发眩晕。现代医家亦重视痰湿在高血压病中的作用，并采用健脾化痰、化土生金、痰瘀同治、引血下行等治法进行治疗。李军认为，痰湿不仅是高血压病的病理产物，同时是其致病因素，发病与肝、脾、肾三脏有关，痰浊为病，久病累血，血病及痰。李立荣采用半夏白术天麻汤为基础进行加减，以燥湿化痰、健脾和胃治疗痰湿壅盛型高血压病，取得较好疗效。马海涛基于五行制化的思想，以生金之法，金生以消土，土消则痰浊为之化的理论治疗痰湿壅盛型高血压病，疗效满意。李成伟等采用辛开苦降法治疗原发性高血压病，疗效显著。

（七）肠易激综合征

曾兰生等人运用半夏泻心汤和痛泻要方治疗肠易激综合征 56 例。予以下列方药治疗：炙甘草、黄芩、黄连、干姜、法半夏、炒白术、陈皮各 10g，党参、白芍、大枣各 20g，防风 6g。若水泻，加车前草 20g；久泻加炒升麻 10g。结果显示，22 例治愈（腹胀、腹痛、肠鸣、腹泻等消失，大便成

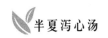

形，停药 3 个月以上无复发），32 例好转（腹胀、腹痛、肠鸣等消失，日排便次数减少，大便尚不成形），2 例无效（临床症状无改善）。

按： 肠易激综合征，现代医学对本病的病理尚不很清楚。属中医"泄泻""腹痛""痞证"等范畴。主要由邪犯脾胃，寒热错杂于中，升降失常，清阳不升，脾胃不能腐熟水谷，水气内停，下奔肠道，故肠鸣腹泻。又肝失疏泄，木郁乘脾，浊气不降，故腹部痞满，腹痛腹胀。有如《医方考》所说"泻责之脾，痛责之肝"。病在脾胃与肝，故取半夏泻心汤与痛泻要方。半夏泻心汤中半夏入胃为主，辛开苦降，散结除胀；干姜能健脾助胃；芩、连苦寒泄热；党参、大枣补益中气；重用甘草补脾胃而调和诸药。痛泻要方中白术健脾燥湿，白芍缓急止痛，陈皮和中化湿，且白术祛湿，防风助白芍以舒肝脾。两方合用，补中扶正，调和寒热，脾胃健而腹泻等症除。

（八）慢性胆囊炎

袁胜华运用半夏泻心汤合逍遥散治疗慢性胆囊炎案：选取 60 例慢性胆囊炎患者，随机分为联合组和对照组各 30 例，联合组给予半夏泻心汤合逍遥散。半夏 15g，茯苓 15g，白芍 15g，白术 15g，黄芩 10g，薄荷 10g，当归 10g，甘草 10g，干姜 10g，柴胡 12g，党参 12g，黄连 3g，大枣 3 枚。上腹疼痛明显、腹胀加香附 10g，川楝子 10g，青皮 9g；小便黄加金钱草 15g，龙胆草 15g；血瘀加郁金 10g；双目干涩加生地 15g，枸杞子 15g；多梦加夜交藤 15g，酸枣仁 15g；泥沙样结石加鸡内金 15g，金钱草 15g；食欲不振加焦三仙各 20g。煎煮取 300mL 药汁，分早、晚 2 次温服。对照组给予消炎利胆片

6片，日3次，口服。两组均1个月为1疗程，连续治疗1个疗程。结果：总有效率联合组明显优于对照组（$P < 0.05$），复发率联合组明显低于对照组（$P < 0.05$）。结论：半夏泻心汤合逍遥散能提高疗效，减少复发。

按： 慢性胆囊炎致病因素较多，胆囊结石、感染性疾病、急性胆囊炎或亚急性胆囊炎反复发作疾病迁延、化学刺激等均是导致慢性胆囊炎的常见因素。临床根据胆囊内结石存在状况分为结石性胆囊炎和非结石性胆囊炎两种。慢性胆囊炎也可不出现症状，部分表现为急性发作、隐痛性症状及餐后上腹嗳气、胀气等，严重影响患者日常工作和生活。慢性胆囊炎属中医"胁痛"范畴，多因肝胆气运不畅、脾胃亏虚引起。半夏泻心汤合逍遥散方中半夏、干姜、黄连、黄芩调寒解热，人参健脾益气，甘草消炎止痛、补脾益气，当归、白芍养血补阴、止痛护肝。此外，根据临床症状给予针对性用药，能有效改善临床症状，提高治疗效果。且从发病基础原因治疗可改善机体内环境，从而减少复发。综上所述，半夏泻心汤合逍遥散治疗慢性胆囊炎能提高疗效，减少复发。

第二节　半夏泻心汤临证思维

半夏泻心汤出自张仲景的《伤寒论》，该方为调和肠胃之剂，主治寒热错杂之痞证，为治疗心下痞满的经典方。然中医治病贵在辨证与变通，只要正确把握该方的特点，可灵活运用于多种疾病的治疗，均可获得满意疗效。

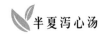

一、半夏泻心汤之方证分析

主治：主治寒热错杂之痞证。心下痞，但满而不痛，或呕吐，肠鸣下利，舌苔腻而微黄。

证型：寒热错杂。

治法：调其寒热，益气和胃，散结除痞。

方用：半夏泻心汤。

组成：半夏半升（洗），黄芩、干姜、人参、甘草（炙）各三两，黄连一两，大枣十二枚（擘）

服法：上七味，以水一斗，煮取六升，去滓；再煎，取三升，温服一升，日三服。

现代用法：水煎服。

症状分析：本方用治寒热错杂之痞，原系小柴胡汤证误行泻下，损伤中阳，少阳邪热乘虚内陷，以致寒热错杂，而成心下痞。痞者，痞塞不通，上下不能交泰之谓；心下即是胃脘，属脾胃病变。脾胃居中焦，为阴阳升降之枢纽，今中气虚弱，寒热错杂，遂成痞证；脾为阴脏，其气主升，胃为阳腑，其气主降，中气既伤，升降失常，故上见呕吐，下则肠鸣下利。本方证病机较为复杂，既有寒热错杂，又有虚实相兼，以致中焦失和，升降失常。治当调其寒热，益气和胃，散结除痞。

方药分析：方中以辛温之半夏为君，散结除痞，又善降逆止呕。臣以干姜之辛热温中散寒；黄芩、黄连之苦寒泄热开痞。以上四味相伍，具有寒热平调，辛开苦降之用。然寒热错杂，又缘于中虚失运，故方中又以人参、大枣甘温益气，以补脾虚，为佐药。使以甘草补脾和中而调诸药。

配伍特点：寒热互用以和其阴阳，苦辛并进以调其升降，补泻兼施以顾其虚实。寒去热清，升降复常，则痞满可除、呕利自愈。

二、半夏泻心汤之病机

半夏泻心汤源于《伤寒论》原文 149 条："伤寒五六日，呕而发热者，柴胡汤证具，而以他药下之，柴胡证仍在者，复与柴胡汤。此虽已下之，不为逆，必蒸蒸而振，却发热汗出而解。若心下满而硬痛者，此为结胸也，大陷胸汤主之。但满而不痛者，此为痞，柴胡不中与之，宜半夏泻心汤。"

关于半夏泻心汤的病机，自清代医家柯韵柏在《伤寒来苏集》中提出"寒热之气互结心下"的观点后，后世医家大多没有脱离柯氏之说，故现行的高等中医院校《方剂学》《伤寒论》及《金匮要略》教材中，半夏泻心汤专为寒热错杂之痞证而设。

根据方名的提示，半夏泻心汤的主要功效为"泻心"，病位在"心"。而此"心"，并非指五脏中的心脏，而是以"心"，代指心下部位，即胃脘部。故"泻心"乃是泻除胃脘部的邪气，以消除痞满症状。王又原在《古今名医方论》中说："然胃居心下，心下痞者，胃痞也。不曰泻胃，而曰泻心，恐混以苦寒，伤其胃阳，又误为传入阳明，以治阳明之法治之也。此仲景之微旨也。"

"痞"通"否"，《周易》六十四卦之一。否卦之义，天气不降，地气不升，天地不交，升降失调，痞塞不通。由此可见，痞证乃升降失常所致。胃居中焦，其气主降，喜润恶燥；脾亦居中焦，其气主升，喜燥恶湿。燥则清阳之气得升，润则浊阴

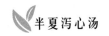

之气得降。两者燥湿相济、升降相因，而尤以升降最为重要。正如《素问·六微旨大论》曰："升降息，则气立孤危""非升降则无以生长化收藏。"此外，脾胃之气的升降，对全身气机的调节起重要作用。《医圣心源》提出："脾升则肝肾亦升，故肝木不郁，胃降则心肺亦降，故金火不滞，以中气善运也。"故半夏泻心汤乃为误用下法所导致的痞证而设，下利后中气受损，脾胃升清降浊之力失司，清气不升，浊阴不降，气机阻滞于心下，故而成痞。

半夏泻心汤方中半夏味辛性平，有开痞散结、和胃降逆的功效，是治疗痞证的首选药。干姜味辛性温，与半夏相须为用，以辛助辛，取其辛散力大之气，辟阴通阳，顺脾喜燥恶湿之性，助脾气以升。正如《内经》曰："辛走气，辛以散之，散痞者必以辛为助。"黄芩、黄连，取其味苦性寒之势，降气以导邪外出，使浊阴之气从下而泄，助胃气以降。再佐以人参、甘草、大枣，益气和中，合辛散以通阳，合苦降以定阴，安定中州。诸药合用，清升浊降，痞结自开，邪祛正存，使脾胃上下交通、升降有序的生理功能得以恢复，证药相吻，直中病机，效如桴鼓。

综上所述，全方着重调节脾胃气机升降，其精妙之处在于紧扣病机，顺脾胃之性，以药味之升降浮沉来趋应脾胃之升降。只有脾胃的运化升清，受纳腐熟，升降出入功能正常，才能维持清阳走上窍、肥腠理、实四肢；浊阴出下窍、走五脏、归六腑。脾胃健运则人体之水谷精微运化升降不已，生命始能生生不息。一旦脾胃枢机受损，升降失乖，则百病蜂起。正如《吴医汇讲》指出："治脾胃之法，莫精于升降。"故不能因半夏泻心汤，寒热药物并用，就简单的推导其病机为"寒热之气互结"。"痞"虽为本方辨证论治的要点，但临床不必局限于

"痞"，更不应拘泥于"寒热互结"，关键在于辨准病机，灵活运用，往往取意外之效。

三、半夏泻心汤之临证应用

半夏泻心汤为平调寒热，消结散痞之良方。主治寒热错杂之痞证。证见心下痞，但满而不痛，或呕吐，肠鸣下利，舌苔腻而微黄。若湿热蕴积中焦，呕甚而痞，中气不虚，或舌苔厚腻者，可去人参、甘草、大枣、干姜，加枳实、生姜以下气消痞止呕。

近年来，半夏泻心汤在临床中的应用范围进一步扩大，常被活用于急慢性胃肠炎、消化性溃疡、胃食管反流病、慢性结肠炎、慢性肝炎、早期肝硬化等属中气虚弱、寒热互结者。

本方主治中气虚弱、寒热错杂、升降失常之虚实互见之证。若因气滞或食积所致的心下痞满，则不宜使用。

参考文献

［1］殷勤，高慧．半夏泻心汤在儿科应用体会［J］．陕西中医，2007（02）228－229.

［2］姜彩艳．高海成主任中医师应用半夏泻心汤加味治疗胃痛经验总结［J］．中国现代药物应用，2018，12（08）：206－207.

［3］石杨，常婧舒．李秋贵运用半夏泻心汤临床经验总结［J］．环球中医药，2016，9（7）：822－824.

［4］周璟．半夏泻心汤的临床应用［J］．黑龙江中医药，2007（01）29－30.

［5］吴超．在慢性胆囊炎治疗中应用半夏泻心汤的效果分析［J］．世界最新医学信息文摘，2018，18（08）：77，79.

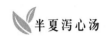半夏泻心汤

［6］王姝丹，王晞星．王晞星教授运用半夏泻心汤治疗消化系统疑难病经验举隅［J］．世界中西医结合杂志，2017，12（10）：1366－1369.

［7］杨宏丽．半夏泻心汤临床体会［J］．陕西中医药大学学报，2018，41（02）：105－107.

［8］王萍．半夏泻心汤验案举隅［J］．世界最新医学信息文摘，2018，18（02）：120.

［9］张运萍，陈钢．半夏泻心汤新用［J］．实用中西医结合临床，2007（03）78.

［10］王科先．半夏泻心汤临床应用［J］．山东中医杂志，2016，35（10）：912914.

［11］殷勤，高慧．半夏泻心汤在儿科应用体会［J］．陕西中医，2007（02）228－229.

［12］史丽伟，杜立娟，倪青．半夏泻心汤治疗糖尿病的理论探讨与临床应用［J］．中医杂志，2018，59（03）：246－250.

［13］靳丹．罗世杰应用半夏泻心汤治疗小儿支气管炎初探［J］．现代中医药，2018，38（02）：17－18.

［14］秦宗梅，等．易蓉教授论治妇科杂病的经验［J］．西部中医药，2018，31（02）：48－50.

［15］张芮铭，徐瑞荣．徐瑞荣应用半夏泻心汤治疗血液肿瘤疾病经验举隅［J］．湖北中医杂志，2017，39（11）：14－15.

［16］王新环．浅析半夏泻心汤临证应用［J］．中国中医药现代远程教育，2016，14（13）：122－123，134.

［17］戴海东，郑孟林，张正才．小柴胡汤合半夏泻心汤加减治疗慢性萎缩性胃炎［J］．浙江中西医结合杂志，2010，

20 (12)：775.

［18］袁文俊，郭靓．半夏泻心汤合乌贝散加减治疗消化性溃疡 30 例［J］．中国社区医师（医学专业），2011，13 (17)：178.

［19］莫小琴，陈慧基．半夏泻心汤联合四逆散辨治胃食管反流病 60 例临床观察［J］．实用中医内科杂志，2016，30 (08)：39 - 41.

［20］林城波，郑丽玲，林壮盛．半夏泻心汤合平胃散治疗糖尿病性胃肠病临床观察［J］．临床合理用药杂志，2018，11 (13)：45 - 46.

［21］王国民．胡斌中医临证经验浅述［J］．中医临床研究，2017，9 (22)：54 - 55.

［22］钱力维，等．小陷胸汤合半夏泻心汤加减治疗痰湿壅盛型老年高血压病 23 例［J］．安徽中医药大学学报，2015，34 (06)：30 - 32.

［23］曾兰生，陈秋花．半夏泻心汤合痛泻要方治疗肠易激综合征 56 例［J］．浙江中医杂志，2003 (12)：6.

［24］袁胜华．半夏泻心汤合逍遥散治疗慢性胆囊炎疗效观察［J］．实用中医药杂志，2016，32 (09)：863 - 864.

［25］段金娜，徐升，黄蕊．半夏泻心汤病机刍议［J］．中医药临床杂志，2014，26 (03)：282.

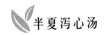

第五章　临床各论

近年来，半夏泻心汤除被活用于急慢性胃肠炎、消化性溃疡、胃食管反流病、慢性结肠炎、慢性肝炎、早期肝硬化等消化科疾病外，在胸痹、围绝经期综合征、功能性低热、咳嗽、糖尿病、失眠等方面的治疗亦疗效确切。

第一节　内　科

一、肺系病证

（一）咳嗽

1. 崔燕玲治疗咳嗽案

崔燕玲运用半夏泻心汤加减治疗 50 例湿热型咳嗽。50 例患者中临床表现多为胸中翳闷，咳嗽声重，痰多而难咳出，面色灰垢，倦怠，舌苔黄腻，脉濡数。治疗予以半夏泻心汤，方药组成：半夏、黄芩、干姜、川连、甘草、苡仁、苇茎、桑白皮、瓜蒌皮、地骨皮、冬瓜仁、石菖蒲。随症加减：口苦甚者加夏枯草、山栀，纳呆者加川朴、山楂，尿黄加绵陈、滑石。每日 1 剂，水煎分 2 次服。嘱患者忌肥甘厚味。结果显示，痊愈（上述症状全部消失）30 例，好转（上述症状减轻）18 例，无效（上述症状无减轻）2 例，总有效率 96%。

按：《素问·咳论》有云："五脏六腑皆可令人咳，非独肺也。"而脾属土，肺属金，土旺可生金。若脾失健运，水湿内停，日久蕴热，湿热上痹犯肺，肺失清萧而致咳。病之根本在脾，故治疗上应着重健脾化湿为主。半夏泻心汤出自《伤寒论》，是仲景为寒热之气痞结而设，凡脾胃虚弱，寒热错杂，肠胃不和之证皆可用之。方中半夏辛温，可燥湿化痰，而干姜辛热，可振奋脾胃之阳气，温阳化湿，黄芩、川连苦寒，泄热除湿再加上清肺化痰利湿之品，故可收到很好的效果。

2. 黄进等人治疗慢性咳嗽案

黄进等人收集慢性咳嗽患者93例，拟半夏泻心汤化裁予以治疗。方药组成：党参15g，半夏10g，干姜10g，炙甘草10g，黄芩10g，旋覆花10g，紫菀15g，百部10g，桔梗10g，细辛5g，五味子10g，杏仁10g。随症加减：咽痒者加木蝴蝶或胖大海；有痰或黄痰多者加冬瓜仁，痰多气喘者加葶苈子。每日1剂水煎服，1次服用。儿童剂量减半，6剂为1疗程。结果显示，93例慢性咳嗽患者临床控制42例，显效31例，有效14例，无效6例，总有效率为93.5%。

按：咳嗽可分为急性和慢性两种，临床诊治过程中笔者接触的慢性咳嗽患者，往往占就诊者的大部分。引发慢性咳嗽最常见的几种疾病包括胃食管反流性疾病、咳嗽变异性哮喘、鼻后滴漏综合征等，该类疾病临床症状无特异性，需排除因素较多，检查手段复杂，费时和花费大而影响诊治。在我国大部分的基层医院中，由于条件限制，常不能准确诊断，故常导致患者不能得到针对性的治疗，因此得不到满意的效果。中医对咳嗽的认识由来已久，《内经》对咳嗽的成因、症状、症候分类、病理转归及治疗等问题做了较为系统的论述。中医学认为

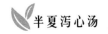

"肺主咳",咳嗽为肺脏疾患,如《素问·阴阳应象大论》说:"肺……在变动为咳。"《景岳全书·咳嗽》指出:"咳证虽多,无非肺病。"而其发病多由肺失正常的宣发肃降功能而引起。《素问·咳论》说:"皮毛者,肺之合也。皮毛先受邪气,邪气以从其合也。其寒饮食入胃,从肺脉上至于肺则肺寒,肺寒则外内合,邪因而客之,则为肺咳。"可见,内伤外感均可伤肺而引起咳嗽,不但寒邪容易伤肺,风、热、暑、燥、湿等邪气皆可伤肺。《素问·咳论》又明确指出:"五脏六腑皆令人咳,非独肺也。"说明不但肺本身受邪时可以发生咳嗽,而且只要五脏六腑有病,涉及肺时,均可以发生咳嗽;可见咳嗽一症包括很广,牵涉面大。半夏泻心汤有和胃降逆、开结除痞之功,主治胃气不和。笔者早期主要应用其治疗一些心下痞满不痛或上腹胀闷、胸骨后灼热感的"脘痞"患者,这些患者符合现代医学"反流性食管炎",有一部分常伴有剧烈的夜间咳嗽或晨起时咳嗽,经治疗后咳嗽等症状能快速缓解,从而受启发运用此方化裁治疗慢性咳嗽。沈金鳌《杂病源流犀烛·咳嗽哮喘源流》曰:"肺不伤不咳,脾不伤不久咳,肾不伤不喘。"这说明久咳不愈者,皆因脾土受损,治宜加予调理脾胃。对于慢性咳嗽,为风邪犯肺,肺失清肃,虽经发散,其邪未尽,故仍咳嗽,此时外邪十去八九,而肺气失于宣肃,治之还需理肺止咳。方中半夏泻心汤能调和脾胃,百部、紫菀、杏仁则能润肺止咳,治咳嗽不分久新,皆可取效;杏仁与桔梗,皆为肺经气分之药,桔梗主升,杏仁主降,二药升降配伍,对宣降失司之咳喘,疗效甚佳;而加上五味子、细辛,则一宣一收,让肺宣肃有权。整个方寒热、润燥并用,达到理脾和胃、宣肺止咳之功。在临床实践中,对一些慢性咳嗽、表邪不显者,尤其是凌晨咳嗽,咳痰不爽，晨起口苦者，症状改善更明显。药理研究表明，党参、甘草能有效降低气道高反应性；半夏均能降低动物呼吸中枢兴奋性，抑制咳嗽反射，与旋覆花一起，能解除支气管痉挛；百部、杏仁、桔梗等都具中枢性镇咳作用。这不难解释对一些气道激发试验阳性的慢性咳嗽患者也能收到较好的疗效。

3. 黄艳春等人治疗慢性咳嗽案

选取 84 例慢性咳嗽患者，按照随机数字表法将 84 例患者均分为实验组和对照组，每组 42 例，实验组患者给予半夏泻心汤加减治疗，基本方为南沙参 30g，姜半夏、黄芩、干姜、炙甘草、大枣各 10g，黄连 5g。脾气虚者可加白术、黄芪、太子参、党参，阴虚重者可加麦冬、南沙参、生地黄，咳嗽症状严重者可加川贝母、款冬花、杏仁、前胡、枇杷叶等，痰湿重者可加苍术、橘红，腑气不通者可加厚朴、大黄、枳实。每天 1 剂，水煎 2 次，混匀后分 2 次口服，连续治疗 2 周。对照组患者口服复方磷酸可待因口服溶液，1 次 1 瓶（10mL），1 天 3 次。两组患者治疗期间均禁用抗生素、肾上腺糖皮质激素，以及其他止咳药物，忌食刺激性食物，忌烟酒。结果显示，对照组 42 例中，完全缓解 6 例，部分缓解 8 例，疾病稳定 9 例，疾病发展 19 例，总有效率为 33.3%。实验组 42 例中，完全缓解 16 例，部分缓解 13 例，疾病稳定 8 例，疾病发展 5 例，总有效率为 69.05%。

按： 慢性咳嗽是临床常见疾病，发病率较高，咳嗽是患者就诊的唯一临床症状。中医学认为慢性咳嗽属 "咳嗽" "久嗽" 范畴。该病的发病部位主要为肺部，但与心、肝、脾、胃、肾等也有紧密联系。慢性咳嗽的主要病机为脾失健运、饮食不当、痰浊内生、痰湿上干于肺等引起的肺气功能失常和气机上逆咳

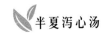
半夏泻心汤

嗽,临床治疗以调节脾胃升降、健脾和胃,调节肺宣发肃降、宣肺止咳为主要治疗原则。本研究采用半夏泻心汤辨证治疗慢性咳嗽,方中姜半夏可除痞散结、祛痰降逆和胃,黄芩、黄连能够开痞泄热,干姜则可散寒温中,辅以南沙参和大枣能够调和姜半夏与干姜的辛热,以及黄芩与黄连的苦寒,诸药配伍共奏辛开苦降、寒热平调之功效。而在辨证治疗中,添加具有收敛肺气、止咳平喘、培土生金等功效的中药达到标本兼治的效果。本研究中使用的复方磷酸可待因口服溶液则是临床常用的止咳、平喘、化痰复方制剂,对哮喘患者有显著抗过敏和平喘效果,止咳效果也较好。本研究结果显示,实验组患者 CR 率和 RR 率均显著高于对照组,表明半夏泻心汤辨证治疗效果优于复方磷酸可待因口服溶液。两组患者治疗期间均未发生明显不良反应,表明两药安全性均较高。总之,半夏泻心汤加减治疗慢性咳嗽临床疗效显著,临床应用和推广价值较高。

4. 孔洁等人治疗慢性咳嗽案

王某,男,42 岁,2006 年 8 月 7 日初诊。患者咳嗽已 3 月余,咽痒,咳吐大量白色痰液,无鼻塞流涕,纳呆乏力,中脘痞满,二便尚调,舌淡,苔黄腻,脉弦滑。证属:脾失健运,痰浊内生,上阻于肺。治宜:健脾燥湿,化痰止咳。处方:半夏 10g,干姜 3g,黄芩 6g,党参 10g,炙甘草 5g,苏子 10g,白芥子 10g,车前子 10g,杏仁 10g,川厚朴 10g。服 7 剂已衰大半,苔白腻,脉弦缓。二诊处方:半夏 10g,干姜 6g,黄芩 6g,党参 10g,炙甘草 5g,陈皮 10g,苏子 10g,白芥子 10g,浙贝母 10g,桑白皮 10g。服 8 剂后已愈,继以健脾化痰止咳以善其后。

按:脾为生痰之源,肺为贮痰之器。患者素体虚弱,脾失健运，聚湿生痰，上贮于肺，肺失宣肃而致咳嗽，投半夏泻心汤健脾化痰，佐入三子养亲汤化痰去湿。脾运得健，痰饮得去，其咳自止。正如《王旭高医案》云："疗久咳必先顾其胃气，未有胃不顺而咳可愈者。"由此可见，久咳多与肺胃有关。故疗久咳必先顾其胃气，此在治疗上颇有深意。

（二）呼吸机相关性肺炎

蒋联章预防呼吸机相关性肺炎案

选取呼吸与危重病科经鼻插管机械通气的患者52例，随机分为预防组和对照组各26例。对照组予西医常规治疗：半卧位，吸痰，保持口腔卫生，减少呼吸道分泌物的误吸，合理应用抗生素，预防消化道应激性溃疡等。预防组在西医常规治疗基础上，采取半卧位经鼻胃管予中药煎剂半夏泻心汤，处方：半夏10g，黄芩9g，干姜、人参、黄连、炙甘草各6g，大枣4枚。每天1剂，水煎服。预防组5天内呼吸机相关性肺炎发生率、累积发生率均低于对照组，2组比较，差异有显著性意义（$P < 0.05$）；脱机成功率高于对照组，2组比较，差异也有显著性意义（$P < 0.05$）。预防组机械通气时间及ICU住院时间均短于对照组，2组比较，差异均有显著性意义（$P < 0.05$）。

按：呼吸机相关性肺炎是机械通气患者最常见的并发症，发病机制与多种因素有关，发病率受患者的年龄、基础疾病、监护室设施条件、医护人员无菌操作水平、长期应用广谱抗菌药物、机械通气时间等多因素的影响。加强预防是控制该病流行、降低死亡率的最重要措施。VAP常由胃肠道病原体，如不动杆菌、假单胞菌属等细菌由消化道反流移植至呼吸道所致，因此控制该环节对减少VAP的发生具有重要的意义。在机械通

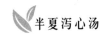

气患者中，胃内容物反流很常见，临床上采取半卧位并应用促
胃动力药减少胃内容物反流。防治应激性溃疡发生，加强胃黏
膜保护可以减轻消化道病原体反流移植，常用药物有抗酸剂、
H2 受体拮抗剂和硫糖铝。胃腔病原菌是引起 VAP 的重要来源，
因此常局部使用抗生素，又称为选择性消化道脱污染，通过抗
生素杀灭胃肠道的条件致病性微生物，避免其移行和易位，切
断病原菌来源，从而预防 VAP 的发病。

　　半夏泻心汤中重用半夏和胃降逆止呕，为全方之君药，黄
芩、黄连苦寒泄热，干姜、半夏辛温散寒，寒热并用，辛开苦
降，更佐人参、大枣、炙甘草补益脾胃，共达调和中焦脾胃升
降之功。本方是辛开苦降、寒温并用、攻补兼施、调和脾胃的
代表方剂。该方辛开苦降，以和胃降逆为本，胃气安和，通降
功能正常，则有助于改善胃排空与食管括约肌功能，防止胃、
十二指肠内容物反流。现代研究表明，半夏泻心汤对胃排空有
促进作用，促进胃排空可能与其降低血管活性肠肽水平有关。
本方还能增加胃黏蛋白的含量，显著降低溃疡指数，具有抗胃
溃疡作用，是有效的胃黏膜保护剂。动物实验研究证明，半夏
泻心汤对大鼠幽门结扎型胃溃疡有保护性作用，对醋酸性胃溃
疡有明显治疗作用；其机理可能是加强胃黏膜黏液屏障作用，
促进黏膜细胞再生修复，并提示半夏泻心汤全方作用优于其中
某个或几个药物的作用，原方组方具有合理性。半夏泻心汤中
黄芩、黄连具有清热燥湿、泻火解毒等功效。黄芩的有效成分
可通过阻断细菌的信号通讯通路，降解细菌的内毒素及其破坏
细菌细胞生物膜等机制，抑制金黄色葡萄球菌、溶血性链球菌、
肺炎球菌等多种细菌，具有较广泛的抗菌谱。研究资料表明，
黄连能抑制酵母和细菌糖代谢中间环节丙酮酸的氧化脱羧过程，

抑制细菌核酸合成，具有广泛抗菌作用。半夏泻心汤从多方面对胃肠道病原体的产生和反流移植起到阻断作用，可有效防治VAP的发生。本临床观察表明，在西医常规治疗的基础上采用半夏泻心汤，可有助于降低患者 VAP 的发生，相应地减少治疗费用，值得临床推广应用。

（三）胸腔积液

张建平治疗胸腔积液案

选区住院患者中胸 CT 可见单侧或双侧胸腔积液的 36 例患者，药物组成：半夏 8～15g，黄芩 10～20g，黄连 6～20g，炙甘草 10～12g，干姜 5～12g，人参 3～10g，大枣 3～10g。热毒壅盛者，症见发热、咳黄痰或脓痰，喘不得卧，声高气粗，尿赤便干，舌红、苔黄腻或白腻，脉滑数或弦滑，酌加栀子、淡豆豉、酒大黄、鱼腥草、桔梗等；气滞血瘀者，症见胸胁胀满，胀痛或刺痛，咳唾痛甚，舌紫暗，脉弦涩或细涩，酌加三七粉、桃仁、红花、丹参、川芎、水蛭、土鳖虫等；阴虚内热者，症见潮热盗汗，五心烦热，舌红少苔，脉细数，酌加生地、玄参、麦冬、银柴胡、地骨皮、青蒿、鳖甲等；阳虚者，症见自汗乏力，形寒肢冷，咳喘不能平卧，动则尤甚，心悸不宁，舌淡暗、苔白或白滑，脉细无力，酌加附子、桂枝、肉桂、淫羊藿等；脾虚湿困者，症见神疲乏力，胸腹胀满，纳呆便溏，少气懒言，面白浮肿，舌胖有齿痕，苔薄腻或少苔，脉弱无力，酌加白术、泽泻、茯苓、党参、大腹皮、木香等；癌性胸水，酌加莪术、郁金、佛手、半枝莲、白花蛇舌草、蕲蛇、黄药子、海浮石等。加水煎煮 2 次，取汁 300mL，每天 1 剂，分 2 次口服，7 天为 1疗程，观察时间最少 1 个疗程，最多 2 个疗程。结果显示，治

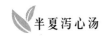

疗 1 个疗程后显效 16 例，治疗 2 个疗程后显效 9 例，有效 11 例，总有效率达 100%。其中渗出性胸膜炎显效 11 例，有效 6 例；脓胸显效 3 例，有效 1 例；心病胸水显效 11 例，有效 2 例；癌性胸水有效 2 例。

按：胸腔积液多为中医学所称之"悬饮"。《内经》："太阴之胜……饮发于中。"《金匮要略》云："饮后水流在肋下，咳唾引痛谓之悬饮。"痰饮为患，均由肺、脾、肾的功能失调，三焦不利，气道闭塞，津液聚化而成。若中州不运，既不能散精以归肺，又不能助肾制水，枢机失调、升降失司、清浊相混，则聚为饮，脾胃升降失常为主要病机。半夏泻心汤是《伤寒论》泻心汤类主方，为中虚痞塞、气机升降失常、寒热错杂之痞证而设。《伤寒论》154 条云："伤寒五六日，呕而发热者，柴胡汤证具。而以他药下之，柴胡证仍在者，复与柴胡汤，此虽已下之，不为逆，必蒸蒸而振，却发热汗出而解。若心下满而硬痛者，此为结胸也，大陷胸汤主之；但满而不痛者，此为痞，柴胡不中与之，宜半夏泻心汤。"刘渡舟老先生对半夏泻心汤的配伍意义更有精辟论述："半夏、干姜辛开而温，以散脾气之寒；黄芩、黄连苦泻而寒，以降胃气之热；人参、甘草、大枣甘温调补，和脾胃，补中气，以复中焦升降功能，此即辛开苦降甘调之法。"半夏泻心汤主要治疗因气机升降不利，中焦痞塞而致的疾病，诸多医家用之于胃肠道疾患。现代医学认为心力衰竭严重者多有腹部脏器瘀血，中医根据证候表现分析，存在气滞血瘀、痰阻水停、中焦痞塞、脾气不升、胃气不降的标证，"心下"即胃脘，升降之枢，痞塞则中满，必泻之而快，取半夏泻心汤苦降辛开，调和脾胃之功效，以胃脘部胀满、恶心呕吐、舌苔腻为辨证要点，以芩、连之苦寒以降胃气；用干姜之辛热温脾以升脾气；用半夏降逆和胃以止呕；以参、草、枣以补脾胃之气弱，再加活血、化瘀、行水之药，终使脾气能升，胃气得降，中焦运化如常，而心下痞塞诸证得除。现代药理研究证实，黄连含黄连碱、甲基黄连碱等，具有较强的抗菌、抗炎、抗癌作用。黄芩含黄芩苷元、黄芩苷、汉黄芩素等，具有抑菌、抗病毒、抗肿瘤作用。另外，国内外学者进一步研究表明，半夏泻心汤可显著地降低感染的发病率，用药后可使局部炎症渗出及坏死减少，并减轻肉芽组织及瘢痕中的白细胞浸润，其中甘草主要成分为甘草甜素、甘草甜酸，止咳作用明显，亦有抗炎作用。诸药配伍，共奏清热、解毒、化痰之功效。

二、心系病证

（一）失眠

1. 刘海壮治疗失眠案

笔者运用半夏泻心汤加减治疗失眠患者 20 例。经半夏泻心汤加减治疗失眠：人参 10g，半夏 15g，黄芩 10g，黄连 5g，干姜 5g，炙甘草 15g，肉桂 3g，虚烦加百合 20g，生地黄 20g，枣仁 20g，大枣 30 枚；少气懒言，脉微沉细，舌淡者加鹿角胶 10g，人参 10g，五味子 20g，菟丝子 30g，干姜 5g；烧心吐酸者加吴茱萸 6g，煅牡蛎 30g；伴头痛加川芎 25g，夏枯草 20g，余随症加减。上方水煎 2 次，共取汁 350mL，分 2 次服用，每日 1 剂，15 天为 1 个疗程。结果显示，痊愈 2 例，显效 8 例，有效 6 例，无效 4 例，有效率 80%。

按：人生天地间，天人合一，人体的生命规律与自然界规律关系非常密切。经云：天有昼夜，人有寤寐。日出地则明为

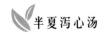

昼，在人为寤；日入地则暗为夜，在人为寐；寤寐失常则失眠，故治疗失眠的关键在于使离火（心火）降于坤土（脾土）之下。《伤寒论》中半夏泻心汤本为太阳病痞证而设，但方中半夏开结，交通上下，芩、连苦寒，助离火（心火）下降，参、姜、枣、草助坤（脾）土上升。如是，则离（心）火入于坤（脾）土之下，犹日入于地，寐的格局形成，此乃不治自治，不安神而神自安。故用于治疗失眠症有效。

2. 郝芬兰等人治疗失眠案

选取失眠患者 162 例，随机分为两组，其中治疗组 102 例，对照组 60 例。治疗组全部采用半夏泻心汤加味治疗。处方：半夏 12g，黄连 8g，黄芩 12g，党参 15g，干姜 6g，炙甘草 6g，酸枣仁 20g，夜交藤 20g，大枣 5 枚。口干、舌红者加炒栀子 12g，麦冬 20g；脘腹胀满者加枳壳 12g，厚朴 10g；纳差者加砂仁 8g，焦三仙各 15g。水煎服，1 日 1 剂，7 日为 1 疗程。对照组采用刺五加片、谷维素片、维生素 B1 片等为基本处方，每日 3 次，每晚睡前再加服艾司唑仑片（舒乐安定）1mg。2 个疗程后，结果显示，治疗组显效 60 例，占 58.8%；有效 35 例，占 34.3%；无效 7 例，占 6.9%；总有效率 93.1%。对照组显效 12 例，占 20%；有效 28 例，占 46.7%；无效 20 例，占 33.3%；总有效率为 66.7%。

按：失眠的病因很多，由思虑、忧郁、劳倦、愤怒、胃气不和等导致，尤其是脾胃失运、邪在中焦、胃失和降，上扰心神，或气血生化不足，心神失养之失眠多见。半夏泻心汤中黄芩、黄连苦、寒降泄以清中上焦之热，半夏、干姜辛、温开结以散中焦之寒，人参、扁豆、大枣补气生血以补中焦之虚，酸枣仁、夜交藤养心安神、交通心肾。中焦寒热得除，不上扰心神则失眠自愈。中焦和畅，气血生化充足心神得养而神自安。现代药理研究表明，本方有健胃镇呕、解热、镇静和调肠胃之功效。纵观此方，共奏寒热并用，辛开苦降，补气和中，生化气血而达安神之效。

3. 黄海治疗不寐案

患者，女，32岁。主诉：失眠2年余。2013年10月18日初诊。患者自述全身乏力，心下满闷不舒，恶心嗳气，咽中时有异物感，食欲减退，大便稀溏，舌红，苔薄白，脉弦细。诊为不寐，证属脾胃虚弱，寒热错杂。治宜健脾和胃，平调寒热。方用半夏泻心汤加减。处方：龙骨30g，牡蛎30g，半夏10g，党参15g，黄芩10g，黄连6g，干姜6g，酸枣仁15g，合欢皮15g，蜜甘草16g，大枣15g。7剂。每天1剂，水煎至300mL，分2次温服。

2013年11月2日复诊，各症状均缓解，可安然入睡4－5小时，心下满闷症状基本消失，大便成形，食欲好转。按上方加夜交藤10g，再投7剂以固疗效。随访半年，未再发作。

按： 患者因脾胃受损，气机不畅，腑气不通，痰湿胶着，阴血亏虚，故而出现上述症状。脾胃受损，气机不畅，胃不和则不得眠；阴血亏虚，气血生化乏源，心神失养亦可引起失眠。因此方用半夏泻心汤辛开苦降，散结消痞，补阴血散痞结。痞结得散而脾胃得合，则心神可安。方中重用龙骨、牡蛎镇静安神，与大枣、党参等益气补血之品同用，补益亏虚之阴血，则气血得充，心神得养，神有所藏，则失眠自解。配以酸枣仁敛心神，补益心血；合欢皮宁心安神。临床还可辨证加减，如配合宁心定志、补肾滋阴之柏子仁、养心安神之夜交藤治疗焦虑、抑郁证等引起的失眠病证，必获良效。

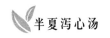

（二）冠心病

1. 陈正平治疗胸痹案

患者男，65 岁。2006 年 5 月 8 日前来就诊。主诉：阵发性胸部憋闷疼痛反复，伴短气 12 年，加重 1 天。病史：患者 10 余年前罹患冠心病。1 天前出现左前胸憋闷疼痛，表现为隐隐刺痛，形体肥胖，气短痰多质黏，身倦无力，口黏微苦，纳呆食少。检查：形体肥胖，舌暗苔腻微黄，脉细缓。中医诊断为胸痹（寒热虚实错杂，气虚痰凝夹证）。治法当以寒热虚实并调，补气化痰祛瘀。方药以半夏泻心汤随症加减。即：半夏 9g，薤白 9g，黄芩 3g，干姜 6g，全瓜蒌 9g，人参 6g，川芎 9g，炙甘草 6g，黄连 2g，大枣 3 枚。5 剂，水煎服，每日 1 剂，1 日两煎，早、晚各 1 次。忌食油腻生冷。

2006 年 5 月 13 日复诊：左前胸闷痛时发，精神较前好转，脘腹无明显不适，纳可，舌淡苔白微腻，脉缓。效不更方，上方继服 5 剂，待诸症状消除后嘱每天早晨用鲜薤白 30g 煮粥，食用 1 个月左右以巩固治疗，1 年后随访未复发

按： 胸痹病名首见于《金匮要略·胸痹心痛短气病篇》："胸痹之病，喘息咳唾，胸背痛，短气，寸日脉沉而迟，关上小紧数，瓜蒌薤白白酒汤主之。""胸痹不得卧，心痛彻背者，瓜蒌薤白半夏汤主之。"心脉痹阻是胸痹的主要病机，湿蕴、痰阻、血瘀、寒凝、气滞是胸痹的常见病因。由于现代人多过食肥甘厚腻，嗜酒，以致脾胃受损；脾胃运化失调，聚湿成痰，上犯心胸，致使胸阳不振，气机不畅，心脉痹阻，而成胸痹。本病案患者形体肥胖，气短痰多质黏，身倦无力，口黏微苦，纳呆食少，左前胸部时隐隐刺痛，舌质暗淡，为痰互结；脾胃

气机升降失调，胃气当降不降则痰浊上逆，阻滞血脉；痰湿蕴脾生热，郁热熏蒸，而出现苔腻微黄，脉细缓。此例胸痹辨证为痰互结、寒热并见。此病机与半夏泻心汤的方义不谋而合，故用半夏泻心汤随症加减。其中半夏、薤白、瓜蒌祛痰宽胸散结；人参、炙甘草、大枣补中益气健脾；川芎行气和血；干姜既温阳又可防芩、连太过苦寒而伤脾胃；芩、连又可防温性之药太过而伤阴血。一温一寒，寒热平调，方可祛痰、调寒热而获良效。

2. 陈正平治疗胸痹案

患者，男，50 岁。患冠心病 1 年余，间断性心前区疼痛，胸闷气短，近 2 天症状加重。心电图示：下壁心肌梗死。现症见：心前区疼痛，胸闷气短，心下痞，乏力，舌暗红，苔黄稍腻，脉沉滑。据其舌、脉、症，当属脾虚生痰，阻遏胸阳，治以辛开苦降，健脾通阳。方药如下：姜半夏 10g，黄芩 10g，黄连 6g，干姜 3g，党参 10g，竹茹 10g，枳壳 10g，薤白 15g，瓜蒌 12g，大枣 5 枚，炙甘草 5g。7 剂，水煎服，日 1 剂。

二诊：药后，心前区疼痛基本消失，诸症减轻，嘱其守上方，继服 10 剂。半年后随访，未诉不适。

按： 脾虚生痰，上犯心胸，使胸阳不展，气机不运而病胸痹。正如《张氏医通》说："胸中阳气，如离照当空，旷然无外。设地气一上，则窒塞有加。故知胸痹者，阳气不用，阴气上逆之候也。"病起于中焦，仍以治中焦为宜。半夏泻心汤辛开苦降，健脾通阳，病证相应，故取效显著。

3. 陈正平治疗胸痹案

王某，男，65 岁。2014 年 8 月初诊。患者诉胸前区隐痛 1

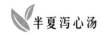

年余，伴纳呆，常因劳累过度而加重，曾服西药效果不显。刻下心前区痞闷不舒，间作隐痛，纳呆恶心，时有气短，舌淡红，苔黄腻，脉滑数。心电图示：下壁心肌呈缺血改变。周教授认为，心的生理功能是否正常，与脾胃气机升降运动有着密切的关系。清阳不升，浊阴不降，聚湿成痰，致胸阳被遏，气机壅滞致心脉痹阻而发为胸痹。治以理气和中，宽胸散结。处方：半夏 15g，黄连 15g，黄芩 15g，党参 15g，干姜 9g，柴胡 10g，红花 10g，木香 6g，枳壳 10g，大枣 3 枚。

服药 4 剂，心前区痞闷减轻，纳食增加，上方稍作调整，继服 7 剂，诸症好转，复查心电图未发现异常。

按：本病属中医学"胸痹"范畴。周教授认为，本病由脾胃气机升降失常导致气机壅塞不通而发为胸痹，正如《内经》所载：出入废则神机，升降息则气立孤危。故非出入则无以生长壮老已，非升降则无以生长化收藏。"说明了气机升降在人体的重要性，故此病以调理气机为主。方中半夏散结除痞，和胃降逆；配以干姜温中散寒；柴胡、木香、枳壳等理气健脾；党参、大枣甘温补脾。纵观全方，以开胸、散结、理气之法治之，遵循"有是证则用是药"之意，以此调畅中焦气机，使气血调和，经脉通畅，则胸痹自愈。

（三）高血压

郑彩运治疗高血压病案

郑彩运随机选 32 例高血压患者，予半夏泻心汤加减治疗。方药组成：党参 15g，法半夏、天麻、川牛膝各 12g，黄芩、干姜各 9g，黄连 3g，炙甘草 6g，大枣 5 枚。水煎取汁，早、晚 2 次温服，每日 1 剂，以 4 周为 1 个疗程。治疗结果，1 个疗程结束后，高血压改善：显效 20 例，有效 8 例，无效 4 例，总有效率为 87.50%；症状疗效：显效 20 例，有效 10 例，无效 2 例，总有效率为 93.75%。治疗前后对比差异显著（$P < 0.05$）。在用药过程中除 1 名患者有轻微的胃肠道反应，其余患者均无不良反应。

按： 高血压病的发病与痰浊关系密切。痰浊不仅是高血压病的始动因素，而且贯穿于高血压病的全过程。高血压病属中医学"眩晕""头痛""风头眩"等范畴，根据病因病机可分为风、火、痰、瘀、虚五证。《丹溪治法心要·头眩》中云："此证属痰者多，无痰则不能作眩。"而脾为"生痰之源"，可见脾虚聚湿生痰是导致本病的一个重要因素。现代人随着饮食结构的改变，素体肥胖、恣食肥甘厚腻、饮酒过多或过度劳倦，损伤脾胃，脾虚不能运化水谷精微，升清降浊失常，而致水湿内停，聚湿生痰，痰浊中阻，清阳不升，浊阴不降，发为眩晕。平素阴虚或久病耗阴致肝肾阴虚，阴不敛阳，肝阳上亢，肝阳强久，克伐脾土，也可导致脾失健运，痰浊内生，肝阳夹痰浊扰动清窍则头晕头胀等诸症由生。高血压病多见于中老年患者，肾气亏虚，精气渐衰，肾精不足，虚火内生，灼津成痰，痰浊上犯清窍也可导致眩晕；肝肾为母子之脏，肾阴虚则肝阴亦虚，水不涵木，木不疏土，脾失健运，痰阻经络，清阳不升，清空之窍失于所养所以头目眩晕。津血同源，痰瘀相关。上述原因形成的痰浊之邪，滞于脉道，酿生瘀血，因痰致瘀，痰瘀胶结，阻塞脉道，则清窍失聪，发为眩晕。《丹溪心法·头眩》谓："夹气虚与相火者，亦治痰为主，兼补气药降火。"《景岳全书》曰："人之多痰，悉由中虚使然。"

半夏泻心汤源于《伤寒论》之太阳篇。本方寒热互用，苦

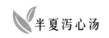

辛并进，意在调和脾胃，降逆开痞。所以临床上凡遇脾胃失和，中焦阻滞之病证皆可运用，方以芩、连之苦寒以降胃气；用干姜之辛热温脾以升脾气；用半夏降逆合胃以止呕；以参、草、枣以补脾胃之气弱；党参、天麻以平肝潜阳、息风止痉，川牛膝补益肝肾、引血下行。诸药相合，则痰浊得泄，水湿得渗，风阳得清，浊降清升，气化复常。

三、脾胃系病证

（一）慢性浅表性胃炎

1. 杨柳华等人治疗慢性浅表性胃炎案

选取确诊为慢性浅表性胃炎患者 100 例，随机分为对照组和观察组。对照组接受西药三联疗法治疗：枸橼酸铋钾：口服，每次 0.12g，每日 4 次；阿莫西林胶囊：口服，每次 0.5g，每日 3 次；甲硝唑片：口服，每次 0.4g，每日 3 次。观察组采用半夏泻心汤治疗。组成：半夏 20g，党参 15g，大枣 10g，干姜 9g，黄连 6g，炙甘草 6，黄芩 6g。辨证加减：胃中炽热者，黄连加至 9g，加蒲公英 20g；脾胃虚寒者，党参加至 30g，加生黄芪 20g，白术 15g，吴茱萸 6g；胃阴虚者，去党参，加太子参 18g，石斛 15g；反酸者，加乌贼骨 30g，煅瓦楞子 18g；湿重者，加苍术 15g，薏苡仁 20g；胃痛者，加延胡索 12g，白芍 10g，乌药 10g；纳差者，加麦芽 15g，谷芽 15g，砂仁 6g；气滞者，加佛手 10g，厚朴 10g，木香 6g，枳壳 6g。清水煎服，每日 1 剂，两次温服，4 周为 1 个疗程。临床疗效比较：观察组临床总有效率为 94.0%，高于对照组的 70.0%，观察组临床总有效率明显优于对照组（$P < 0.05$），统计学有意义。

按：慢性浅表性胃炎是因各种因素共同影响，引起的一种胃黏膜慢性炎症疾病，是消化科常见疾病。上腹疼痛、反酸恶心、饱胀嗳气是临床主要症状，其发病原因主要是体质虚弱、饮食不当、情志内伤、感受外邪等。临床上西医普遍采用三疗法治疗，然而其临床远期疗效并不明显，且并发症发生率高。中医学认为慢性浅表性胃炎属于"嘈杂""胃痞""胃脘痛"等范畴，是由六淫侵袭、饮食不节、情志不和、寒温失调而造成气机不畅、湿热蕴结、胃气失和、脾胃气虚。患者大多数为本虚标实，寒热错杂证。因此临床治疗的关键在于寒热并用、补泻兼施、标本兼顾。半夏泻心汤具有开结除痞、和胃降逆之效，方中黄芩、黄连降逆除热；党参益气健脾；半夏、干姜开结散寒；黄连、吴茱萸降逆止呕，清肝泻火；炙甘草、大枣补中扶正。诸药合用，具有和胃止痛、益气健脾的功效。同时辨证加减用药，凸显了中医中药专病专方的优势与特色。本临床研究结果中，观察组患者采用半夏泻心汤治疗后临床总有效率高，且中医症状改善更优（$P < 0.05$）。表明半夏泻心汤能够有效改善患者反酸、胃脘痛、纳呆、嗳气等临床症状，值得临床进一步总结分析，并广泛推广应用。

2. 李道宽等人治疗慢性浅表性胃炎案

收集经胃镜检查确诊为慢性浅表性胃炎的 106 例门诊患者。其中治疗组 65 例，对照组 41 例（将 106 例分为治疗组 65 例，将不愿意煎服中药者 41 例列入对照组）。治疗组采用半夏泻心汤治疗。方用姜半夏 9g，黄连 6g，黄芩 6g，干姜 9g，人参 6g，海螵蛸 15g，浙贝母 10g，生甘草 5g，大枣 3 枚。若呕哕、嗳气重者加生姜、竹茹；恶心反酸重者加佩兰、砂仁；疼痛较重者加木香、蒲黄；下利重者加葛根、炙甘草；镜下胃黏膜糜烂、

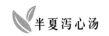

出血重者加茜草、蒲公英。水煎服，每日1剂，每剂水煎2次，取汁500mL，上午10：00，下午4：00左右温服，14天为1个疗程。对照组将106例分为治疗组65例，将不愿意煎服中药者列入对照组。给予西咪替丁每次0.2g，每日3次，多酶素片每次4片，每日3次，饭前口服。结果显示，治疗组65例中，治愈17例，好转40例，无效8例，总有效率87.6%。对照组41例中，治愈7例，好转22例，无效12例，总有效率70.7%。

按： 慢性浅表性胃炎的临床症状和体征多为上腹部饱胀不适，有疼痛、痞满感，自觉似有物梗阻，同时可伴有反酸、嗳气、食欲不振、干哕、恶心、呕吐等消化不良症状，其证候特点以"痞"为主，是一种自觉症状，胃镜下并未见到赘生物等。痞，即气不升降，满而不痛，其形成的机理多为贪食冷饮或误下，损伤中阳，外邪乘虚而入，寒热互结，而成心下痞。所谓心下，便是胃脘。陈潮祖教授指出，半夏泻心汤所治症状，反映了升降失调的病理改变，何以不用升清降浊药物，所以治疗此证应当注意三点：一是有气郁化热和津凝为湿的征象同时存在。热为阳邪，宜用寒凉，湿为阴邪，非温不化，寒温共用，才能和其阴阳。二是此证升降失调之机就是脾运障碍。施治之际，应该振奋脾阳，恢复脾运，苦辛并进，才合治病求本之理。三是痞、吐、泻是津凝为湿的实证。津液之所以凝聚为湿，却因脾不运化引起。久病多虚，脾胃虚弱是病理基础，故治宜培补为主，应以补而不滞、温而不燥、温凉并用、消补兼施为准绳，切勿滥补。前人曾有"误补益疾"之戒。补为主，正如刘渡舟教授所释，半夏泻心汤是寒药、热药杂用的方子，它是治疗脾胃之气失和，心下痞满而夹有痰饮的一种痞证。它属于和解脾胃寒热之邪的代表方，因其夹有痰饮，故兼治呕吐之证。

本病的产生，由于脾胃阴阳不和，升降失序，中焦之气痞塞，寒热错杂，痰饮由此所致，故用半夏泻心汤苦降辛开，和胃涤痰为主。本方用黄连、黄芩之苦、寒降泄除其热；干姜、半夏之辛温开结散其寒；人参、甘草、大枣之甘温益气补其虚，七味相配，寒热并用，苦降辛开，补气和中，自然邪去正复，气得升降，诸证悉平。临床实践中，增加海螵蛸、浙贝母收敛制酸，促进胃黏膜恢复正常，收到了满意的疗效。

3. 郑逢民等人治疗慢性浅表性胃炎案

收集经胃镜检查为慢性浅表性胃炎 180 例门诊患者，治以半夏泻心汤，组方：半夏 12g，黄连 5g，黄芩 6g，干姜 5g，党参 30g，大枣、炙甘草各 10g，鸡内金、厚朴各 8g。胀痛加延胡索 15g，甘松 6g，佛手 8g；嗳气加丁香 5g，降香 8g；嘈杂加海螵蛸 20g，煅瓦楞子 30g；舌苔厚加草豆蔻、砂仁各 8g。1 日 1 剂，水煎取药汁 400mL，早、晚分服，7 天为 1 个疗程。结果显示，180 例中显效 76 例，有效 85 例，无效 19 例，总有效率 89.4%。

按： 浅表性胃炎是慢性胃炎中最常见的一种，属中医"胃脘痛""胃痞"范畴，可分为寒热夹杂、脾胃虚寒、肝寒犯胃、肝胃不和及胃阴虚 5 型。寒热夹杂型胃炎临床以心下痞满为主，一般无疼痛，偶或伴有轻微胀痛。此外，口中时苦时淡，大便时结时溏为其辨证要点。因脾为阴土，多寒证、虚证，胃为阳土，多热证、实证，脾恶湿易为湿困而伤阳，阳虚则外寒，胃恶燥阳明经多气多血易化热，寒热互见是中焦病变的特点，也正是本型胃炎的本质所在。半夏泻心汤为《伤寒论》方，功能和胃降逆、开结散痞。方中以半夏、黄连、黄芩、干姜辛开苦降，寒热互用，调和阴阳，恢复中焦升降，消除痞满；人参、

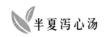

甘草、大枣补脾健运。慢性胃炎属慢性疾病，应用该方须辨明寒热之邪孰轻孰重。方药组成份量亦应有所侧重，如寒重热轻可加重干姜用量或加吴茱萸；热重寒轻则可加重黄连、黄芩用量。寒热夹杂型胃炎均有中焦湿盛、食后痞满加重、腹胀嗳气等症状，故在加味药中应适当选择利湿化浊、理气消食、活血等药。

4. 孙乌枝等人治疗慢性浅表性胃炎案

收集经未经确诊为慢性浅表性胃炎门诊患者 88 例，予以半夏泻心汤加味：半夏、干姜、甘草各 6g，黄芩、黄连各 9g，党参 10g，大枣、枳壳各 12g，蒲公英 30g。寒邪客胃者加良姜 10g，香附 12g；饮食停滞者加神曲、麦芽各 15g；肝气犯胃者加柴胡 10g，白芍 30g；肝胃郁热者加丹皮、栀子各 10g；瘀血内阻者加五灵脂、蒲黄各 10g，胃阴不足者加沙参 15g，麦冬 12g，减半夏用量至 4g；脾胃虚弱者加黄芪 30g，肉桂 6g；疼痛较重者加延胡索 12g。日 1 剂，水煎分 2 次温服，10 天为 1 疗程，2 个疗程后统计疗效。结果显示，痊愈 66 例，占 75.0%；有效 18 例，占 20.5%；无效 4 例，占 4.5%；总有效率 95.5%。

按：半夏泻心汤出自《伤寒论》，原治小柴胡汤证误用下剂，损伤中阳、外邪乘虚而入，寒热互结而成心下痞。《金匮要略·呕吐哕利下篇》也用治"呕而肠鸣，心下痞者"。可见本方重在调和脾胃。方中黄芩、黄连苦寒降泄清其热；干姜、半夏辛温开结散其寒；党参、甘草、大枣甘温益气补其虚。又加蒲公英清热解毒，枳壳行气宽中除胀。现代药理研究表明，半夏有镇吐作用，黄芩、黄连、蒲公英有抗菌消炎的作用，黄连小剂量服用可提高食欲中枢的兴奋性，并能反射性的引起胃液分泌增加而起到健胃作用。甘草对胃酸分泌有抑制作用和解痉作用，干姜的芳香和辛辣成分能直接刺激胃黏膜引起局部血液循环改善，胃液分泌增加，有助于提高食欲和促进消化吸收。党参可增加人体的免疫能力，枳壳可使胃肠收缩节律增加而增强食欲和消除胃肠气滞。因此，本方治疗慢性浅表性胃炎药证相符，故疗效较好。

5. 项先早治疗慢性浅表性胃炎案

收集经胃镜检查为慢性浅表性胃炎患者346例，予以半夏泻心汤加减（根据证型不同予以加减）治疗。半夏泻心汤源于《伤寒论》，由半夏12g，黄芩9g，干姜9g，人参9g，甘草6g，黄连3g，大枣4枚组成。结果显示，346例中，治愈139例，有效189例，无效18例。总有效率94.8%。

按： 慢性浅表性胃炎属中医"胃痛"范畴。在其证候分型中，以胃滞型、肝胃不和型、胃阴亏损型多见。常因饮食不节、生活无规律所致。过去多发于50岁以上的中老年人。近年来，因物质生活水平的提高，烟酒辛辣之食长期对人体的刺激增加，加之社会竞争日趋激烈，思想压力日渐加重，所以发病年龄年轻化。同时对该病的常规辨证治疗或采用西药治疗，效果很不理想。半夏泻心汤出自于张仲景的《伤寒论》。原用于治疗伤寒误下后，致脾胃受损、邪热内陷而见心下痞满，但不疼痛之证。笔者根据该汤证之病机"寒热错杂"于中焦，进而引申为治疗慢性浅表性胃炎的基础方。该方的核心机制为辛开苦降、寒热并用、阴阳同调。方中有两组配伍微妙的药对，半夏配黄连：取半夏辛开之功，黄连苦降之用。二药合用共奏辛开苦降、调理胃肠之妙用。干姜配黄连：取干姜辛温升散之功，黄连苦寒直折之力。二药合用，辛开苦泄，寒温并施，以泄热痞，除

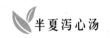半夏泻心汤

寒积，清郁热，理胃肠。慢性浅表性胃炎病人，大都病程长，经多家反复治疗，以致久病必虚，多损必虚，故常用人参以扶正气，健脾。

（二）功能性消化不良（FD）

1. 李欣等人治疗功能性消化不良案

选取门诊已确诊为功能性消化不良患者 112 例，并将患者随机分成治疗组 60 例和对照组 52 例。治疗组用半夏泻心汤加减治疗，具体方药：半夏、干姜、黄芩各 10g，黄连 8g，党参 12g，炙甘草 6g，大枣 12g。加减：腹胀、嗳气者加枳实、厚朴；情绪抑郁者，加郁金、合欢花；便秘者，加大黄、火麻仁、郁李仁；以腹痛为主，加炒白芍、醋元胡；舌苔厚腻者，加砂仁、白术等。水煎服，日 1 剂，煎 2 次，共取汁 300mL，早饭前及睡前 2 次温服。对照组于餐前 30 分钟口服马来酸曲美布汀每次 0.1g，每天 3 次，治疗组和对照组均以 1 周为 1 个疗程，共治疗 4 个疗程；治疗期间忌吸烟、饮酒，忌食辛辣刺激、油腻、生冷及不易消化的食物，不宜进食过饱；停用其他治疗 FD 相关的中、西药。结果显示，对照组 52 例中治愈 31 例，显效 4 例，有效 4 例，无效 13 例，总有效率为 75.00%。治疗组 60 例治愈 46 例，显效 7 例，有效 3 例，无效 4 例，总有效率为 93.33%。说明治疗组在疗效方面明显优于对照组（$P < 0.01$）。

按：FD 属于中医"胃脘痛""嘈杂""痞满"等范畴，《黄帝内经》首先提出该病，《素问·异法方宜论》曰："脏寒生满病。"认为痞满的发生与饮食不当，脏腑气机不利有关；《伤寒论·辨太阳病脉证并治下》中明确了痞的基本概念："但满而不痛者，此为痞。"FD 的基本病机为中焦气机阻滞，升降

失常；病位在脾胃，与肝胆关系密切；主要病因是由于外邪入里，饮食失调，情志不遂，劳逸过度，或脾胃虚弱等所致脾胃功能失常，气机升降不利、中焦运化失司。其病性有虚实之分，病程日久者，一般多见虚实夹杂，寒热并见。《丹溪心法》云："饮食痰积，不能化为痞者；有湿热太甚为痞者"，指出了其病因多样，导致病机不同而致病。《类证治裁·痞满论治》："伤寒之痞，从外之内，故宜苦泄；杂病之痞，从内之外，故宜辛散……痞虽虚邪，然表气入里，热郁于心胸之分，必用苦寒为泻，辛甘为散。"故治疗上应采用辛开苦降、补泻并用之大法。张仲景的《伤寒杂病论》中，半夏泻心汤是辛开苦降法的代表方，是历代公认的治疗脾胃病的有效方剂之一；半夏泻心汤主要由辛开之半夏、干姜，苦降之黄芩、黄连，甘调之党参、炙甘草、大枣三组药物组成。半夏散结除痞，和胃降逆止呕，干姜温中散寒，助半夏散机体之寒邪，两药合用，辛温开结以散其寒；黄芩、黄连泄热开痞散结，苦寒降泄以清其热；两组相和以达辛开苦降，调畅气机之功；人参、大枣，一者补益中气，以助脾升胃降，散结消痞；二者顾护本虚，使正盛邪去；炙甘草益气补脾，调和诸药；三药相和，甘温调补以和脾胃，补中气，有助于气机正常升降。诸药共奏寒热平调，消痞散结之功。在临床治疗中，取得较好疗效。

2. 丁西西治疗功能性消化不良案

丁西西采集 90 例功能性消化不良患者，根据随机表分组。对照组 45 例，中西医组男性、女性 45 例，对照组采用常规西药治疗，黛力新 1 片/次，每天 1 次；多潘立酮每次 10mg，每天 3 次。治疗 4 周。中西医组在对照组基础上给予半夏泻心汤加减治疗。方剂：半夏 12g、当归 10g、人参 9g、炙甘草 9g、大

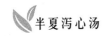

枣 12g、桂枝 9g、干姜 9g、黄芩 9g、黄连 3g。每天 1 剂，分早、晚两次服用，治疗 4 周。结果显示，对照组 45 例，显效 20 例，有效 16 例，无效 9 例，有效率 80.00%；中西医组 45 例，显效 31 例，有效 12 例，无效 2 例，有效率 95.56%。两者的，$P<0.05$，具有统计学意义。

按：功能性消化不良属于中医的"痞满""胃脘痛"范畴，由于脾胃虚弱、情志不舒、肝气郁滞而发病，治疗需坚持调和脾胃、疏肝解郁原则。半夏泻心汤加减方中人参健脾益气；大枣、甘草和人参联合调补脾胃、甘温健脾；炙甘草清热解毒，调和诸药，和中缓急；半夏降逆止呕；黄连、黄芩可清热解毒；桂枝、干姜温中散寒；当归养血益气。诸药合用，可共奏健脾和胃、温脾散寒、疏肝解郁之功。本研究中，对照组采用常规西药治疗；中西医组在对照组基础上给予半夏泻心汤加减治疗。结果显示，中西医组患者功能性消化不良转归率比对照组高，$P<0.05$；中西医组功能性消化不良相关症状消失时间比对照组短，$P<0.05$；干预前胃动力、症状积分相似，$P>0.05$。干预后中西医组胃动力、症状积分优于对照组，$P<0.05$。两组未出现明显副作用。综上所述，半夏泻心汤加减治疗功能性消化不良的临床疗效及安全性高，可快速改善症状和胃动力，未见严重副作用。

3. 董桂芬治疗功能性消化不良案

收集 80 例功能性消化不良患者，随机分为治疗组和对照组各 40 例，治疗组予以基本方组成：法半夏 10g，炒党参 15g，黄芩 10g，黄连 5g，生姜 10g，炙甘草 6g，大枣 15g。依据患者的实际情况与症状进行加减，辨证施治。如腹胀、嗳气症状严重的，加枳实 10g、香附 10g、莱菔子 15g；若胃脘痛症状严重，加元胡 10g；如泛酸症状显著，则加乌贼骨 15g；如果患者恶心症状显著，则加竹茹 10g；伴有抑郁及焦虑者加百合与合欢皮；如果寒象明显，加吴茱萸 3g；热象偏重者减去党参。对照组予以奥美拉唑肠溶胶囊，每次 20mg，每天两次，餐前半小时服用，盐酸伊托比利分散片餐前半小时服用。两组均以 30 天为一个疗程。治疗组：显效 21 例，占 52.5%，有效 17 例，占 42.5%，无效 2 例，占 5%，总有效率为 95%。对照组：显效 11 例，占 27.5%，有效 16 例，占 37.5%，无效 13 例，占 35%，总有效率为 65%。结果显示，治疗组总有效率显著优于对照组，$P < 0.05$，具有统计学差异。

按： 功能性消化不良在临床中属于比较常见的一种疾病，患者所表现出来的临床症状不容易用器质性疾病来解释。患者的主要临床表现为：餐后有饱胀感、早饱、上腹痛等等。分析这种疾病的发生和以下因素有关系：胃肠动力障碍、精神、心理等等，并且这种疾病很容易复发，具有较高的复发率。本病属于中医的"胃痞""胃脘痛"范畴，病变的位置在胃，涉及肝、脾二脏。一部分患者表现为寒热错杂之胃痞证。治疗以和胃开痞、调节寒热为原则。半夏泻心汤出自《伤寒论·辨太阳病脉证并治》149 条，原文："伤寒五六日，但满而不痛者，此为痞，宜半夏泻心汤。"原方组成为半夏、黄芩、人参、干姜、黄连、甘草、大枣，具调和寒热、辛开苦降、补益脾胃之功效，是治疗痞证的代表方剂，现代临床仍被广泛应用。方中半夏、干姜降逆和胃，开痞散结，燥湿除满，黄芩、黄连苦寒泄热，党参、甘草、大枣益气补虚。加枳实、香附、元胡以理气止痛，乌贼骨制酸止痛，莱菔子理气和胃，竹茹降逆止呕，百合、合欢皮解郁安神。现代药理学研究证实，半夏有抗炎、镇吐、镇

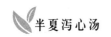

痛作用，黄芩具有抗菌、抗病毒等功效，黄连具有抗炎、健胃等功效，甘草具有抗炎、提高免疫、镇痛等作用，党参有提升患者的免疫力、提高机体应激反应的效果。全方寒热并用，辛苦共进，攻补兼施，使脾胃和调，气机调畅，升降复其原职，切中病机。现代中药药理研究表明，半夏泻心汤具有调整胃肠动力、保护胃黏膜、抑杀 HP、调节免疫功能的作用。

4. 邹春阳治疗功能性消化不良案

收集住院确诊为 FD 患者 128 例。按随机数字表法将患者分为对照组和试验组。对照组和试验组各 64 例。对照组于餐前口服枸橼酸莫沙必利（江苏豪森药业有限公司，国药准字H19990315，每次 5mg）每次 1 片，每天 3 次，7 天为 1 个疗程，连续使用 4 个疗程。试验组给予半夏泻心汤治疗，主方：半夏 9g，黄芩 9g，党参 6g，干姜 6g，大枣 6g，甘草 6g，蒲公英 15g，莪术 15g，枳壳 12g，黄连 3g。食欲不振者去干姜，加麦冬、石斛；水煎取汁，餐前空腹服用，每天 3 次，7 天为 1疗程，连续使用 4 个疗程。治疗后，试验组、对照组治疗总有效率分别为 95.3%、82.8%，试验组显著高于对照组，2 组比较差异有统计学意义（$\chi^2 = 5.133$，$P < 0.05$）。治疗前，2 组患者嗳气、反酸、上腹饱胀及上腹疼痛等症状评分比较差异无统计学意义。治疗后，2 组患者嗳气、反酸、上腹饱胀及上腹疼痛等症状评分均明显降低，试验组显著低于对照组，2 组比较差异有统计学意义（$P < 0.05$）。

按：目前 FD 的发病机制尚未明确，但公认胃肠动力障碍是 FD 的主要病理生理学基础，精神因素、饮食习惯、神经因素、微循环及胃肠道运动等多个环节互为因果、相互影响，参与 FD 的发生与发展。西医多采用促胃肠动力药（莫沙必利、吗丁啉），抑制胃酸分泌药（质子泵抑制剂、H2 受体拮抗剂）等对 FD 进行治疗，但该类药物不良反应较大，限制了其临床应用范围。FD 属于祖国医学"痞证""痞满""胃脘病"范畴，多由饮食不善、外邪侵袭、劳逸失常、情志所伤等引起胃肠虚弱，运化失调，湿浊阻滞，气机不畅，故心下痞硬；湿浊阻滞则苔腻；气机不升则下痢；气机升降失常则肠鸣；浊阴不降则呕吐。因此，调节脾胃气机的原则应贯穿于 FD 治疗的始终。半夏泻心汤是调节脾胃升降的代表方药，方中半夏消痞散结，黄芩清肝胆郁热，党参补中益气，干姜温中散寒，大枣安中养脾，甘草补脾益气，蒲公英清热解毒，莪术消积止痛，枳壳行气消痞，黄连清热燥湿，并根据患者病情，酌情加味，效果更佳。现代药理研究证实，半夏泻心汤可有效提高机体血清胃动素及一氧化氮含量，促进胃内排空，降低胃残留率，从而有效调节胃肠运动。本研究结果显示，半夏泻心汤可有效治疗功能性消化不良，改善患者中医症候评分，与何仁辉等报道一致。综上所述，采用半夏泻心汤治疗功能性消化不良，可改善患者中医症候评分，提高临床疗效，值得临床推广使用。

5. 任小宁等人治疗功能性消化不良案

收集功能性消化不良患者 118 例，利用 SPSS15.0 统计软件产生随机数字表法分成治疗组和对照组。其中治疗组 65 例，对照组 53 例。治疗组选用半夏泻心汤加减治疗，主方：半夏 12g，干姜 10g，黄芩 10g，川黄连 6g，党参 10g，炙甘草 6g，大枣 6g。随症加减：腹胀甚者加枳实 9g，厚朴 9g；以腹痛为主加炒白芍 12g，延胡索 10g，香附 10g；反酸严重者加浙贝母 10g，乌贼骨 12g；呕恶较重者加竹茹 12g，生姜 9g；伴有嗳气者加旋覆花 9g，代赭石 12g；纳呆者加山药 12g，焦三仙各 10g；情绪抑

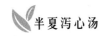

郁者加郁金9g，合欢花9g。每日1剂，水煎服，煎2次，共取汁约400mL，分3次餐前半小时空腹服用。对照组餐前15~30分钟口服多潘立酮，每次10mg，每日3次。结果显示，治疗组65例，治愈51例，显效8例，有效3例，无效3例，有效率95.38%；治疗组53例，治愈32例，显效3例，有效5例，无效13例，有效率75.47%。

按：祖国医学将FD归属于"痞满""胃脘痛""呕吐"等病范畴，病机主要是由于感受外邪，饮食不当，情志不畅，劳逸失度，或素体虚弱等致脾胃运化功能失调，中焦气机升降失司，病程日久者，多见虚实夹杂，寒热错杂。故治疗时应采用辛开苦降、寒热并施之大法。半夏泻心汤是辛开苦降、寒热并用的代表方。方中半夏散结除痞，降逆止呕，干姜温中散寒，助半夏散机体之寒邪；黄芩、黄连泄热开痞，苦寒降泄以清其热；二组相伍达寒热平调，辛开苦降之功。人参、大枣、甘草益气和中，以助脾升胃降，散结消痞，使邪去正复。全方寒热互用以和其阴阳，苦辛并进以调其升降，使寒去热清，升降复常，则痞满可除。现代药理学研究表明：半夏泻心汤对胃肠运动有双向调节作用，既能抑制胃肠蠕动亢进，又可以兴奋抑制条件下的胃肠蠕动，属调和脾胃的和解方，可有效地保护胃黏膜，消除炎症，对FD患者上腹痛或不适、烧心等症状起到较好的治疗作用，尤其对病程久、易复发的FD患者有显著疗效。然而，本病寒热错杂，虚实并见，兼证颇多，仍有部分患者未取得满意疗效，临床应根据患者病情辨证加减使用，灵活遣药，以期取得更好疗效。

6. 张丽丽等人治疗功能性消化不良案

张丽丽收集功能性消化不良患者100例，所有患者均予半夏泻心汤加减治疗。药物组成党参15g，白术10g，炮姜4g，半夏10g，陈皮12g，云苓12个，黄芩10g，黄连10g，吴茱萸3g，木香10g，姜厚朴12g，柴胡13g，枳壳12g，白芍10g，炙甘草10g，炒酸枣仁10g。偏寒者重用吴茱萸、炮姜；偏热者加重黄连、黄芩用量，减炮姜用量；脾胃虚明显者加黄芪；痛甚者加元胡。结果显示，100例中显效52例，有效15例，好转30例，无效3例，总有效率为97.0%。

按： 功能性消化不良病因和发病机制至今尚未完全清楚，现代医学主要是对症治疗，但疗效欠佳。中医认为，本病病因在于脾胃虚弱，气机逆乱。脾胃虚弱运化失职，饮食停滞，郁而化热或肝气郁结，气机不畅，郁久化热，从而导致寒热错杂，虚实互见，脾胃升降失调，清浊混淆，肠胃不和等一系列症状。故治宜平调寒热，开结降逆，补气和中。半夏泻心汤出自《伤寒论》，具有补气和中，辛开苦降之功，主治脾胃虚弱，寒热错杂，升降失调而致肠胃不和之胀满疼痛等症。正合该病，笔者在原方基础上加减治疗功能性消化不良，方中党参、白术、云苓等、炙甘草补气健脾以治本；炮姜、半夏、吴茱萸辛温开结以散寒；黄芩、黄连苦寒降泻以清热；配以木香、枳壳、厚朴理气；乌贼骨制酸；白芍缓急止痛。方中吴茱萸既配半夏消痞散寒以治胃痛、痞满等主症，又可配黄连疏肝清热以止呕吐、泛酸之兼症。全方寒热并用，通补兼施，使脾胃寒热调和，升降平衡而诸症自除。本方在临床应用中未发现明显毒副作用，不失为治疗该病的一个良方。

7. 代三红等人治疗功能性消化不良患者案

代三红等人收集功能性消化不良患者120例，随机分为对照组和治疗组各60例。对照组予以奥美拉唑胶囊20mg，每日2

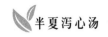

次；吗丁啉 10mg，每日 3 次，均于饭前服。疗程 4 周。治疗组采用半夏泻心汤治疗。处方：半夏、黄芩、黄连、党参、木香、厚朴、大枣各 10g，砂仁、干姜各 6g。每日 1 剂，浓煎成 300mL，分 2 次服。疗程为 4 周。结果显示，治疗组 60 例，治愈 49 例，显效 6 例，有效 3 例，无效 2 例，有效率 96.7%；对照组 60 例，治愈 24 例，显效 19 例，有效 8 例，无效 9 例，有效率 85.00%；

按： 目前 FD 发病机制尚未完全清楚，多数学者认为与胃肠动力障碍有关。半夏泻心汤出自张仲景《伤寒论》，其组方严谨，寒热并用，功能消痞散结，主治寒热错杂之证。方中法夏、干姜辛温除寒，和胃止呕；川连、黄芩苦寒，泻火除热；人参、大枣、甘草补中益气；现代药理学研究表明，木香、砂仁、厚朴有明显增强胃肠排空作用，对胃十二指肠平滑肌有明显收缩作用；黄芩、黄连有较好的杀灭幽门螺杆菌的作用。脾主运化，脾失健运则气机壅塞，可见胃脘不适（心下痞），纳呆；胃气上逆则恶心呕吐。FD 在病机上与半夏泻心汤所主治之病机相合，因而对 FD 的治疗有较好的作用。

8. 康宜兵等人治疗功能性消化不良案

康宜兵等人收集 FD 患者 48 例，均予半夏泻心汤加减治疗。药物组成：太子参 30g，法半夏 15g，黄连 6g，黄芩 15g，干姜 6g，大枣 5 枚，甘草 6g。神疲乏力、纳差、腹泻者加云苓 15g、白术 15g、炒扁豆 30g；胃脘灼热者加乌贼骨 15g；腹痛者加白芍 15g、延胡索 15g；腹胀明显者加陈皮 10g、枳壳 15g、柴胡 8g。每日 1 剂，水煎取汁，每次温服 200mL，每日 2 次，1 个月为 1 个疗程。结果显示，本组临床治愈 20 例，显效 25 例，无效 3 例，总有效率 94%。

按：根据最新罗马Ⅲ标准，功能性消化不良指进餐后饱胀不适、早饱、上腹痛和/或烧灼感的症状源于胃十二指肠区域，并排除可能引起上述症状的器质性、系统性和代谢性疾病。功能性消化不良属中医"胃痛""痞满"范畴，其腹痛、腹胀、泛酸、烧心、恶心呕吐等症状与中医肝胃不和之证相符。病机为饮食不节、损伤脾胃，脾胃虚弱，土虚木乘，或郁怒伤肝，疏泄失职，肝气横逆犯胃而致肝胃不和。临床上多见虚实夹杂或本虚标实之寒热互结之象。半夏泻心汤具有和胃降逆、开结除痞、协调阴阳之功。全方辛开苦降，复中焦升降功能。半夏、干姜相伍辛开祛寒以和阴，黄连、黄芩相配苦降泄热以和阳，党参、大枣、炙甘草扶正祛邪。该方对胃肠运动具有双向调节作用，胃运动受抑时，其促进胃动力作用强于吗丁啉，在胃运动增强时，具有抑制胃运动作用；还具有保护胃黏膜，提高免疫力之作用。笔者在临床中以半夏泻心汤为基本方，并随证加减变化，在治疗中取得较好疗效。

（三）消化性溃疡

1. 杨静波等人治疗消化性溃疡案

选取经胃镜检查明确诊断的胃溃疡且幽门螺杆菌阳性者200例，按随机数字表法分为治疗组和对照组各100例。对照组接受单纯西药治疗，治疗药物包括奥美拉唑、阿莫西林胶囊和克拉霉素。奥美拉唑每次20mg，口服，每日2次，阿莫西林胶囊每次1.0g，口服，每日2次，克拉霉素每次0.5g，口服，每日2次。治疗组接受西药联合半夏泻心汤治疗，西药治疗方案同对照组，并给予半夏泻心汤口服。半夏泻心汤组成：半夏12g，黄芩、干姜、人参各9g，黄连3g，大枣4枚，炙甘草9g。

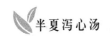半夏泻心汤

胃痛明显加延胡索 20g，反酸明显加海螵蛸 15g、煅瓦楞 15g，口苦明显加蒲公英 10g，嗳气明显加代赭石（先煎）6g，下利明显加石榴皮 15g，水煎分 2 次温服。治疗组和对照组均以服药 2 周为 1 个疗程，2 周后西药组给予奥美拉唑，每次 20mg，口服，每日 2 次，治疗组给予半夏泻心汤加减口服，疗程共 8 周。结果显示，8 周疗程结束后，治疗组和对照组患者病情均有不同程度好转。对照组患者中，10 例治愈，53 例显效，21 例有效，16 例无效，总有效率 84%；治疗组患者中，23 例治愈，55 例显效，19 例有效，3 例无效总有效率 97%，治疗组总有效率高于对照组（$P < 0.05$）。

按：胃溃疡是临床常见消化系统疾病，主要表现为上腹周期性疼痛，严重者甚至会出现胃出血症状。幽门螺杆菌是导致胃溃疡发病的主要原因之一，目前三联治疗方案在临床应用最为广泛，其中多以 PPI 为基础，配合 2 种抗生素联合应用，标准的三联治疗方案为奥美拉唑（兰索拉唑）、阿莫西林、克拉霉素。胃溃疡因其病程长、易复发，多数患者长期使用西药易出现耐药性，严重影响疗效及预后，因此临床常选用半夏泻心汤联合三联疗法治疗胃溃疡，可明显提高胃溃疡的治疗效果，且减少胃溃疡复发与药物不良反应的发生。

胃溃疡属于中医学"痞满""胃脘痛""呕吐""嘈杂""吞酸"等范畴，多因饮食不节或情志不遂等导致脾胃受损、肝胃不和，日久胃络瘀阻、气滞血瘀。本病病位在胃，病变涉及肝、脾、胃三脏。胃溃疡在临床多表现为寒热错杂、虚实夹杂的病理变化。半夏泻心汤出自《伤寒杂病论》，为治疗"心下痞"的代表方，该方在中医方剂学中具有特殊的代表性，是辛开苦降、寒热并用、攻补兼施的代表方，后世常用于治疗各

种脾胃疾病。又如《金匮要略·呕吐哕下利病脉证治》言："呕而肠鸣，心下痞者，半夏泻心汤主之。"中土阴阳失调致胃中生寒饮，流于心下，心下停饮故心下痞。胃中寒饮，随胃气上逆而"呕"。心下之饮向下流至小肠则"肠鸣"，也可能出现下利。本研究所述证候正合《伤寒论》中半夏泻心汤之病机特点，故凡中气虚弱、寒热互结而脾胃气机升降失调者常用此方治疗。半夏泻心汤出自于张仲景的《伤寒杂病论》，方中以半夏为君药，具有消痞散结、降逆和胃的功效；干姜、黄芩、黄连共为臣药，干姜具有温中散寒的功效；黄连、黄芩发挥苦寒泻下、降泄气机之功；人参、大枣甘温益气，以补脾虚作为佐药；甘草补脾和中而调和诸药作为使药。全方寒热互用以和阴阳，苦辛并进以调其降，补泻兼施以顾其虚实，从而达到寒去热清、升降复常、痞满可除、呕利自愈的临床疗效。现代研究表明，方中有效成分具有增强机体免疫力、抗炎、抗溃疡等作用，用于治疗消化性溃疡可以降低后期复发率。通过对胃溃疡治疗效果的比较发现，中医在治疗部分临床疾病的疗效方面要明显优于单纯西药治疗，同时中药方剂具有不良反应少、不易产生耐受等优点。

2. 于丽治疗消化性溃疡案

患者女性，41 岁，2013 年 5 月 8 日初诊。胃脘部隐痛，反酸反复发作 3 年，加重 1 周。患者 2 年前曾在某三甲医院经胃镜诊断为"慢性胃炎，十二指肠球部溃疡，幽门螺杆菌（＋）"，与西药治疗后病情反复。患者平素工作劳累，饮食休息不规律。现症：胃脘部隐痛，饥饿时疼痛明显，伴反酸、烧心，胃脘部偶有胀满感，食欲不振，大便略干，日一行，形体消瘦，舌质红苔白，脉沉细。中医诊断：胃脘痛（辩为寒热错

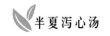

杂，中气虚弱证）。治宜平调寒热，益气健脾止痛。处方：半夏 12g，干姜 6g，黄连 6g，黄芩 10g，党参 12g，大枣 7 枚，炙甘草 9g，黄芪 30g，三七 6g（冲服），乌贼骨 20g，贝母 15g。每日 1 剂，水煎服，分 3 次口服，嘱忌食腌制，烧烤，油炸，辛辣，寒凉食品，不饮浓茶，服 3 剂后，胃脘部隐痛，吞酸，烧心等症状明显好转，但仍有胃脘部胀痛感，加莪术 10g，鸡内金 15g，继进 20 余剂，余症消失，其后以上方加减，坚持服用月余，复查胃镜正常。

按：消化性溃疡形成与幽门螺杆菌和非甾体抗炎药损伤胃十二指肠黏膜，导致胃酸、胃蛋白酶侵蚀黏膜为最常见病因。本案患者为寒热错杂，中气虚弱证，故治以平调寒热，益气健脾止痛，方以半夏泻心汤，寒热平调，辛开苦降，益气和胃，散结除痞。黄芪补脾健胃，益气摄血，助血运行，三七粉可祛瘀血生新血，冲服为宜。乌贝散具有燥湿制酸的作用，久病入络，故加莪术、鸡内金，行气祛瘀，健胃消食，诸药合用，使寒热平调，健脾益气，祛瘀生新。辨证加减，注意禁忌，终始胃脘痛症状得消。

3. 吴中山治疗消化性溃疡案

患者，女，45 岁。2011 年 3 月 5 日初诊。胃痛、胃胀、嗳气 3 年，加重 1 个月。患者由于经商繁忙，饮食作息不规律，近 3 年经常胃痛、胃胀、呕吐、嗳气、反酸，1 年前行胃镜检查，诊断为胃溃疡，幽门螺杆菌（HP）阳性，予抑酸、保护胃黏膜、抗 HP 治疗，疗效尚可，但停药则反复，遂求治于中医。刻下：胃脘胀痛，餐后尤甚，伴恶心、呕吐、嗳气、反酸、烧心，大便日一行，偏干，小便调，食欲不振，形体消瘦，舌质淡，苔薄白，脉细弦。诊断为胃痛。证属寒热错杂、胃失和降。

治宜辛开苦降、平调寒热、益气和胃，兼以活血。予半夏泻心汤加减：清半夏 10g，干姜 6g，黄芩 10g，黄连 10g，黄芪 30g，生蒲黄 15g，五灵脂 10g，炒白术 20g，炒枳实 10g，炒陈皮 10g，海螵蛸 10g，蒲公英 10g，白花蛇舌草 10g，甘草 6g，三七粉（冲服）3g，珍珠粉（冲服）0.6g 等。患者服用 3 剂而痛减，后守方服用 10 余剂，症情缓解大半，继服中药 3 月而愈。

按： 本案患者中虚邪阻、升降失调致胃脘胀满、烧心、反酸、嗳气；邪留日久，气滞血瘀，络脉损伤，故见胃脘疼痛，反复发作，迁延难愈。半夏泻心汤扶中祛邪，开痞散结；加炒陈皮、炒枳实理气行滞、和胃降逆；珍珠粉、三七粉、生蒲黄、五灵脂化瘀生肌；乌贼骨解痉止痛、止酸敛疮；蒲公英解毒消痈。药后正复邪去，血运畅通，络脉得养，溃疡自愈。临证根据患者症情还可辨证加减，偏于脾胃虚寒者加高良姜、香附；肝胃郁滞者加柴胡、枳壳；胃阴亏虚者加沙参、麦冬、玉竹；湿热蕴脾者加苍术、厚朴、薏苡仁；伴出血加白及粉等。

4. 李敬华治疗胃溃疡案

选取胃溃疡患者 92 例，所有患者幽门螺杆菌检测均为阳性。将患者随机分成观察组和对照组，每组各 46 例。对照组给予患者三联疗法进行治疗，其中兰索拉唑每次 30mg，餐前口服，每天 2 次，阿莫西林每次 1g，餐后口服，每天 2 次，克拉霉素每次 0.5g，餐后口服，每天 2 次，服用 7 天后继续使用兰索拉唑，每次 30mg，餐前口服，每天 2 次，连续使用 4 周后观察疗效。观察组在对照治疗的基础上给予半夏泻心汤加减治疗，具体用方如下：半夏 15g，黄芩 10g，黄连 6g，干姜 9g，海螵蛸（研粉吞服）10g，党参 10g，炙甘草 6g。脾胃虚寒型患者加高良姜 9g，香附 9g；肝胃郁滞型患者加柴胡 9g，枳壳 9g；胃阴

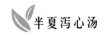
半夏泻心汤

亏虚患者加沙参 15g，天冬、麦冬各 10g，玉竹 10g；有出血的患者加白及 15g，乌贼骨 15g，上述中药水煎服，日 1 剂，水煎取汁 400mL 分早、晚温服，连续服用 4 周后观察疗效。结果显示，观察组痊愈 29 例，好转 15 例，无效 2 例，有效率为95.65%。对照组痊愈 12 例，好转 21 例，无效 13 例，有效率为 71.74%。P = 0.0048 < 0.05，差异有统计学意义。

按： 临床上引发胃溃疡的因素较多，中医学理论认为饮食不洁、情志不畅及脾胃亏虚等因素造成了脾胃受损，升降失和，日久则化腐，且发生血瘀气滞，最终胃失所养。其病变的部位主要在于肝、脾、胃三脏，病机是中焦的气化不畅，脾胃升降失职，最终造成痞满生成。半夏泻心汤中半夏、干姜辛开性温，散脾胃寒气，黄连、黄芩苦寒之品，可以肃降胃气之热，党参、甘草、大枣能调脾胃，补中气，恢复中焦的升降功能，共奏辛开苦降甘补之法。全方以苦辛联用顺脾胃之升降，补泻同用调虚实，让胃气和则升降正常。现代药理学证实，黄连、黄芩、干姜及半夏均有抗菌消炎、止痛止呕等效果，党参、甘草、大枣具有缓解平滑肌痉挛，缓急止痛的效果。本研究结果，观察组与对照组总有效率比较、幽门螺杆菌根除率比较、不良反应发生率比较，差异有统计学意义（*P* < 0.05）。综上所述，在西医常规治疗的基础上，对患者联合应用半夏泻心汤治疗胃溃疡疗效显著，根除幽门螺杆菌效果好，不良反应较少，值得在临床上大力推广使用。

5. 宾承国治疗消化性溃疡案

收集消化性溃疡患者 80 例，随机分为观察组和对照组各40 例，对照组给予阿莫西林克拉维酸钾每次 625mg，每天 2 次，克拉霉素每次 0.5g，每天 2 次，奥美拉唑每次 20mg，每天 2

次，均为清晨和睡前空腹服用。观察组给予半夏泻心汤加减治疗，药物组成：党参30g，制半夏12g，干姜12g，黄连6g，黄芩9g，炙甘草6g，大枣5枚。泛酸、嘈杂者加栀子、牡丹皮、瓦楞子、白扁豆；腹痛者加香附、木香、延胡索、白芍、郁金；面色无华，头晕，心悸者加白术、黄芪、当归；嗳气频发者加枳壳、旋覆花、代储石、佛手。每日1剂，水煎200mL早、晚分服。结果显示，对照组40例，显效26例，有效6例，无效8例，有效率80%；观察组40例，显效30例，有效8例，无效2例，有效率95%；

按：消化性溃疡的发病率为5%～10%，死亡率约为0.5%。本病不仅给患者的生活与工作带来了严重干扰，影响了患者的生命安全，而且随着工作节奏加快、生活竞争增强、饮食习惯的改变，消化性溃疡的发生率呈逐年上升的趋势，已经引起大家的广泛关注。Hp感染和过度的胃酸分泌在消化性溃疡的发病中起着重要作用，而遗传、药物、环境和精神等因素也与消化性溃疡的发生有关。及时采取有效的治疗措施对缓解患者的病情、改善患者的临床症状、防止癌变具有十分重要的意义。三联疗法是治疗Hp感染消化性溃疡的一线疗法，但仍有相当一部分患者反复发作迁延不愈。中医学认为，消化性溃疡的病位在胃，主要病机为饮食不节、过饱或喜饮寒凉、烟酒辛辣、肥甘厚腻，或劳逸不当、情志不畅导致的胃气不和、胃膜损伤有关，其最关键的病机是阳虚阴虚、寒热夹杂，治疗上应当调理脾胃，辅以理气、活血化瘀等法。消化性溃疡在临床上多表现为寒热错杂、虚实夹杂的病理变化。半夏泻心汤一方出自《伤寒论》第149条，在治疗消化性溃疡方面显示了独特的疗效。姚建元研究表明，采用半夏泻心汤治疗消化性溃疡的疗

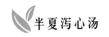

效明显优于雷贝拉唑,而且半夏泻心汤能够显著缓解患者的临床症状。李峰采用半夏泻心汤治疗消化性溃疡429例,结果发现该汤剂可促进消化性溃疡患者的早期康复,防止溃疡的复发。陈有名的研究显示,半夏泻心汤能显著改善慢性胃炎和消化性溃疡患者的胃黏膜损伤和临床症状,有效抑制Hp感染,随访的结果也显示其能有效阻止或逆转两种疾病的癌变。本研究采用半夏泻心汤加减治疗消化性溃疡,方中半夏为君药,干姜为臣药,以半夏和干姜辛温除寒,和胃止呕;应用黄连、黄芩苦寒泄降除热,清肠燥湿;以上四药相伍,共奏平调寒热、辛开苦降之功。党参、大枣甘温益气,以利脾虚;应用参、草甘温益气补其虚。整个组方能够扶正祛邪、辛开苦降、寒热并调,泻不伤正、补不滞中、开结散痞、调和肠胃。中药成分经现代药理学证实,能增强胃黏膜生理功能,改善胃黏膜的微循环,促进黏膜细胞再生修复,增加胃黏膜蛋白分泌,加强粘蛋白合成和血流灌注,显著降低溃疡指数,促进溃疡的愈合过程。且随症加减,治疗更具有针对性。结果显示,与常规西药三联疗法相比,采用半夏泻心汤治疗疗效更好,Hp根除率更高,复发率较低。临床症状改善较好,且无明显不良反应,统计学意义($P < 0.05$)。综上所述,半夏泻心汤可显著提高消化性溃疡的治疗效果,缓解临床症状且不良反应少。

6. 武洁等人治疗消化性溃疡案

收集消化性溃疡患者120例,随机分为治疗组和对照组各60例,两组均给予奥美拉唑胶囊,每次20mg,每日2次。阿莫西林胶囊,每次500mg,每日4次,连服1周;继服奥美拉唑胶囊,每次20mg,每日1次,连服4周。治疗组加服半夏泻心汤治疗,组方:半夏10g,黄芩10g,黄连10g,白及12g,煅瓦楞子20g，黄芪15g，干姜6g，炙甘草6g，大枣5枚。随证加减：泛酸嘈杂加乌贼骨、吴茱萸；胃脘痛甚加延胡索、白芍；脾胃虚寒去黄芩、黄连加肉桂；肝郁气滞加香附、柴胡；胃阴虚去干姜加生地黄、石斛；有胃出血者加三七粉、地榆炭。日1剂，水煎2次，取汁400mL，早、晚分服，疗程4周。治疗期间忌烟酒、辛辣。疗程结束复查胃镜，幽门螺杆菌检验，观察效果，并跟踪随访0.5年。结果显示：①两组疗效比较，治疗组60例中临床治愈47例，占78.3%；有效8例，占13.3%；无效5例，占8.3%，总有效率为91.7%。对照组60例中，临床治愈21例，占35%；有效31例，占51.7%；无效8例，占13.3%，总有效率为86.7%。②两组临床治愈率比较差异有显著性，$P < 0.01$，总有效率无明显差异，$P > 0.05$。两组复发率比较，治疗组临床治愈47例中，0.5年后复发7例，复发率为14.9%；对照组临床治愈21例中，0.5年后复发8例，复发率为38.1%，两组复发率比较有显著性差异（$P < 0.01$）。

按：消化性溃疡即胃溃疡和十二指肠溃疡，是全球常见病，约10%的人一生曾患该病，现代医学认为，消化性溃疡的发生与胃黏膜的防御机制和攻击机制失去平衡有关，近年的研究已经明确，幽门螺杆菌是损害胃十二指肠黏膜从而导致消化性溃疡发病的最常见病因。质子泵抑制剂（PPI）的诞生，使消化性溃疡的疗效有了较大的提升，胃酸抑制剂、胃黏膜保护剂、根除幽门螺杆菌药物的联合应用为目前常用且有效的方法，但长期使用的副作用、耐药性及高复发性已经引起重视。本病属于中医学"胃脘痛""吐酸"范畴，多因感受外邪、饮食不节、情志内伤等引起。本病病位在胃，中医学认为，肝胃木土相克，脾胃表里相系，故多与肝脾密切相关。肝郁脾虚，健运失职，

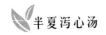

邪郁化热，出现脾虚胃热或胃寒腑热，临床多表现为虚实夹杂、寒热错杂。半夏泻心汤出自《伤寒论》："呕而肠鸣，心下痞者，半夏泻心汤主之。"用以治疗阴阳失调、寒热互结、上下不通、胃失和降的痞满症。方中黄连、黄芩苦降泄热以和阳；干姜、半夏辛开散痞以和阴；黄芪、甘草、大枣健脾补虚，复"脾主升"之职；诸药合用，辛开苦降，寒热并用，攻补兼施，切合本病之虚实夹杂、寒热错杂之病机；煅瓦楞子制酸，白及收敛止血生肌，二者合用可在溃疡面上形成保护膜，防止黏膜被继续损害，促进肉芽生长。现代医学研究证实，幽门螺杆菌（HP）感染是引发胃溃疡的元凶，而半夏泻心汤具有显著的抑杀 HP 的作用。其中黄芩、黄连抑制 HP 效果明显。吴丽芹等研究表明，半夏泻心汤能增加合并 HP 感染大鼠慢性胃炎模型胃黏液层磷脂和氨基己糖含量，对胃黏膜屏障起一定的保护作用，也揭示了半夏泻心汤治疗幽门螺杆菌相关性胃炎的作用机理，除有消弱攻击因子的一面，可能还有增强胃黏膜保护因子的一面，从而共同促进胃黏膜损伤的修复。综上所述，半夏泻心汤治疗消化性溃疡，能促进溃疡痊愈，复发率低，疗效满意，扶正祛邪相结合，符合现代医学模式的理念，值得进一步探讨。

7. 芬治疗消化性溃疡案

收集经胃镜检查确诊为消化性溃疡患者 84 例，随机分为对照组和实验组，对照组：给予对照组 42 例患者西医常规治疗。给药方案：奥美拉唑肠溶片，每天服用 2 次，每次温水送服 20mg；克拉霉素片，每天服用 2 次，每次温水送服 500mg，早、晚餐前 30 分钟服用；阿莫西林胶囊，每日服用 2 次，每次 1g，温水送服。实验组：给予 42 例患者半夏泻心汤治疗。基础方：厚朴 10g，黄芩 6g，姜半夏 10g，黄连 6g，甘松 6g，干姜 6g，党参 15g，炙甘草 6g，白芷 6g，大枣 5 枚。若患者腹胀症状较为严重，则可在基础方中添加鸡内金 8g，青皮 8g。若患者有严重反酸症状，则可加入吴茱萸 1.5g，海蛤壳 8g。若嗳气严重，则加入代赭石 12g，旋覆花 4g。每日 1 剂，将其用水煎煮，取 200mL 药汁，每日温服 1 次。两组患者均以 14 天为 1 个治疗疗程，共治疗 4 个疗程。结果显示：①对照组采用常规西医治疗，其总有效率为 78.57%。实验组运用半夏泻心汤治疗，总有效率为 95.24%。②两组治疗前后溃疡面积改善情况对比，实验组与对照组的溃疡面积均有所改善，$P < 0.05$。但采取中药治疗的实验组，改善情况明显优于对照组，$P < 0.05$。

按：导致患者出现消化性溃疡的因素非常多，但中医认为主要是由于饮食、情志及劳倦三大因素所致，故治疗应以扶正祛邪、病症结合为原则，通过调节人体阴阳，转化正邪力量，来实现治疗效果。半夏泻心汤具有理气止痛、健脾益气的功效，同时根据患者的具体情况加减，可大大提高治疗针对性，故效果甚佳。根据本次实验结果来看，采用半夏泻心汤加减治疗可有效改善溃疡面积，达到较好的治疗效果，故值得临床推广。

8. 邓丽青治疗消化性溃疡案

收集消化性溃疡患者 90 例，并将其随机分为半夏泻心汤组和常规治疗组各 45 例。半夏泻心汤组，药物组成：半夏、黄芩、黄连、干姜、党参、白及、蒲公英、元胡、炙甘草。每天 1 剂，水煎 400mL，分 2 次早、晚温服。胃脘胀满者加厚朴、木香；吐酸甚者加煅瓦楞子、吴茱萸；嗳气明显者加代赭石、旋覆花；恶心者加生姜。常规治疗组，给予口服雷贝拉唑每次 10mg，每天 2 次；幽门螺杆菌检测阳性者，兼口服克拉霉素，每次 0.5g，每天 2 次；阿莫西林每次 1.0g，每天 2 次，连服 10

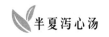

天。两组疗程均以6周为1个疗程，治疗期间禁用针对本病治疗的其他药物，疗程结束后进行胃镜复查，以判定疗效。统计学方法采用X_2检验。结果显示，半夏泻心汤组45例，治愈35例，显效8例，无效2例，愈合率77.77%；常规治疗组45例，治愈33例，显效7例，无效5例，愈合率73.33%。

按：消化性溃疡的发病机制目前尚不完全明确，目前公认是对胃黏膜有损伤的攻击因子与防御因子之间失去平衡的结果。前者主要是胃酸、胃蛋白酶、幽门螺杆菌、某些药物、胆酸、烟酒等的作用；后者主要为胃黏膜血流、重碳酸氢盐的分泌、黏膜屏障、前列腺素、非蛋白巯基、生长因子和上皮细胞的再生能力等自体因素的改变。消化性溃疡属中医学"胃脘痛""吞酸"等范畴。多因外邪、饮食不节或情志不遂等所致，均影响脾胃之气机升降。脾胃之气升降不及，临床出现胀满、纳呆等症；脾胃居中，脾胃气机升降失常，导致胆气上逆，则吐酸；脾胃气机升降失常郁积中焦，气郁则血滞，气血凝滞日久则血败肉腐，发为糜烂、溃疡，临床表现为上腹部疼痛。消化性溃疡病程迁延，常表现为虚实夹杂、寒热错杂之证。本病的病位在胃，与肝脾等有密切关系；病机为中焦气机升降失常。半夏泻心汤全方由7味药物组成，其中半夏、干姜辛开而温，以散脾气之寒；黄芩、黄连苦泻而寒，以降胃气之热；人参、甘草、大枣甘温调补，和脾胃，补中气，以复中焦升降功能，此即辛开苦降、甘补之法。本方寒热并用以和其阴阳，苦辛并用以顺其升降，补泻同施以调其虚实，使胃气得和，升降复常。黄芩、黄连、半夏、干姜据现代药物研究，具有抗菌消炎，止痛止呕的作用，而党参、炙甘草则有解除平滑肌痉挛，缓急止痛，类激素之抗炎镇痛之效；黄连有较强的抗炎症及抗溃疡作用；半夏具有明显的胃肠电抑制作用，能使胃肠慢电波幅减少，周期延长，显著增加胃肠血流量。元胡的主要成分生物碱，有抗溃疡、抑制胃酸分泌、降低游离酸度及总酸度的作用。甘草含有效成分生胃酮，可抑制胃蛋白酶，促进胃黏膜上皮细胞的更新和黏液生成，保护胃黏膜，防止 Hp 回流，促进溃疡愈合；蒲公英能抑制多种杆菌、球菌，对 Hp 也有抑制作用，蒲公英还有较强的疏肝利胆的作用；白及对胃黏膜损伤有明显的保护作用，溃疡抑制率可达 94.8%。两组病例比较结果，半夏泻心汤组愈合率 77.77% 略优于常规治疗组愈合率 73.33%，两组愈合率比较 $P > 0.05$，差异无统计学意义。总之，在消化性溃疡治疗过程中应用半夏泻心汤寒热并用，补泻同施之配伍特点起到综合调节的作用，能促进疾病康复。

9. 杨光成治疗消化性溃疡案

收集消化性溃疡患者 50 例，半夏泻心汤基本方为：半夏、黄芩各 10g，黄连 5g，干姜 3g，人参 12g，大枣 15g，甘草 10g。每日 1 剂，水煎服，每次 250mL，每天 2 次，1 个月为 1 个疗程。若泛酸者加吴茱萸、乌贼骨；脾胃虚弱者加白术、茯苓、山药；胃胀痛明显者加柴胡、乌药、佛手、香附、炒白芍；瘀血阻络者，加川楝子、延胡索、川郁金。结果显示，50 例患者中，显效 22 例，有效 25 例，无效 3 例，总有效率 94%。结论：半夏泻心汤治疗消化性溃疡有效。

按： 消化性溃疡属中医学"胃脘痛""痞证"等范畴。多因饮食不节，或情志不遂等致脾胃受损，肝胃不和，日久胃络痹阻，气滞血瘀，常表现为虚实夹杂，寒热错杂，兼湿热交阻或胃阴不足等证型，特征是痛、胀、闷、滞。本病的病位在胃，病机与肝、脾等有密切关系。胃乃水谷之腑，以通为用，以降

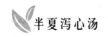

为顺；脾为后天之本，脾升胃降，生化有源，出入有序，血脉通畅。而脾胃升降运化有赖于肝的疏泄条达，肝气疏泄正常，则脾之清阳得升，胃之浊阴得降。笔者用半夏泻心汤治消化性溃疡，方中黄芩、黄连苦寒以泄热；干姜、半夏辛开以散痞；人参、大枣、甘草补脾和中，诸药合用，辛开苦降、寒热并用、调适上下、宣通内外、和畅气机。临床使用时随证加减用药，以增强疗效。

（四）慢性萎缩性胃炎（CAG）

1. 张平治疗慢性萎缩性胃炎案

选取 40 例萎缩性胃炎患者，依据治疗方法的不同分为观察组和对照组，各 20 例。对照组患者在治疗中选择服用维酶素，每日 3 次，每次 4 片，饭后 30 分钟服用。观察组选用半夏泻心汤治疗，药物组成：炒党参、炮姜各 10g，黄芩 15g，黄连 4g，姜半夏、木香、陈皮 8g，忍冬藤、焦山楂、白芍 30g，枳壳、炙甘草各 6g。如果患者出现反酸加瓦楞子、海螵蛸各 10g；患者出现腹胀加莱菔子、代赭石各 10g；如果患者出现不寐现象需要在药方中加入炒酸枣仁、柏子仁各 15g，郁金 10g 加强药效。上述中药需要进行 30 分钟浸泡后，再进行水煎取汁，每日服用 1 剂，分 3 次在餐后 30 分钟服下。两组治疗时间均为 2 个月。结果显示，观察组治疗总有效率为 95%，对照组总有效率为 65%，比较差异有统计学意义（$P < 0.05$）。

按：萎缩性胃炎在中医学中属于"胃痞"的范畴。本次研究用半夏泻心汤治疗遵循寒热同用、辛开苦降的治疗原则，方药中的炒党参、炙甘草固护脾胃、补中益气，黄芩、黄连清热解毒，半夏、枳壳消痞散结，芍药、甘草止痛，炮姜温中止痛，忍冬藤清火解毒，焦山楂健脾消食，木香、陈皮行脾胃之气。全方共奏攻补兼施、固本益气之功。结果显示，观察组总有效率为95%，对照组总有效率为65%，比较差异有统计学意义（$P<0.05$）。结论，萎缩性胃炎采用半夏泻心汤治疗，可提高临床疗效，具有临床应用价值。

2. 谭晶晶等人治疗慢性萎缩性胃炎案

选取70例慢性萎缩性胃炎患者，采用随机数字表法分为治疗组及对照组，各35例。治疗组采用半夏泻心汤治疗，药物组成：法半夏10g，黄芩10g，黄连6g，干姜10g，党参15g，炙甘草6g，大枣6枚。每天1剂，加水300mL，浸泡30分钟，头煎取汁100mL，二煎取汁100mL，2次药汁混合后分早、晚餐后2次温服。对照组采用西药治疗泮托拉唑钠肠溶胶囊治疗。每次40mg，餐前口服，每天1次。胃镜结果显示，对照组35例，治愈6例，显效10例，有效12例，无效7例，有效率80.00%；治疗组35例，治愈13例，显效16例，有效5例，无效1例，有效率97.14%，$P<0.05$，有统计学意义。

按： 慢性萎缩性胃炎属于中医学"胃脘痛""痞满""嘈杂"等范畴，病位在脾胃，涉及肝胆，由情志不畅、饮食劳倦、外邪犯胃、脾胃虚弱所致，胃失和降、脾胃气机升降失调是发病的核心环节。本病病程长，且易反复发作，病久则容易出现寒热错杂，治以和胃降逆、消痞除满为法。半夏泻心汤出自《伤寒论》，原文149条："伤寒五六日，呕而发热者，柴胡汤证具，而以他药下之……但满而不痛者，此为痞，柴胡汤不中与之，宜半夏泻心汤。"方中半夏和胃消痞，降逆止呕；干姜辛苦散结以和阳；黄连、黄芩苦降泄热以和阴；人参补虚；甘草、大枣扶正以祛邪。全方寒热并用以和其阴阳，苦辛配伍

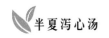
以顺其升降，补泻同施以调其虚实，使胃气得和，升降复常，则痞满吐利等症可愈。

3. 李思颖治疗慢性萎缩性胃炎案

将经胃镜确诊为慢性萎缩性胃炎患者 60 例随机分为对照组和治疗组各 30 例，对照组予以质子泵抑制剂和胃黏膜保护剂治疗，治疗组在此基础上加用半夏泻心汤治疗，两组均以 0.5 年为 1 个疗程，治疗后复查胃镜，观察疗效。结果：治疗组完全缓解率及有效率均明显高于对照组（$P < 0.05$）；治疗组病理结果显示胃黏膜炎症消失、黏膜面积减少 1/3 以上、肠化生消失和细胞异性消失的发生率均高于对照组，差异具有统计学差异（$P < 0.05$）。结论：半夏泻心汤治疗慢性萎缩性胃炎可以明显缓解临床症状，改善胃黏膜炎症状态，增加胃腺体数目，并在一定程度上逆转癌前病变。

按：中医认为，慢性萎缩性胃炎是由内因和外因双重作用所致，前者包括情绪、饮食和体质，后者包括邪毒入侵，通常情况下二者兼有。病因或因实致虚，或因虚致实，通常最后虚实兼有，虚证包括胃阴不足、脾阳虚弱的症状；实证包括郁热、血气阻络、湿浊及肝气郁结等。临床上常分为以下几型：脾胃虚寒型、肝郁化热型、脾胃湿热型、胃阴亏虚型、瘀血停滞型。萎缩性胃炎治疗的关键包括根除幽门螺杆菌、阻止腺体进一步萎缩、促进胃黏膜和腺体的生长或者再生，尽可能逆转癌前病变。本研究中笔者采用辛开苦降法（主要是半夏泻心汤加减法），此法具有柔肝和胃、散瘀、缓急止痛的作用。主要用于脾胃不和、瘀血阻络所致的胃脘疼痛、嗳气、反酸、腹胀等患者。半夏泻心汤以辛开苦降立法，寒热平调，其中包括辛味药物和苦味药物，辛味药物具有散结、行气的作用，苦味药物具有降泄、利下的功效。本研究根据中医辨证，采用半夏泻心汤加减：湿热蕴蒸者，重用黄连、黄芩，加大黄；脾虚夹湿者，加茯苓、薏苡仁；肝气犯胃者，加佛手、柴胡；气滞血瘀者，加丹参、五灵脂；脾胃虚寒者，重用干姜，加吴茱萸；疼痛甚者，加川楝子、延胡索；纳差甚者，加鸡内金。真正做到标本兼治。既往研究表明此方在治疗慢性胃炎方面可以明显改善症状，改善患者胃黏膜炎症状态，促进胃腺体的增生，能够根除幽门螺杆菌感染。本研究结果表明在常规治疗的基础上，加用中医辛开苦降法（半夏泻心汤加减）治疗能够提高治疗的有效率，明显改善症状。胃镜结果显示，采用辛开苦降法后，胃黏膜炎症消失、胃黏膜面积减少的比例明显提高，并且在一定程度上逆转了癌前病变，如肠化生消失、细胞异型明显减少或者改善。

4. 袁成业治疗慢性萎缩性胃炎案

将 72 例患者，随机分为半夏泻心汤组和胃复春对照组各 36 例，进行临床与病理疗效比较，同时观察 Hp 的根除率。结果：治疗组 36 例中，临床痊愈 5 例，显效 15 例，有效 13 例，无效 3 例，总有效率 91.67%；对照组 36 例中，临床痊愈 2 例，显效 11 例，有效 13 例，无效 10 例，总有效率 72.2%。经检验，两组总有效率有显著性差异（$P < 0.05$）。胃镜疗效比较，治疗组 36 例中，临床痊愈 13 例，显效 16 例，有效 5 例，无效 2 例，总有效率为 94.44%。对照组 36 例中，临床痊愈 6 例，显效 10 例，有效 11 例，无效 9 例，总有效率为 75%，两组比较有显著性差异（$P < 0.05$）。治疗组 Hp 转阴率为 66.7%，对照组为 37.5%，两组比较有显著性差异（$P < 0.05$）。结论：半夏泻心汤治疗慢性萎缩性胃炎有较好的疗效，并能较好地抑

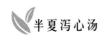

制 Hp。

　　按：中医无慢性萎缩性胃炎这个病名，根据其痞、胀、痛三大主症，可将其归为痞满、胃痛范畴。病因多为饮食不节，劳倦过度，七情失和，表邪入里，脾胃素虚等。CAG 病位在胃，脾胃气虚是病机根本。脾胃同居中焦，为"后天之本，气血生化之源"，然胃腑与外界相通，为患最易，凡外邪犯胃（包括 Hp 感染），饮食不节，情志不畅，劳逸不当，脾胃素虚等因素，均可伤及脾胃致升降失常，气机不畅。半夏泻心汤治寒热错杂，痞塞中焦之证，或因误下使脾胃升降失和，气聚而痞满，以但满而不痛为辨证之要。其症上可见恶心呕吐，中可见心下痞满，下可见肠鸣下利。成无己《注解伤寒论》曰："阴邪传里者，则留于心下为痞，以心下为阴受气之分……病发于阴而反下之，因作痞，此之谓也。"半夏泻心汤为张仲景《伤寒杂病论》方，由半夏、干姜、黄连、黄芩、人参、甘草、大枣组成，是治疗痞满的经典方——"但满而不痛者，此为痞，宜半夏泻心汤"。方中半夏、干姜辛散开结，与人参、甘草、大枣配伍升补清阳，黄连、黄芩苦降以泄其浊阴，辛开苦降，补泻兼施，上下复位，中气得和，则痞满可除。赵鸣芳的实验研究表明，半夏泻心汤有类似于胃肠动力药的作用，可加强胃蠕动，促进排空；半夏泻心汤对 Hp 有一定程度的杀灭作用，而且能拮抗炎症反应物质所致的变态反应和攻击因子，有利于炎症的消除；半夏泻心汤对胃黏膜慢性炎症有消退作用，更重要的是可促进萎缩的腺体再生。姜惟的研究表明，该方不仅能直接抑杀 Hp，而且能促进机体对自由基的清除，减轻或阻断组织的脂质过氧化反应，从而减少自由基对胃黏膜上皮细胞的损伤，甚至起到防癌变、防突变的作用。本研究结果表明，半夏泻心汤治疗慢性萎缩性胃炎有较好的疗效，而且能明显逆转病理状态，并能较好地抑制 Hp。

5. 张永奎等人治疗慢性萎缩性胃炎案

选取慢性萎缩性胃炎患者 82 例，随机分为对照组和治疗组各 41 例，治疗组采用半夏泻心汤加减治疗，对照组采用维生素片治疗，比较两组患者的疗效及症状改变情况。结果：治疗组总有效率为 90.24%，对照组为 73.17%，治疗组优于对照组（$P < 0.05$）。结论：半夏泻心汤加减治疗慢性萎缩性胃炎疗效显著。

按：慢性萎缩性胃炎（CAG）是消化系统中常见、多发、难治的疾病之一。其演变过程由慢性浅表性胃炎（CSG）—萎缩性胃炎（CAG）—肠上皮化生（IM）—异型增生—胃癌。这种发展模式已被国内外学者所公认。中医学认为本病多由饮食不节、情志所伤或脾胃虚弱兼夹外邪，导致脾胃升降功能失调、气机紊乱，属中医学"胃脘痛""痞满""嘈杂""胃痞""嗳气"等范畴。1989 年全国第 5 届脾胃病学术交流会把慢性萎缩性胃炎的中医病名拟为"胃痞"。CAG 病机特点为虚实夹杂，本虚标实。本虚以脾胃气阴两虚为主，标实以气滞、湿阻、血瘀等为主。中医内科学教材将本病辨证分为痰湿中阻等 7 种类型。笔者经过长期临床观察发现，以脾胃湿热证、脾胃虚弱证、中焦瘀阻证、胃阴不足证最常见。本地区患者喜食肥甘、嗜好饮酒，长期的饮食生活习惯容易蕴湿生热，伤及脾胃中焦，气机瘀滞，血络不畅，而成寒热错杂之证。因此笔者辨证选用清热化湿、调理脾胃之法治疗，故临床常选用半夏泻心汤加减治疗。半夏泻心汤为汉代张仲景《伤寒论》中"三泻心汤"之首方，由半夏、黄芩、黄连、干姜、党参、大枣、甘草 7 味药物

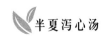

组成，主治伤寒之少阳证，因为误下而出现的心下满，但满而不痛之痞证，后世医家常用以治疗各种脾胃疾病，特别是由幽门螺杆菌所引起的相关性胃炎，可明显减轻临床症状和胃黏膜炎症。现代药理学研究证实，半夏泻心汤能加强胃黏膜的屏障作用及防御功能，抑制幽门螺杆菌的感染。故半夏泻心汤加减治疗慢性萎缩性胃炎疗效显著，值得进一步推广应用于临床。

6. **房军等人治疗慢性萎缩性胃炎案**

选择慢性萎缩性胃炎的患者80例作为本次的研究对象，按照随机数字表法分为观察组和对照组，每组40例。对照组给予一般常规治疗，观察组在一般常规治疗的基础上联合使用半夏泻心汤，比较两组患者的治疗效果。结果，观察组治疗的总有效率为95.00%，对照组治疗的总有效率为72.50%，两组患者治疗效果的差异具有统计学意义（$P < 0.05$）；治疗前胃黏膜萎缩和肠化积分组间比较，差异无统计学意义（$P > 0.05$），治疗后观察组评分低于对照组，并且两组评分均降低，差异具有统计学意义（$P < 0.05$）。结论，半夏泻心汤加减治疗慢性萎缩性胃炎效果显著，可改善患者的临床症状，提高幽门螺杆菌的清除率，此方法可在临床推广使用。

按： 作为常见的消化道疾病，CAG的确诊主要依靠胃镜与胃黏膜活组织病理检查，主要因为患者的体征及临床症状无特异性。该类患者病程长且年龄多在45岁以上，有慢性浅表性胃炎的病史，主要临床表现为胃脘胀满、疼痛，胃部有灼烧感，患者自感烧心，消化不良，大便异常，长时间发病易导致虚弱症状、贫血等，严重影响患者身心健康。胃镜检查是目前对CAG的主要检测手段，胃镜下可见胃黏膜颜色变淡，黏膜皱襞细小或者消失。若患者同时伴有腺体过度增生，胃镜下明显显示黏膜表面粗糙不平，呈现出颗粒状或结节状，部分患者黏膜表面形成假息肉，病变处黏膜脆性增加，容易出血，并可有糜烂灶。长期治疗不彻底会给患者的生活质量造成严重的影响。饮食调理是基础，注意休息，多运动，保持心情舒畅是疾病治疗成功的基础。本文研究了就半夏泻心汤加减治疗CAG患者的临床疗效，结果显示，观察组治疗的总有效率（95.00%）高于对照组（72.50%），差异具有统计学意义（$P<0.05$），经过对患者胃黏膜萎缩和肠化进行评价，两组患者均好转，观察组胃黏膜萎缩和肠化评分较对照组具有明显优势。半夏泻心汤，中医方剂名，为和解剂，具有调和肝脾、寒热平调、消痞散结之功效。主治寒热错杂之痞证，心下痞，但满而不痛，或呕吐，肠鸣下利，舌苔腻而微黄。临床常用于治疗急慢性胃肠炎、慢性结肠炎、慢性肝炎、早期肝硬化等属中气虚弱、寒热错杂证者，半夏泻心汤根据患者的病情辨证加减，对于CAG患者具有较好的疗效，可明显改善患者临床症状和体征。综上所述，在一般治疗的基础上联合使用半夏泻心汤加减治疗CAG的临床疗效显著，可改善患者的临床症状，提高幽门螺杆菌的清除率。此种方法可在临床上进一步推广使用。

7. 李学勇治疗慢性萎缩性胃炎案

收集慢性萎缩性胃炎患者100例，均予半夏泻心汤加减治疗，日1剂，三餐前半小时水煎温服，2个月为1个疗程。结果：100例中，痊愈60例，有效38例，无效2例，总有效率为98%。结论：半夏泻心汤加味治疗慢性萎缩性胃炎疗效显著。

按：本病多因情志所伤、饮食不节或脾胃素虚兼夹外邪，而致脾胃升降失司，气机紊乱。临床上可见上腹部痞满不适、呕吐、厌食、消瘦等。半夏泻心汤出自张仲景的《伤寒杂病

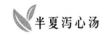

论》，方中半夏、干姜散寒降逆，黄芩、黄连苦寒清热，人参、甘草、大枣益气和中。诸药合用，共奏辛开苦降，调和胃肠之功。随症加减，应用于慢性萎缩性胃炎，疗效显著，不仅能减轻、消除临床症状，而且能使萎缩腺体好转、逆转，也能使肠腺化生及不典型增生减轻、消失。坚持服药，疾病将渐趋好转，以致痊愈。因此，临床上值得推广。

8. 何任治疗慢性萎缩性胃炎案

男，45 岁。2006 年 6 月 5 日初诊。自述有慢性萎缩性胃炎3 年，间断服中药、西药，腹胀痛时好时坏。近半年来，脘胀、口苦，大便偏稀，不成形，口哕，舌红苔厚，脉濡。方用自制舒胃饮加减，处方：太子参 20g，厚朴 10g，姜半夏 10g，黄芩10g，黄连 4g，干姜 6g，白扁豆衣 30g，延胡索 20g，白芍 15g，生甘草 6g，川楝子 10g，蒲公英 30g，沉香曲 10g，平地木 10g。水煎服，每日 1 剂。前后共服 50 剂，胃镜示慢性浅表性胃炎，诸症皆瘥。

按：从本验案脉证可知，该患者病程长达三年有余，久病多虚，其病性属虚，然症见脘腹胀满，胃气不畅，其病标属实；脉证中口苦、舌红为有热之候，而苔厚、脉濡却又为内有寒湿之象。脉证合参，该证的病机关键为虚实夹杂，寒热互结，肠胃不利。病位在胃，与肝、脾、大肠关系密切。由于寒热互结于中，脾胃健运失职，升降不能，胃脘不通，大肠不利，故出现上见口苦、口哕，中见脘腹胀满，下见大便溏泻等虚实夹杂证。由此可见，本脉证属于典型的张仲景所谓的"痞、呕、利"三证俱符之半夏泻心汤证。所以熟谙医圣仲景心法的何老在方中首先配伍了半夏泻心汤（清半夏、黄芩、干姜、黄连、甘草、大枣）。方中清半夏味辛苦，归经入胃，辛开散结，苦降止呕，以除脘胀痞满呕哕，为君；以干姜辛温祛寒，黄芩、黄连苦寒泄热为臣；太子参、甘草补益脾胃，调和诸药为佐使。辅以厚朴味辛苦、性温、归经脾、胃、大肠，本品芬芳馥郁，性温而燥，一可行脾胃气分之滞，化中焦郁滞之湿，行气消胀，醒脾化湿；二可苦降泻实，行气消胀，导滞除痞，以破脘腹内留之滞，导胃肠停滞之积；三可温中止痛，散胸腹一切阴凝滞气，温中泻满行气止痛。白扁豆甘淡性平归经脾胃，本品甘平气香，能疏脾升胃，化清降浊。诸药相配，寒热并用，辛苦共进，补泻同施，共奏泻心（开胃）消痞，补中扶正，调和寒热之功。寒热除，肠胃通，正气复，诸证自愈。

（五）胃食管反流病

1. 吴中山治疗胃食管反流病案

患者，男，38 岁，2010 年 4 月 20 日初诊。因反酸、胸骨后烧灼样不适 2 个月，加重 1 周就诊。1 个月前于某三甲医院行胃镜检查示：食管中下段黏膜充血、水肿、糜烂，贲门周围黏膜水肿。诊断为反流性食管炎、贲门炎。间断服西药奥美拉唑治疗，效果欠佳，遂求治于中医。刻下：反酸，胸骨后烧灼疼痛，伴咽部异物感，时有胃脘胀满，不痛，口干口苦，无嗳气，无恶心呕吐，纳差，大便不畅，小便调，舌质淡红，苔滑腻，脉弦滑。诊断为吞酸，辨证属寒热错杂型。治以辛开苦降、和胃止痛。予半夏泻心汤合左金丸加减：清半夏 10g，干姜 6g，黄连 10g，吴茱萸 3g，黄芩 10g，甘草 6g，黄芪 20g，厚朴 10g，茯苓 20g，紫苏叶 10g，炒陈皮 10g，海螵蛸 10g，煅牡蛎（先煎）20g，炒白术 20g，炒枳壳 10g，白花蛇舌草 10g，三七粉（冲服）3g，珍珠粉（冲服）0.6g。7 剂，每日 1 剂，水煎，

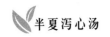

早、晚温服。服用 1 周后反酸及胸骨后烧灼疼痛感明显减轻，咽部异物感消失，偶有嗳气。上方略作加减，继续调理月余，诸症消失。胃镜复查：食道黏膜光滑，无充血、水肿、糜烂。随访 1 年，未见复发。

按： 本病多因饮食不节，情志不遂，劳逸不均，而致胆疏失职，脾胃运化失常，气机上逆，损伤食管黏膜，其病机总属胃失和降，胃气上逆。治疗多以辛开苦降、和胃降逆、疏肝解郁、化湿助运为法，而降逆制酸贯穿治疗过程的始终。半夏泻心汤祛邪和中、开痞散结；加炒陈皮、紫苏叶、炒枳壳理气行滞；吴茱萸可助黄连和胃降逆，且可制约黄连之苦寒，使泻火而无凉遏之弊；白花蛇舌草解毒化瘀；海螵蛸制酸止痛；黄芪益气生肌；三七粉、珍珠粉化瘀生肌敛疮。诸药合用，邪去正复，脾升胃降，运化自如，故反流可止，诸症消失。

2. 高望望治疗胃食管反流病案

高望望收集 97 例胃食管反流病患者，随机分为治疗组 67 例与对照组 30 例，两组均于睡眠时抬高床头 15～20cm，进低脂、高蛋白饮食，不食咖啡、巧克力和刺激性食物，戒烟酒，忌睡前进食，衣着宽松。治疗组给予半夏泻心汤（制半夏 10g，黄芩 10g，干姜 5g，太子参 15g，炙甘草 5g，黄连 5g，大枣 10），每日 1 剂，水煎取汁 300mL，分 3 次温服。对照组服用雷贝拉唑片每次 10mg，每日 1 次；吗丁啉片每次 10mg，每日 3 次。治疗期间停用其他相似作用的药物。两组均以 8 周为 1 疗程，治疗 1 疗程后评定疗效。结果显示，治疗 1 疗程后，两组症状积分与治疗前比较差异有统计学意义，而治疗组治疗后症状积分改善优于对照组。

按： 现代医学认为，胃食管反流病的发病与 LES 压力下降、食管防御机制削弱、抗反流屏障功能不全、胃排空延迟、反流内容物清除障碍及幽门螺杆菌感染等相关。长期胃食管反流易并发食管溃疡、出血、狭窄及 Barrett 食管，亦可造成慢性喉、下咽部狭窄及癌肿。内科保守治疗以抑酸剂、促动力药、黏膜保护剂为主。GERD 属中医学"吐酸""嘈杂""梅核气"等范畴，又有人将其称为"食管瘅"。《内经》有"善呕，呕有苦，长太息，心中憺憺，恐人将捕之，邪在胆，逆在胃，胆液泄则口苦，胃气逆则呕苦，故曰呕胆"之说；《灵枢·口问》云："寒气客于胃，厥逆从下上散，复出于胃，故为噫。"我们认为，本病是由于饮食不节、情志不畅或外邪犯胃，以致胸腹间气机失常，气逆犯胃，胃失和降，使清气无所归而不升，浊气无所纳而不降，邪气留恋，寒热互结，而出现嗳气吞酸、心下痞满、泛酸、灼热等症。治宜辛开苦降。方中半夏散寒热之结，和胃降逆；干姜温中散寒；黄芩、黄连降泄邪热；太子参、大枣甘温益脾，复脾主升之职，与半夏相伍，有升有降，脾胃运化则可自如。炙甘草调和药性，合半夏则辛甘化阳以助脾胃之运化。研究发现，半夏泻心汤对正常机能下的胃肠运动无明显作用，而对偏抑或偏亢机能状态下的胃肠运动具有双向调节作用，并且能促进受损黏膜的修复。张胜等观察发现，本方对正常小鼠胃排空无明显影响，而对由药物所致的胃排空抑制或亢进具有明显的拮抗作用，推测本方对消化道功能的双向调节作用的机制与胃内胆碱能、多巴胺能及 5 – HT 能神经系统有关。刘晓霓等发现，本方可明显抑制反流性食管炎大鼠模型的食管黏膜增生，降低食管局部脂质过氧化物丙二醛（MDA）含量，减轻食管局部炎症细胞的浸润。以半夏泻心汤为主加减而成之和中降逆方，对反流性食管炎大鼠模型有很好的促胃排

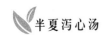

空、肠推进作用，亦能降低（MDA）含量，且对胃液量、胃液总酸度及胃蛋白酶活性无明显影响。本观察显示，半夏泻心汤能明显改善患者剑突下烧灼感、胸痛、泛酸等症状，且疗效优于单纯西药治疗，其作用机理可能为通过增强胃肠动力、抑酸、保护消化道黏膜而起效。

3. 刘胜贤治疗胃食管反流病案

刘胜贤将49例胃食管反流病患者随机分为两组，对照组24例采用枸橼酸莫沙比利片治疗，治疗组25例在对照组治疗的基础上加用半夏泻心汤（主要药物组成有半夏9g，黄芩10g，黄连10g，柴胡6g，干姜6g，香附9g，人参9g，当归9g，乌贼骨15g，延胡索6g，甘草6g，大枣3枚）治疗，连续用药3个月后比较两组患者的临床疗效。结果：对照组有效率为66.67%，治疗组有效率为88.00%，两组有效率比较，有显著性差异（$P < 0.05$）；两组烧心、吐酸、反食、胸骨后疼痛等临床症状比较，有显著性差异（$P < 0.05$）。结论：半夏泻心汤联合莫沙比利治疗胃食管反流病疗效显著。

按：胃食管反流病是临床消化系统疾病中的一种常见的疾病。其主要的发病机制为消化系统抗反流防御机制（抗反流屏障LES失调、食管自身清除功能减弱及食管黏膜屏障作用障碍）功能下降，以及胃、十二指肠内容物对食管黏膜持续性损害所致。目前对于胃食管反流病临床主要采用改变患者的生活饮食方式、抑制胃酸分泌及促进胃排空。枸橼酸莫沙必利片是一种新型的胃肠动力促进药物，主要的作用机制是选择性激动5-HT4受体，产生胆碱能样作用，增强食道蠕动和下食道括约肌张力，提高LES张力，防止胃内容物反流入食道，并改善食道的清除率，促进胃排空。是临床胃食管反流病常用的药物。

中医学把胃食管反流病归属于"嘈杂""反胃""噎膈""胸痛"等疾病范畴，主要病机是由于肝失疏泄、胆火犯胃、胃失和降而致寒热错杂的一种病症。加味半夏泻心汤主要由半夏、黄芩、黄连、柴胡、干姜、香附、人参、当归、乌贼骨、延胡索、甘草、大枣组成。方中半夏具有降逆化痰、和胃止呕、消痞散结之功；黄芩、黄连苦寒泄热、清热燥湿；干姜具有温寒除热之效；柴胡、香附疏肝理气，调畅气机；人参、甘草、大枣补益中焦之气；当归、延胡索活血止痛；乌贼骨敛疮抑酸。全方具有辛开苦降、寒温并用、补泻同施的作用，针对胃食管反流病的发病病机起到了较好的治疗作用。本试验研究显示，枸橼酸莫沙必利生联合加味半夏泻心汤能提高胃食管反流病的临床治疗效果（$P < 0.01$），改善胃食管反流病患者的临床烧心、吐酸、反食、胸骨后疼痛等症状（$P < 0.05$ 或 $P < 0.01$），值得临床推广应用。

4. 王家平等人治疗胃食管反流病案

王家平等人将胃食管反流病患者 100 例按随机数字表法分为对照组和观察组，各 50 例。对照组采用西医常规治疗，观察组采用半夏泻心汤加减（清半夏12g，白芍10g，枳实10g，柴胡10g，大枣6g，黄连6g，黄芩10g，干姜9g，太子参15g，甘草6g）治疗。疗程均为 14 天。结果：观察组的临床总有效率为96%，明显高于对照组的80%（$P < 0.05$）。与治疗前相比，两组患者治疗后的症状评分均明显改善（$P < 0.05$），观察组的症状评分明显更优（$P < 0.05$）。结论，在胃食管反流病的临床治疗中，采用半夏泻心汤进行加减治疗，具有显著的临床疗效。

按：胃食管反流病是指胃肠内容物反流进入食管引起的临床综合征，临床表现以反酸、烧心为主，对患者的生活质量造

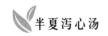

成严重影响。有关调查数据显示，未经治疗或治疗效果欠佳的胃食管反流病患者生活幸福指数仅低于心绞痛和心衰患者，而随着病情的加重，患者的生活幸福指数会出现下降。因此，临床上应针对胃食管反流病的临床特点进行有针对性的治疗，以减轻患者的临床症状，减缓疾病的进展，改善患者的生活质量。

目前，西药治疗主要是通过抑制胃酸的分泌来达到缓解胃食管反流病临床症状的目的。常用药物有 5－羟色胺受体激动剂和质子泵抑制剂，其中 5－羟色胺受体激动剂多用于功能性消化不良的治疗，对胃酸的分泌不会产生较为显著的影响。因此，该类药物仅适用于治疗轻中度的胃食管反流病，常见的药物有莫沙必利；而质子泵抑制剂对胃食管反流病的治疗效果较为显著，常用的质子泵抑制剂主要有奥美拉唑、雷贝拉唑、兰索拉唑、埃索美拉唑、泮托拉唑等药物，但这类药物长期使用会增加胃部癌变的风险，诱发胃腺癌，存在一定的局限性。因此，临床上应对胃食管反流病的临床治疗方案进行积极的探讨，以寻求一种更加安全、更加有效的治疗方案。

近年来，中医在胃食管反流病的临床治疗方面取得了较大的进展。胃食管反流病属于中医学"吐酸""食管瘅"范畴。病机为肝胆疏泄不畅、脾失健运、胃失和降而致胃气上逆、上犯食管。临床注重以中医辨证为基础，结合西药治疗。现代医学认为，抗反流防御机制的减弱和反流物对食管的攻击作用增强是该病发生的主要机制，治之以抑酸为主，兼增促进胃肠动力、胃肠黏膜保护等。中医治疗原则以活血化瘀、疏肝解郁、清热化痰为主。本研究中的观察组采用中药方半夏泻心汤加减治疗，药方组成为清半夏、白芍、枳实、柴胡、大枣、黄连、黄芩、干姜、太子参、炙甘草。清半夏可清热化痰，白芍、柴胡可疏肝解郁，枳实可行气止痛，大枣、太子参可益气活血化瘀，黄芩、黄连可清热祛湿、凉血息风，炙甘草可调和诸药药性，诸味药材合用，组方严谨，并根据证型进行辨证加减治疗，可共奏活血化瘀、清热化痰、疏肝解郁之功效。本研究结果显示，与西医规范治疗的对照组相比，采用半夏泻心汤加减治疗的观察组其临床总有效率明显增高，且其治疗后的症状评分明显更优，说明半夏泻心汤可有效缓解胃食管反流病患者的临床症状，提高疗效。

5. 王婷治疗胃食管反流病案

王婷收集被诊断为胃食管反流病的患者 96 例，随机分为研究组和对照组，各 48 例。研究组接受半夏泻心汤：半夏 12g，黄芩 10g，党参 15g，干姜 5g，大枣 4 枚，炙甘草 5g。胃热炽盛者，去干姜，加丹皮 10g；胃阴虚者，加北沙参 10g。对照组接受西药治疗。对比两组治疗前后中医病证评分及治疗疗效。结果：两组治疗后中医病证评分差异有统计学意义（$P < 0.05$）。研究组和对照组治疗疗效分别为 100%、83.3%，差异有统计学意义（$P < 0.05$）。结论：半夏泻心汤治疗胃食管反流病临床疗效可靠，能明显改善患者症状。

按：半夏泻心汤出自《伤寒论》，半夏辛温，交通阴阳；黄芩苦寒降肺，清降泄热；干姜振奋中阳；党参、大枣补脾气以和中；炙甘草守定中气。诸药合用可起到益气健脾，清热和胃，疏肝理气，降逆和胃，调畅气机之功效。现代药理研究表明，黄芩能调节胃黏膜组织中的胃液分泌，可以促进胃肠蠕动；干姜能消炎又能减少胃肠道痉挛；党参、甘草可增强胃黏膜的防御功能，调节胃肠道蠕动。本次研究发现研究组治疗后中医病证评分明显优于对照组，而且研究组治疗疗效明显高于对照

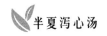 半夏泻心汤

组，可以看出半夏泻心汤治疗胃食管反流病临床疗效可靠，能明显改善患者症状。

6. 李俊玲治疗胃食管反流病案

李俊玲选择 113 例胃食管反流患者，随机分成观察组与对照组，对照组的 56 例患者给予雷贝拉唑钠肠溶片治疗，观察组的 57 例患者给予半夏泻心汤治疗，处方：大枣 4 枚，黄连 3g，人参 6g，炙甘草 6g，干姜 6g，黄芩 6g，半夏 9g。每日 1 剂，水煎后取其浓汁 300mL，分早、中、晚 3 次服用。结果：两组患者的治疗总有效率存在明显差异，具有统计学意义，$P <$ 0.05。结论：在对胃食管反流患者进行治疗时，半夏泻心汤治疗具有较高的临床应用价值。

按： 有研究指出，胃食管防御能力相对较低、抗反流物屏障功能障碍、食管防御力低下是导致患者出现胃食管反流病的主要原因。长此以往可能导致患者出现慢性喉炎或食管出血，情况严重的患者还会引发癌肿。目前，在对胃食管反流患者进行临床治疗时，其主要的治疗方式为抑制胆汁、胃酸倒流，对患者的胃黏膜进行适当的保护。本研究的结果显示，观察组患者的治疗总有效率为 96.49%，对照组患者的治疗总有效率为 71.43%。由此可见，在对胃食管反流患者进行临床治疗时，半夏泻心汤的治疗效果明显优于雷贝拉唑钠肠溶片，这不仅改善了患者的预后情况，而且还提高了患者的生存质量。综上所述，在对胃食管反流患者进行治疗时，半夏泻心汤的治疗效果较好，且具有较高的临床应用价值。因此，在对胃食管反流患者进行临床治疗时，可以对半夏泻心汤进行大量推广并普及使用。

7. 张良军治疗胃食管反流病案

张良军选取 86 例胃食管反流病患者，参照就诊顺序将其分

别划入对照组与研究组，每组 43 例。研究组在对照组单纯采用莫沙必利治疗的基础上加用半夏泻心汤治疗（乌贼骨 15g，黄芩、黄连各 10g，半夏、香附、人参各 9g，柴胡、干姜、延胡索、甘草各 6g，大枣 3 枚，并随证加减）。1 个月为 1 个疗程。用药 3 个疗程后，比照两组患者的临床疗效、胃镜检查、各症状与体征消失时间及不良反应发生情况。结果：研究组患者的临床总有效率与胃镜下总有效率分别为 90.3%、87.1%，相较于对照组的 70.9%、67.7% 均明显增高，差异有统计学意义（$P < 0.05$）；研究组患者烧灼感、反酸、反食及胸骨后疼痛等症状体征消失时间均明显短于对照组，差异有统计学意义（$P < 0.05$）。随访 4 周，研究组有 7 例患者复发，复发率为16.3%，对照组有 22 例患者复发，复发率为 35.5%，相比之下研究组的复发率明显更低（$P < 0.05$）。两组只有 5 例患者出现轻微恶心、腹胀，无其他明显不良反应。结论：应用半夏泻心汤联合莫沙必利治疗胃食管反流病疗效确切，有助于临床症状迅速改善，促进其病变的食道黏膜恢复，适合在基层医疗实践中推广应用。

按：胃食管反流病是临床十分常见与多发的消化系统疾病，其病理机制主要为消化系统的抗反流防御机制功能降低，导致胃、十二指肠内容物反流至食管内所引起的食管黏膜损伤，内镜下可见黏膜出现炎症、糜烂甚至溃疡。本病初期临床表现以烧灼感、反酸、胸骨后疼痛等为主，随着病情的进展还可能出现食管管腔狭窄，甚至诱发癌变。目前临床上对于本病的治疗以抑制胃酸分泌、促进胃排空及改变饮食习惯等为主。莫沙必利是一种高选择性 5 - 羟色胺受体激动剂，属于新型胃肠动力促进药物，其通过增强下食道括约肌张力与食道蠕动，达到促

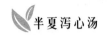

进胃排空的功效，进而有效防止胃内容物反流。而根据本病的病理机制，普遍认为本病属于动力障碍型疾病，反流的不仅是胃酸，还有胆汁或胰酶等碱性物质，因此单纯使用抑酸或促胃肠动力的药物效果并不理想，且长期用药还存在一定的副作用，对患者生活质量的改善效果一般。在祖国医学中，胃食管反流病归属"嘈杂""反胃""胸痛"等范畴，其病理机制以肝失疏泄、胆火犯胃、胃失和降而引起的一种寒热错杂的病症。半夏泻心汤出自于张仲景的《伤寒杂病论》，用于治疗胃食管反流病，具有明显调中和胃与辛开苦降的特征，主治寒热错杂、脾胃气虚及脾失健运等病症。方中半夏有和胃止呕、消痞散结的功效，黄连、黄芩有清热燥湿之作用，柴胡、香附有疏肝理气的作用，人参、甘草与大枣则能补益中焦之气，乌贼骨可敛疮抑酸，干姜可温中。诸药合用对胃食管反流病的病理机制具有较好的干预作用，而且具有泄不耗气、通不伤正的功效，真正体现了甘温调补扶持正气、辛开苦降调节气机等作用，针对胃虚热证及燥热证给予辨证治疗，效果极为显著。结果显示，研究组的临床疗效、胃镜下疗效均优于对照组，各症状提升消失时间则少于对照组，且研究组的复发率更低，差异在统计学范畴内，由此表明中药凭借多靶点、多途径等纯天然机体调节优势有助于机体综合状态的改善，故相对于单纯应用西药更有助于临床症状的改善、患者生活质量的提高，以及复发率的降低。而且服药期间，两组均未见明显严重不良反应，可见该治疗方案并不会增加药物不良反应，安全性较高。另外，本次研究因观察时间较短，并未对长期服用西药带来的不良反应及药敏性降低等问题进行观察，故还有待进一步扩大规模以论证。笔者经总结认为，随着近年来胃食管反流病的发病率越来越高，西药虽能缓解临床症状，但治标不治本，停药后容易复发，而且长期服药带来的毒副反应与药敏性降低等问题不容忽视。近年来中医药凭借疗效满意、不良反应少、价格低廉等优势在各种疾病的治疗中被广泛重视。而当前临床上并无针对中医辨证分型统一的方法与标准，通常医生是根据临床经验来选方用药，使得临床报道缺乏参照性。因此，笔者认为日后还应展开大样本的临床病例监测，对中医诊断与治疗胃食管反流病进行标准化探索，以探索出针对实际辨证分型最具实效性的中医药方剂。综上所述，应用半夏泻心汤联合莫沙必利治疗胃食管反流病疗效确切，有助于临床症状迅速改善，促进其病变的食道黏膜恢复，适合在基层医疗实践中推广应用。

8. 林美华治疗胃食管反流病案

林美华选取 78 例的胃食管反流病患者，随机分为对照组和观察组，每组 39 例。对照组每次给予 20mg 奥美拉唑肠溶胶囊口服治疗，每天 2 次，早、晚空腹服用；观察组给予半夏泻心汤配伍加减：半夏 12g，黄芩 10g，党参 15g，黄连、炙甘草、干姜各 5g，大枣 5 枚。随证加减：肝胃气滞加郁金、木香各 6g；胃热炽盛减干姜，加丹皮、焦山栀、蒲公英各 10g；脾胃虚弱加白术、枳壳、茯苓各 12g；寒湿较重去黄连，加高良姜、香附各 10g；肝胆湿热加龙胆草 12g；食滞胃肠加神曲、山楂、鸡内金各 10g；胃阴亏虚加北沙参 12g，麦冬、石斛各 10g；大便秘结加大黄 6g 进行治疗，水煎，分早、晚餐前服。所有患者治疗 2 个疗程后对治疗效果进行评价，并统计和比较治疗过程中发生的不良反应。结果：治疗后对照组总有效 31 例，总有效率为 79.49%（31/39）；观察组总有效 37 例，总有效率为 94.87%（37/39）。两组之间进行统计学比较，差异显著（$P <$

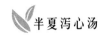

0.05）。治疗中对照组发生不良反应 10 例，不良反应发生率为 25.64%（10/39）；观察组发生不良反应 2 例，发生率为 5.13%（2/39）。两组之间进行统计学比较，差异显著（$P <$ 0.05）。结论：对胃食管反流病应用半夏泻心汤加减进行治疗，不仅可以明显提高治疗效果，减轻临床症状，而且不良反应少，安全性高，值得临床推广。

按：随着人们生活水平和生活方式的变化，胃食管反流病的发病率逐年上升，在临床治疗中，以质子泵抑制剂为主要药物进行症状控制，但是由于患者食道病变引起防御机制的减弱，停药后易复发，需要长期使用，不仅给患者带来较重的经济压力，而且治疗过程中不良反应发生率较高。中医无胃食管反流病名，但根据主症可归属于"吐酸""嘈杂""噎膈""胃痞""胃痛"等病范畴，其病机为胃气不降、胆气不疏上泛、逆而犯胃和食道。半夏泻心汤是《伤寒论》经方，运用中医整体观念和辨证论治，在改善和控制患者症状、提高生活质量等方面效果良好，是调和脾胃的代表方剂，主治脾胃虚弱、寒热错杂之心下痞证。方中半夏归脾、胃、肺经，具有散结消痞、降逆止呕之效；干姜辛热，可行可散，功效为温中散寒；黄芩、黄连苦降寒清，能清泄中焦脾胃、肝胆之湿热痞满；党参、大枣补脾益气，脾气升清以益胃和中，中焦得以恢复；炙甘草不仅可以补脾气，而且调和诸药。全方寒热并用、苦降辛开、补泻兼施，共奏调和肝脾、消痞散结、平调寒热之效，而在经方的基础上，根据患者的不同临床并发症状进行药物加减，以提高临床治疗效果。在本次研究中，治疗后对照组疗效评价总有效率为 79.49%，观察组疗效评价总有效率为 94.87%，两组之间具有显著差异（$P < 0.05$）；治疗中对照组不良反应发生率为

25.64%，观察组不良反应发生率为 5.13%，两组之间进行统计学比较，差异显著（$P < 0.05$）。说明应用半夏泻心汤加减治疗胃食管反流病，针对患者的具体并发症采用个性化的治疗方案，疗效显著，安全性高。综上所述，对胃食管反流病应用半夏泻心汤加减进行治疗，不仅可以明显提高治疗效果，减轻患者的临床症状，而且不良反应少，安全性高，值得临床推广。

9. 寿惠菁治疗胃食管反流病案

寿惠菁选取 86 例胃食管反流病患者，将其随机分成对照组与研究组，每组各 43 例。研究组采用半夏泻心汤（太子参 15g，制半夏、大枣、黄芩各 10g，干姜 6g，黄连、炙甘草各 5g，每天 1 剂，用开水煎煮，取其汁液 300mL，每天 3 次，口服）治疗，对照组采用奥美拉唑与西沙比利片治疗，比较两组的治疗效果。结果：研究组与治疗前相比，t = 8.63，P = 0.001，与对照组治疗后相比，t = 4.62，P = 0.02，两组治疗前后症状积分差异显著。研究组治疗总有效率为 93.0%（40/43），对照组治疗总有效率为 74.4%（32/43），两组相比，差异有统计学意义（$P < 0.05$）。结论：半夏泻心汤治疗胃食管反流病效果显著，值得临床推广应用。

按：现代医学研究表明，胃食管反流病和患者食管下端括约肌压力下降、抗反流屏障功能不全、食管防御机制弱及胃排空延迟、幽门螺杆菌感染等因素密切相关，并且长时间的胃食管反流可能诱发食管出血、溃疡及狭窄等，导致下咽部狭窄或者肿瘤。中医理论认为，胃食管反流病归属于中医的"嘈杂""吐酸"范畴，并将该病的发病原因归于饮食不节、情志不畅，由此引起胸腹间气机异常，逆气冲胃，致使胃部丧失和降、气无所归，邪气乱串，且浊气无所收纳，寒热反复交替，导致胸

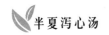

痛灼热、心下痞满、反酸及嗳气吞酸等症状，故治疗应以辛开苦降为主。半夏泻心汤方剂中制半夏具有散寒热郁结、和胃降逆的功效；太子参和大枣甘温益脾，承担着复脾主升的职责，和制半夏配伍，一升一降，促使患者脾胃运化自如；干姜具有温中散寒的作用；黄芩与黄连具有降泄邪热的作用；炙甘草则可调和药性，配合制半夏能够辛甘化阳，辅助患者脾胃运化。本研究结果表明，研究组与治疗前相比，t = 8.63，P = 0.001，与对照组治疗后相比，t = 4.62，P = 0.02，两组治疗前后症状积分差异显著。研究组治疗总有效率为 93.0%，对照组治疗总有效率为 74.4%，两组相比，差异有统计学意义（P < 0.05）。这与相关文献报道结果相吻合。且半夏泻心汤对于正常机能下的胃肠运动没有明显作用，但是对于偏抑及偏亢机能条件下的胃肠运动有双向调节功效，并有利于受损黏膜修复。张洪勤通过研究认为，半夏泻心汤对正常小鼠胃排空没有显著性作用，但对药物引起的胃排空抑制或者亢进有显著性拮抗功效，进一步推理可知该方对于消化道功能的双向调节作用原理和 5 – HT 能神经系统、多巴胺能及胃内胆碱能相关。总之，采用半夏泻心汤治疗胃食管反流病，效果显著，值得临床推广应用。

10. 江玲琦治疗胃食管反流病案

江玲琦选取胃食管反流病（GERD）患者 60 例，随机分为观察组和对照组，对照组给予常规西医治疗，观察组给予中药方剂半夏泻心汤治疗。处方：清半夏 15g，黄芩 9g，干姜 9g，人参 9g，炙甘草 9g，黄连 3g，大枣 4 枚。随症加减：肝胃郁热型患者加丹参、炒白术各 15g；肝胃不和型加柴胡 12g，党参 8g，大黄 10g；中虚气滞型加元胡 10g；胃阴不足型加乌贼骨 12g，煅瓦楞子 30g。并比较两组疗效。结果：观察组在治疗后的症状积分减少情况明显优于对照组，治疗总有效率明显大于对照组，不良反应发生率明显小于对照组，且 $P < 0.05$。结论：中药治疗胃食道反流性疾病可明显提高治疗效果，且无明显不良反应，值得临床推广。

按： 胃食管反流病（GERD）之病位尽管在食道，但属胃气所主，因此其在中医中属于"胃痛""噎膈"等范畴，同时又与脾胃的收纳升降和肝胆的疏泄功能有着密切的关系。其病因与饮食、情志等因素有关，以致脾胃功能失常，食管反流日久，最终出现噎膈证，因此在治疗方面应以清胃泄热、化湿和胃为主。在本组资料中，我们对观察组患者应用半夏泻心汤治疗，该汤剂以清半夏为君药，可散结除痞，降逆和胃；黄芩、干姜、黄连为臣药，黄芩、黄连可清降泄热；干姜辛热，可散寒除痞；人参、大枣为补药，性温，可补脾气以和中；炙甘草为使药，可补脾和中，调和诸药，总之诸药合用可寒温并用，辛开苦降，调中和胃。同时从本组结果可看出给予半夏泻心汤治疗的观察组治疗后临床症状积分明显小于给予常规西医治疗的对照组，总有效率也明显大于对照组，不良反应明显小于对照组，且 $P < 0.05$，提示中药汤剂半夏泻心汤在 GERD 的治疗中效果显著，可明显提高疗效，改善患者临床症状，且不良反应少，安全性高，值得临床推广应用。但是值得一提的是，本文仅以半夏泻心汤作为中药的代表方剂进行研究，而对于其他治疗的中药未给予研究，因此对于中药在 GERD 患者中的应用效果以及安全性还有待进一步加大样本、选择其他方剂进行研究。

11. 杜娜等人治疗胃食管反流病案

杜娜等人对 60 例胃食管反流病患者用半夏泻心汤：半夏、

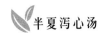

黄连、黄芩、炮姜、甘草、大枣各10g，党参15g，乌贼骨30g，每日1剂，餐后30分钟至1小时服用，疗程为4周。兼有腹泻者，改干姜为炮姜，加肉豆蔻、车前子等；汗出较明显者，加玉屏风散、浮小麦等；兼有便前腹痛者，加痛泻药方等；兼有睡眠差者，加珍珠母、生牡蛎等；痰热互结心下痞满者，加瓜蒌（与基础方的黄连、半夏相合为小陷胸汤）；兼有胸脘痞满者，加枳实、厚朴等理气之品；兼有便秘者，加桃仁、杏仁、决明子等。每日1剂，疗程为4周。结果：主症积分改善为（6.32±5.57），次症积分改善为（4.75±3.39），总症状积分改善（11.07±7.37），主症总有效率为65.0%，次症总有效率为80.0%，总症状总有效率为76.6%，未发现明显毒副作用。结论：以辛开苦降法为指导的方剂在治打胃食管反流病中具有显著疗效。

按： 胃食管反流病主要症状为反酸、烧心、胸骨后灼痛不适、咽部不适或异物感，甚至吞咽困难等，属于中医"吞酸（吐酸）""嘈杂""胸痛""噎膈""胃脘痛""梅核气"等范畴。脾虚湿热证为胃食管反流病的主要证型之一。胃食管反流病的主要症状是反酸和反食，其直接病机为胃气上逆，但临床研究表明，本病经常与痞满、泄泻等功能性消化不良和/或肠易激综合征同时出现。姚欣等研究发现，重叠FGIDS组GERD的重叠率明显高于单一FGIDS组（$P<0.05$），提示重叠FGIDS的患者更易患GERD。因此不能简单认为胃食管反流病就是胃气上逆。脾胃居于中焦，互为表里，胃主受纳，以降为顺；脾主运化，以升为健。脏腑相合，升降相因枢机调畅才能保障人体消化吸收的正常生理功能。以半夏泻心汤为代表的辛开苦降法正好切合这一病机。辛温以化湿，苦寒以清热，辛温与苦寒配

合使用，开散之中寓有通泄之意，通泄之中寓有开散之旨，从而使清阳上升，浊阴下降，达到祛除湿热并调畅气机的作用。

现代药理研究证实，半夏泻心汤既具有兴奋胃肠促进胃肠蠕动和降低平滑肌张力解除胃肠道平滑肌痉挛的作用，其对于胃肠道紊乱的改善有效。刘晓霓等通过研究发现，半夏泻心汤通过调控体内神经降压素 NT 的合成、分泌来增加食管下括约肌的张力，促进胃肠的运动，限制胰腺和胆的分泌等，以减少反流物对食管黏膜的损害。故使用以辛开苦降法为指导的半夏泻心汤为基础方，并随症加减。本文结果显示，患者在总症状积分、主症积分、次症积分方面均有明显的改善。说明该法对于患者症状的改善疗效显著。辛开苦降法在治疗胃食管反流病中总症状总有效率为 76.6%，表明该法在治疗胃食管反流病脾虚湿热证方面有较好疗效，虽然无效者所占比例较大，但其无效患者中有 9 例为难治性胃食管反流病，患者服用汤药期间同时服用抑酸药，其中 2 例服汤药前服用奥美拉唑，每次 20mg，每日 2 次，治疗后奥美拉唑 20mg，每日 1 次；1 例服汤药前服用雷贝拉唑 20mg，每日 2 次，治疗后雷贝拉唑 20mg，每日 1 次；2 例服汤药前服用奥美拉唑，每次 20mg，每日 1 次，治疗后改为服用法莫替丁，每次 20mg，每日 1 次；2 例服汤药前服用 HZRA，治疗后停用抑酸药说明亦有临床疗效。通过此 9 例病例，可以看出中医药辨证论治在难治性胃食管反流病抑酸剂降阶梯治疗中起着重要的作用。但由于病例数较少，也有其局限性存在。

12. 周佩明治疗胃食管反流病案

周佩明收集 48 例胃食管反流患者，采用半夏泻心汤加减治疗。药物组成：法半夏 10g，干姜 5g，黄芩 10g，黄连 5g，大黄

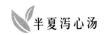

5g，郁金 15g，佛手 15g，砂仁（后下）10g，枳壳 20g，柴胡 10g，甘草 5g。胃脘胀满、食欲不振者加白术 10g、莱菔子 20g、麦芽 30g；口苦舌涩、舌苔厚腻者加绵茵陈 15g、藿香 10g。每天 1 剂，水煎，分早、晚两次温服。同时予以健康教育：

（1）向患者讲解上消化道的组成、食物的消化过程等生理常识。

（2）行为教育：饮食有度，忌过饥过饱；细嚼慢咽；忌餐后立即平卧或下蹲及剧烈运动；忌烟酒、咖啡、巧克力、薄荷等可能降低食道下端括约肌张力的食物；忌进食过冷、过热及甜酸、辛辣、油腻等食物。

4 周为 1 疗程，治疗 1 疗程后统计疗效。结果显示，本组 48 例中，治愈 12 例，显效 17 例，有效 14 例，无效 5 例。总有效率为 89.58%。

按： 反酸是由于酸度较高的胃内容物经功能不全的食管括约肌反流达口咽部，口中出现酸性物质，若上食管括约肌功能尚佳，则也可只出现嘈杂感。反酸是胃食管反流病的典型症状之一，这和抗反流屏障功能低下、食管体部廓清能力降低及上胃肠动力异常密切相关。多数 GERD 患者存在食管动力障碍，食管无效动力是其发生机制中更为重要的因素。GERD 属于中医学"吐酸""食管瘅"等范畴。肝气郁结，胃气失和为反酸主要的病理机制。《伤寒论》中以"泻心"命名的方剂共 5 首，其泻心的心指的主要就是胃。其中半夏泻心汤为脾胃虚弱、寒热错杂、升降失司之心下痞证而设，以辛开苦降、调和脾胃阴阳立法，以复中焦升降之职，是历代医家公认的治疗脾胃病的良方。现代实验研究证明，半夏泻心汤可增加食管平滑肌收缩力，降低胃酸分泌，保护食管黏膜，减轻食管局部炎症细胞的浸润、抑制食管黏膜的增生，从而可减轻食管黏膜的损伤程度。因此，笔者选用半夏泻心汤为基本方加减治疗 GERD 的反酸症状。"诸呕吐酸，暴注下迫，皆属于热"，以黄芩、黄连苦寒泄热、清降胃气，配少量大黄，取大黄黄连泻心汤意以加强泄热开痞之效；干姜辛热燥烈，只佐少量以制三黄之苦寒，与甘草合用，甘温调补，和脾胃，补中气；法半夏燥脾湿、降逆气，加用佛手、砂仁、枳壳理气和胃；柴胡、郁金疏肝解郁。原方中参、枣为脾胃虚弱而设，考虑其滋腻碍胃而去除。诸药合用，则寒热平调，肝气条达，脾胃复其升清降浊之职，反酸的症状自然得到改善。中医药以整体观念为指导，以辨证施治为核心的整体化治疗，能明显缓解 GERD 的反酸症状，但如何进一步治疗和调理，预防复发，仍是目前研究的难点和重点，还需要更深入的研究。

（六）肠易激综合征

1. 曾勇等人治疗肠易激综合征案

曾勇等人收集肠易激综合征患者 87 例，随机分为治疗组 47 例和对照组 40 例。治疗组给予半夏泻心汤（基本方：半夏 9g、黄芩 6g、干姜 6g、人参 6g、炙甘草 6g、黄连 3g、大枣 4 枚，每日 1 剂，水煎 2 次，将头煎、二煎汁混匀分早、晚服用）。腹痛甚者，加延胡索、川楝子；泄泻甚者，加乌梅、木瓜；腹胀明显者，加槟榔片、枳实、厚朴。对照组：吗丁啉 10mg，思密达 1 包，谷维素 20mg，均每日 3 次，口服。腹痛明显者，加阿托品；腹泻明显者，加易蒙停；便秘者，加乳果糖。诊疗前、治疗第 2 周及第 4 周查血、大便常规及肝肾功能，4 周疗程结束时进行总疗效评定，随访 3 个月。治疗组显效 20

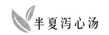

例，占 42.6%；有效 13 例，占 27.6%；无效 14 例，占 29.8%，总有效率为 70.2%。对照组显效 9 例，占 22.5%；有效 7 例，占 17.5%；无效 24 例，占 60%，总有效率为 37.5%。治疗组总有效率明显高于对照组（$\chi^2 = 8.0182$，$P < 0.01$），有显著性差异。

按：半夏泻心汤首见于《伤寒论》第 149 条及《金匮要略》第 17 篇第 10 条，原治疗少阳证误下，损伤脾胃，少阳邪热内陷与气机相结，以致脾胃升降失司，寒热之邪结于中焦，出现"但满而不痛"，"呕而肠鸣，心下痞"等症，后世广泛用于消化道等疾病的治疗，该方之所以能历验于临床而百世不衰，除与其制方制法严谨有据、药物配伍精炼得体有关外，还在于方中包含了仲景治疗脾胃疾病的基本辨证思维，蕴藏着具有普遍指导意义的诸多治疗原则。方中半夏、干姜辛温散结，温中散寒；黄芩、黄连苦寒泄热、燥湿，辛苦合用，一阴一阳，一升一降，以达到开结散邪、降热泄热的目的；人参、甘草、大枣益气和中。诸药合用，使寒热并调，胃肠得和，升降复常。本方重在调和肠胃，凡脾胃虚弱、寒热错杂、升降失调致肠胃不和、脘腹胀痛、呕吐泻泄者，多用本方加减。现代药理研究证明，半夏泻心汤有调节胃运动、保护胃黏膜、调节免疫、调节胆碱能神经的作用，可治疗多种慢性消化系统疾病。半夏泻心汤是消化道疾病的良方，辨证属胃寒肠热、胃肠湿热、虚实夹杂、升降失调者皆可用之。其主症心下痞、干呕、下痢、肠鸣，但见一症亦可用之。中医没有直接与肠易激综合征相应的病名，从临床症状分析，可归属于中医学之"泄泻""腹痛""便秘"等范畴。中医学认为，本病以中虚为本，湿阻气机为标，多因内伤饮食或情绪不畅致脾胃受损，损伤气机，运化失健，日久脾虚，运化无力，遂生寒湿，湿热或寒郁久化热，寒热夹杂，其症见或脘痞，或胀痛，或肠鸣，或下痢，正合原方本义，证机亦合，原方随症加减，开结散痞、平调寒热、清热化湿、调节升降、温中止泻，使患者诸症得除。

2. 陈新开治疗肠易激综合征案

陈新开收集肠易激综合征患者 52 例，予以半夏泻心汤加减：制半夏 10g，黄连 3～5g，黄芩 10g，炮姜 10g，党参 20g，甘草 3g，陈皮 10g。若大便黏液增多者加马齿苋 3g；脾虚症较重者加焦白术 10～20g、茯苓 10g；有轻度里急后重者或有气滞证者加木香 10g、大腹皮 20g、莱菔子 10g。每日 1 剂，15 日为 1 个疗程。治疗结果：服药时间最短 10 天，最长 30 天，痊愈 38 例，好转 11 例，无效 3 例，总有效率 94.3%.

按： 从本组 52 例病人分析，引起本病的原因大都与情绪、饮食等因素有关，加之病程长，造成气机不畅，引发寒热错杂，脾胃虚寒而健运功能失调，因此用黄芩、黄连苦寒泄热，半夏、炮姜辛温以散寒，佐以党参、白术、茯苓、甘草以补脾胃之虚而恢复其升降之职，诸药配伍为辛开苦降、寒温并用、阴阳双调之法，故收到较好疗效。

3. 张蕾治疗肠易激综合征案

张蕾收集肠易激综合征患者 109 例，随机分为治疗组 61 例和对照组 48 例。治疗组采用半夏泻心汤加减治疗。基本本：半夏 15g，党参 20g，黄连、干姜、甘草各 10g。肝郁脾虚型：症见腹痛欲泻，泻后痛减，嗳气食少，易烦怒善太息，舌淡红苔薄白，脉细弦。治宜疏肝运脾、燮理气机。基本方加白芍、白术各 15g，枳壳、木香各 10g。脾肾阳虚型：症见形寒肢冷，腹

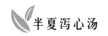
半夏泻心汤

中冷痛，大便溏薄，3~4次/日，或五更即泻，泻后腹安，腹胀纳呆，喜温乏力，舌质淡舌体胖，苔薄白，脉沉细。治宜温补脾肾，厚肠止泻。基本方加肉豆蔻、巴戟天、补骨脂各10g，五味子6g，去黄连。瘀阻肠络型：症见泄泻日久，大便黏滞，或干或溏，泻后不尽，腹部刺痛，痛有定处，按之痛甚，面色灰滞，舌质暗红或紫暗，脉弦细涩。治宜化瘀通络，和营止痛。基本方加延胡索、赤芍各10g。脾虚湿盛型：症见大便溏泄，黏腻不爽，腹中隐痛，舌淡胖有齿痕，苔薄白，脉濡。治宜健脾运湿。上方加茯苓10g，薏苡仁30g，山药20g，去黄连10g。上述药方加500mL水，文火煎取200mL，分两次于饭后30分钟服用，1天1剂，治疗期间停用其他中西药。对照组采用蒙脱石散剂（思密达）1袋，用水50mL冲服，每天3次，治疗期间停用其他中西药。两组接受治疗均为1个月。治疗结果，治疗组共61例，治愈41例，有效13例，无效7例，治愈率67.2%，有效率21.3%；对照组48例，治愈12例，有效10例，无效26例，治愈率19.16%，有效率20.8%。半夏泻心汤加减治疗组治愈率与有效率均高于应用蒙脱石散的标准对照组（P值均<0.05）。

按： IBS的病生理学基础主要是胃肠动力学异常和内脏感知异常。根据临床特点分为腹泻型、便秘型、腹泻便秘交替型。中医学将本病归为"腹痛""泄泻"范畴，认为本病虽病在大肠，但却与肝、脾、胃等脏腑功能失调有关。肝气郁滞，肝失疏泄，横逆犯脾，运化失调，升降失常，导致腹胀腹痛、泄泻、便溏等症。其病因病理为：情志失调或饮食不节而致肝气郁滞，肝脾不和，引起肠道气机不畅，肠腑传导失司，或因中寒日久，脾阳虚弱损及肾阳，阳虚不能温煦中焦，运化失常而致泄泻。

现代医学研究认为，本病的病因尚不明确，找不到任何解剖学的原因。情绪因素、饮食、药物或激素均可促发或加重这种高张力的胃肠道运动。腹泻型 IBS 患者的乙状结肠和直肠的运动指数增高；直肠的耐受性差；患者肠道分泌和吸收功能改变，结肠黏膜的黏液分泌增多而引起黏液便，结肠液体吸收障碍使过多液体停留于结肠。《脾胃论》有云："阳病在阴者，病从阴引阳，是水谷之寒热，感则害人六腑。又曰：饮食失节，及劳役形质，阴火乘于坤土之中，致谷气、荣气、清气、胃气、元气不得上升滋于六腑之气，是五阳之气先绝于外，外者天也，下流伏于坤土阴火之中，皆先有喜、怒、悲、忧、恐为五贼所伤，而后胃气不行，劳役、饮食不节继之，则元气乃伤。"腹泻型肠易激综合征一般病程较长，故日久多虚，在病程中寒热夹杂、虚实互见者常常有之，故治疗上应以平调寒热，扶正为主，并随症加减。半夏泻心汤是张仲景《伤寒论》中为少阳证误下而设，实为消化道疾病之良方，其主症心下痞、干呕、下痢、肠鸣，但见一症亦可用之。本方由七味药物组成，适用于寒热错杂的证治。方中干姜、半夏辛温除中焦之湿，辛开苦降以和其阴阳；黄芩、黄连苦泻而寒，以降胃气之热；党参、甘草、大枣甘温调补，益气补虚，以复中焦升降功能，此即辛开苦降甘调之法，以此为基础方随症加减，针对本病不同阶段可取得较好疗效。

4. 董其武等人治疗肠易激综合征案

董其武等人收集肠易激综合征患者 69 例，随机分为治疗组 36 例，对照组 33 例，对照组予硝苯吡啶口服，每次 5mg，每日 3 次。治疗组治宜升清降浊和中、泄热散寒补虚，方用半夏泻心汤加味：半夏 10g、黄芩 6g、黄连 6g、干姜 8g、炙甘草 8g、

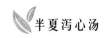
党参 20g、大枣 10 枚、陈皮 12g，每日 1 剂，加水 2000mL 煎至 1000mL，去渣再煎至 500mL，两次分服。腹痛甚加延胡索、降香，腹胀甚加厚朴、香附，腹泻甚加山药、白术，便秘加大黄。两组疗程均为 4 周，1 个疗程结束后观察治疗效果。结果显示，治疗组 36 组，治愈 6 例，好转 28 例，无效 2 例，有效率 94.4%；对照组 33 组，治愈 1 例，好转 19 例，无效 13 例，有效率 60.6%。

按： 肠易激综合征是消化系统最常见的功能性疾病之一，缺乏形态学和生化学的异常改变。发病原因主要与饮食不节、肠道感染、情绪失常等有关。本病属中医学"腹痛""腹泻""便秘"等范畴，其病程长，易反复发作，由于饮食不节、外邪侵袭肠道、情绪失常致中焦失和、寒热不调、阴阳升降失常，日久致虚。其发病虽在肠道，但病机主要与脾、胃、肝等脏腑有关，由于本病确诊需 12 个月内累计有 12 周的临床症状，且本病发作反反复复，故临床患者就诊时多表现为虚实夹杂、寒热错杂。半夏泻心汤出自《伤寒论》，后世广泛应用于胃肠道疾病的治疗。本方是具有辛开苦降、寒热兼顾、消补并进的和剂，其中黄芩、黄连苦寒降泄除热，干姜、半夏辛温散寒开结，参、草、大枣甘温益气补虚。诸药共用，除其寒热，复其升降，补其中焦，使邪去正复，气得升降，诸证悉平。现代药理研究证实，本方具有调节胃肠运动、调节免疫、调节胆碱能神经等作用。综上所述，半夏泻心汤是治疗寒热错杂型 IBS 的有效方剂，表明中医药治疗胃肠功能性疾病疗效确切，值得临床进行研究推广。

5. 卓立甬治疗肠易激综合征案

卓立甬收集 59 例肠易激综合征患者，方用半夏泻心汤加减。药用：半夏 12g，黄芩 12g，黄连 4g，木香 12g，石榴皮 15g，白芍 15g，吴茱萸 2g，生大黄 10g。偏寒者见大便溏泄，舌质淡、苔白腻则改生大黄为制大黄 10g，加厚朴 12g，防风 12g；伴失眠、焦虑者加石菖蒲 12g，茯苓 12g，薏苡仁 30g。每日 1 剂，水煎，日服 2 次。30 天为 1 疗程。服药期间忌食油腻、辛辣及不易消化食物。治疗结果：59 例中治愈 29 例（占 49%），显效 10 例（占 17%），好转 16 例（占 27%），无效 4 例（占 7%），总有效率为 93%。

按： 肠易激综合征发作常与患者精神因素有关，患者易出现焦虑、忧郁等精神心理异常。《素问·疏五过论》谓："离绝菀结，忧恐喜怒，五脏空虚，血气离守。"情志的异常变化伤及内脏，主要是影响内脏的气机，使气机升降失常。脾当升不升，胃当降不降，寒热错杂，清浊不分则生此疾。中医虽无此病名，但据其临床表现属泄泻、腹痛、便秘范畴。病在胃肠，涉及肝脾。肝主疏泄，脾主运化，疏泄功能关系着人体气机的调畅，"木之性主于疏泄，食气入胃，全赖肝木之气以疏泄之，而水谷乃化"（《血证论》）。故用半夏、吴茱萸辛开散结祛寒，黄连、黄芩苦降泄热除痞，木香、白芍配石榴皮、生大黄刚柔相济，分清别浊。诸药相伍，一辛一苦，一温一清，一柔一刚，相得益彰。

（七）慢性胃炎

1. 吴中山治疗慢性胃炎案

患者，女，24 岁。2011 年 11 月 18 日初诊。胃脘部闷痛，呕吐苦水，反复发作 6 个月，加重 2 周。1 周前行胃镜检查诊断为胆汁反流性胃炎。刻下：上腹部烧灼疼痛，进食后及情绪

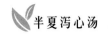

波动时加剧，时有恶心呕吐，吐少量苦水，伴有咽部灼热，但畏食寒凉，食冷受凉后胃痛加重，食欲不振，形体消瘦，心烦少寐，大便三日一行、质干，舌红，苔黄腻、根部厚浊，脉略弦。诊断为胃痛，辨证属胆胃郁热、胃失和降。治以苦辛通降、和胃降逆，兼佐平肝。以半夏泻心汤合四逆散化裁：清半夏10g，黄连10g，干姜6g，黄芩10g，太子参10g，代赭石（先煎）20g，柴胡10g，枳实10g，赤芍15g，白芍15g，香附10g，甘草6g，川楝子10g，延胡索15g，三七粉（冲服）3g，珍珠粉（冲服）0.6g，虎杖10g。7剂，每日1剂，水煎，早、晚温服。

服后胃脘烧灼疼痛感明显缓解，但餐后仍有胃脘胀满感，咽部灼热有所减轻，食欲转佳。遂去白芍、延胡索，加百合10g、乌药10g、炒山楂15g、砂仁（打碎）6g，继服7剂，诸症渐减。后随证加减，并嘱平时注意饮食卫生，忌食生冷辛辣食物，戒烟酒等。2个月后患者已无明显胃脘不适症状，复查胃镜，黏膜炎症消失。

按：胃脘痛、吐酸与木气偏胜、肝胃失和有关。此患者胃脘胀痛，吞酸嘈杂，口苦便干，一派热象，但食冷受凉后胃痛加重，属寒热夹杂、虚实并存之象。半夏泻心汤清上温下，平调寒热，治疗本病最为适宜。而且现代研究发现，半夏泻心汤有增加胃肠蠕动，增强幽门括约肌张力，抑制胆汁反流，保护胃黏膜，促进炎症恢复等功能。

2. 张辉凯治疗慢性胃炎案

张辉凯收集127例慢性胃炎患者，随机分为中药组65例，对照组62例。中药组采用半夏泻心汤加减治疗：半夏12g，黄连3g，黄芩、白及、枳实各10g，竹茹8g，党参15g，干姜4g，甘草6g，大枣6枚。木香10g，枳壳15g。水煎服，每日1剂，每日 2~3 次，饭后半小时后服用。15 天为 1 个疗程，3~4 个疗程后复查胃镜。气滞胀痛加乌药 10g，延胡索 12g，佛手 10g，陈皮 10g；肠鸣腹泻加白术 10g，木香 9g，焦三仙 15g；泛酸加海螵蛸 15g，煅瓦楞子 20g，吴茱萸 3g；恶心呕吐加旋覆花 9g，姜竹茹 9g；腹胀加紫苏 10g，大腹皮 12g，九香虫 6g。对照组采用奥美拉唑胶囊每次 20mg，每天 2 次；铝碳酸镁咀嚼片每次 0.5g，每天 3 次；1 个月为 1 个疗程，共观察 2 个疗程。结果显示，中药组总有效率为 87.69%，对照组为 72.58%，两组比较差异有统计学意义（$P<0.05$）。两组患者治疗后的疗效及症状改变情况比较，差异有统计学意义（$P<0.05$）。结论：半夏泻心汤加减治疗慢性胃炎疗效显著，值得在临床进一步应用。

按：慢性胃炎患者多以胃部胀痛或隐痛、痞满、饱胀、嘈杂等为主要症状，时有呕恶、嗳气、泛酸等，但部分患者仅仅表现为上腹部胀痛或痞满不适，现代医学证实 70%~90% 的慢性胃炎其发病与幽门螺杆菌（Hp）感染有关。随着内镜检查及病理诊断技术的提高和普及应用，人们对慢性胃炎及其与胃癌关系的认识越来越深入，Hp 感染→萎缩性胃炎→肠腺化生及不典型增生→胃癌，这一过程已得到公认，因此要积极治疗慢性胃炎，改善患者症状，减轻他们的痛苦，提高其生活质量。慢性胃炎属于中医中"胃脘痛""痞满"等病的范畴，发病机制为正虚邪实，邪实主要是指寒、热、气错杂为病。病因多为外受寒邪客胃、饮食不节，或七情内郁，肝气犯胃，脾胃虚弱等引起气机失调，临床症状常寒热错杂，虚实并见，气血同病，多脏受累，病久常可有瘀血、痰湿等，但其病机总以寒热互结、胃失和降为主。半夏泻心汤为汉代医家张仲景《伤寒论》中"三泻心汤"之首方，由法半夏、川黄连、黄芩、干姜、党参、

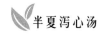

大枣、甘草共 7 味药组成，主治伤寒少阳证因误下出现"心下满，但满而不痛"的痞证。后世医家用来治疗各种脾胃疾病，特别是幽门螺杆菌所导致的相关性胃炎，可明显减轻临床症状，减轻胃黏膜炎症。本病病位在脾胃，但每每涉及肝胆。治以半夏泻心汤加味。方中半夏为君，伍干姜辛温以散脾寒，降逆和胃而消痞，党参、甘草、大枣甘温补虚，以复中焦升降之功能。黄连清热燥湿，芍药、甘草缓急止痛。全方融辛甘助阳，酸甘化阴，寒温并用，消补兼施，升降相济于一体。临床根据辨病与辨证相结合的原则加减用药，治疗慢性胃炎疗效显著。笔者用黄芩、黄连清泻胃中郁热，干姜温里散寒除痞，党参、甘草健脾益气补虚，建曲消导健脾除积，半夏燥湿健胃、理气开结、降逆除痞，柴胡舒肝解郁、升举阳气、一升一降，其气乃通，则痞满除而疼痛止。诸药合用可使寒热除、痞满消、胃肠通。若有兼症，亦可随症加减用之。本研究中，笔者研究发现中药组总有效率为 87.69%，对照组为 72.58%，中药组显著高于对照组，说明中药治疗慢性胃炎具有更好的临床疗效，经治疗几个疗程后，中药组的痞满、疼痛、食欲不振等症状有明善改善，患者痛苦减轻，更易于接受此种治疗方法。但是中药治疗还存在煎剂麻烦、不易携带等问题，患者因为各种原因不能长期服用，给临床治疗带来一定难度。另据现代药理学研究证实，黄连、黄芩、蒲公英等清热解毒药，具有一定的抗幽门螺杆菌作用，而木香、枳壳、佛手等行气药则可增强胃肠平滑肌的蠕动，具有类似多潘立酮样的促胃肠动力药作用。因而，用加味半夏泻心汤治疗慢性胃炎，既遵循了中医辨证论治的法则，又与现代医学慢性胃炎的基本治则相吻合，且临床疗效确切，值得进一步研究及推广运用。诱发和加重本病的因素很多，主要有饮食不节、忧思恼怒、过度疲劳等，因而患者在治疗期间乃至病愈后，不可暴饮暴食、恣食生冷、辛辣及肥甘油腻等。因此控制情志，少饮酒吸烟，不过度劳累等，对预防慢性胃炎的发生、疗效提高及减少复发等有非常重要的作用。

3. 舒兵治疗慢性胃炎案

舒兵将 80 例慢性胃炎患者随机分为对照组与观察组各 40 例，对照组患者采用西医三联疗法治疗：奥美拉唑，每次 20mg，每天 2 次；克拉霉素，每次 0.5g，每天 2 次；阿莫西林，每次 1.0g，每天 2 次。1 周为 1 个疗程，1 个疗程后停用克拉霉素与阿莫西林，仍继续单独服用奥美拉唑 3 周，剂量与用法不变。观察组患者在对照组的基础上加用半夏泻心汤治疗，药物组成为半夏、黄连、黄芩各 10g，厚朴、川楝子各 12g，党参 15g，干姜 6g，炙甘草 5g，大枣 6 枚。根据辨证分型适当加减：胃阴不足者，加麦冬、生地黄各 10g，沙参 6g，玉竹 9g；脾虚湿蕴者，去甘草，加白术 12g，薏苡仁 12g，黄芪 18g；肝胃气滞者，去党参与干姜，加木香、炒枳实各 12g，柴胡 15g；痰热互结者，去党参与干姜，加连翘、枳壳各 12g，蒲公英 15g；饮食积滞者，加鸡内金、炒麦芽各 12g，莱菔子 9g。寒热错杂者，若寒偏重，可重用干姜，加丁香 12g，吴茱萸 9g；若湿热偏重，加炒栀子 6g，藿香 12g，茵陈 30g。每日 1 剂，早、晚服用，治疗期间禁止食用油腻、辛辣、刺激性食物。4 个疗程后比较两组患者的临床疗效、幽门螺杆菌（Hp）转阴率、不良反应发生情况等。结果：经过治疗，观察组患者总有效率为 92.5%，略高于对照组的 87.5%，但组间比较差异无统计学意义（$P > 0.05$）；观察组患者 Hp 转阴率（87.5%）明显高于对照组（70.0%），差异具有统计学意义（$P < 0.05$）。治疗期间

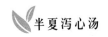 半夏泻心汤

两组患者均未发生严重不良反应。结论：半夏泻心汤联合西药治疗慢性胃炎临床疗效显著，能有效清除 Hp，不良反应少，值得临床推广应用。

按：慢性胃炎具有根治困难、易反复发作等特点，幽门螺杆菌（Hp）感染是其主要致病因素，因此根除 Hp 是治疗慢性胃炎的关键。本研究使用的三联疗法是目前西医临床治疗胃炎的经典疗法，其中奥美拉唑为质子泵抑制剂，可有效抑制胃酸分泌，保护胃黏膜。克拉霉素、阿莫西林可有效杀灭 Hp。该疗法虽然短期效果显著，但长期应用容易造成肠道菌群失调，产生耐药性，无法彻底治愈。中医认为慢性胃炎属于"痞满""胃脘痛"等范畴，典型表现为脘腹痛、嗳气、纳差、饱胀感等。《素问病机气宜保命集》认为："脾不能行气于肺胃，结而不散，则为痞。"脾胃均属中焦，胃为阳土，主受纳，而脾为阴土，主升降，脾升胃降便可使清阳上升，浊阴下降，达到通畅气机的目的。脾胃失和、中焦阻滞、升降异常是慢性胃炎的主要病机，外邪入侵、饮食不节、脾胃虚弱、情志不畅是主要致病因素。脾为生痰之源，长期脾虚可蕴湿生热、湿热内聚，阻滞气机，最终导致脾虚寒湿。中医认为该病一般为虚实寒热夹杂之证，实证一般指血瘀、气滞、寒邪、湿阻、食停等症状，虚证通常指脾胃虚寒、胃阴不足等症状。此外，虚实之证并非一成不变，可互相转化、虚实夹杂。因此，治疗时应以散寒止痛、温胃建中、滋阴养胃、清泄肝胃、疏肝解郁为主。半夏泻心汤最早记载于东汉名医张仲景所著的《伤寒论》，是历代医家治疗痞证的经典方。半夏为君药，入脾、胃经，具有辛开散结、化痰消痞、和胃降逆等功效；干姜具有温中散寒的功效，与黄连、黄芩同属臣药，三药合用可达到清热燥湿、泻火解毒

的目的；党参、甘草性味甘平，具有健脾益气、益胃生津的功效，厚朴具有宽中散寒除满的功效，三药合用，可增强健脾理气之效。现代药理研究表明，半夏可有效抑制胃酸分泌；黄芩中的黄芩苷可有效清除 Hp，促进消化；干姜中的姜烯具有保护胃黏膜的作用。全方能有效抑制 Hp 活性，提高胃黏膜修复能力，增强胃肠动力。本研究还在半夏泻心汤的基础上根据患者证型随证加减，如痰热互结者去党参、干姜，加入清热化痰、宽中理气的连翘、蒲公英、枳壳；脾虚湿蕴者去甘草，加入白术、黄芩、薏苡仁，其中白术可燥湿利水、健脾益气，黄芪可益气固表、托疮生肌，薏苡仁可健脾渗湿、除痹止泻；胃阴不足者加健脾养胃、补肺益肾的麦冬、生地黄、玉竹、沙参；肝胃气滞者去干姜、党参，加舒肝和胃、健脾降逆的木香、柴胡、炒枳实。本研究结果表明，经过治疗，观察组患者总有效率为 92.5%，略高于对照组的 87.5%，但两组比较差异无统计学意义（$P > 0.05$）；观察组患者 Hp 转阴率（87.5%）明显高于对照组（70.0%），差异具有统计学意义（$P < 0.05$）。治疗期间两组患者均未发生严重不良反应。半夏泻心汤联合西药治疗慢性胃炎临床疗效显著，能有效清除 Hp，不良反应少，值得临床推广应用。

4. 武梅等人治疗慢性胃炎案

武梅等人将 76 例慢性胃炎患者随机分为对照组与治疗组。对照组给予奥美拉唑胶囊，每次 20mg，口服，每天 2 次；阿莫西林胶囊，每次 1.0g，口服，每天 2 次；甲硝唑，每次 400mg，口服，每天 2 次。治疗组在对照组治疗基础上配合半夏泻心汤加味，水煎剂治疗，方药如下：生半夏 12g，黄连 6g，黄芩 9g，干姜 10g，党参 12g，大枣 5 枚，炒枳实 12g，厚朴 10g，甘草

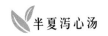

6g。虚寒偏重者重用干姜，加用黄芪30g，白术15g；湿热偏重者蒲公英30g，白花蛇舌草30g；泛酸者加用乌贼骨30g，煅瓦楞30g；食滞者加用炒鸡内金15g，莱菔子15g；痰湿较重者加用苍术15g，陈皮12g。药物经煎药机煎煮过滤制成袋装水煎药液，每袋250mL，每次1袋，每日2袋，早、晚饭半小时后顿服，治疗期间避免进食生冷及刺激性食物。以4周为1个疗程，疗程结束后观察两组疗效。结果显示，治疗4周后，治疗组患者慢性胃炎的临床症状、胃镜下慢性胃炎的炎症程度及Hp转阴率明显优于对照组，两组比较差异具有统计学意义（$P <$ 0.05）。结论：半夏泻心汤加减治疗慢性胃炎、根除Hp疗效显著，值得临床推广应用。

按： 大多数慢性胃炎患者临床上都有胃隐痛、胀满、反酸、嗳气、胃中嘈杂、消化不良、口苦口干、便秘或腹泻等症状及Hp检查阳性，其证表现为寒热错杂，类似于中医"胃脘痛、痞满"的范畴。中医认为本病的发生多与致病因素致脾胃受纳运化失职，升降功能失调有关。从脾胃的生理功能来看：脾主升胃主降，脾胃升降得宜，运化功能正常。相反，外感六淫，七情所伤等致脾胃运化功能失调，则气机逆乱，易发生嗳气、呕吐、腹胀、便秘等相应症候。可见脾胃升降功能失司，是胃脘痛发病的一个重要原因，调理脾胃的升降功能是治疗胃脘痛的一个关键环节。从脾胃的生理特性来讲：胃喜润恶燥，脾喜燥恶湿，二者一阴一阳，喜恶相反，脾胃同病，易寒热错杂，临床表现胃痛喜暖，得热则减，口苦、胃脘灼热等寒热错杂之象。胃为燥热之邪所伤、脾为寒湿之邪所困，病程日久，迁延不愈，宜表现饮食停滞、纳差乏力等本虚表实之象，因此平调寒热、兼顾虚实也是治疗慢性胃炎的重要环节。依据中医辨证论治的原则，我们选择半夏泻心汤加减作为治疗方剂。半夏泻心汤出自《伤寒论》，方中以半夏为君，消痞散结、降逆止呕；臣为干姜，辛热以散寒湿，黄芩、黄连同用，泄热开痞。佐以人参、大枣以补脾胃之虚，助其运化之功。如－临床灵活随症加减。纵观全方半夏泻心汤其优势在于虚实兼顾，寒热并施。方中半夏、黄连等寒热互用以和其阴阳，黄芩、干姜辛苦并进以调其升降，党参、大枣补泻兼施以顾其虚实，既能调节脾胃的升降功能，使脾胃生理功能得以恢复，又能祛寒除热，平调寒热，恢复脾胃的生理特性，可使胃脘痛、痞满等得以根除。自从澳大利亚学者 Warren 首次从胃黏膜分离培养出幽门螺杆菌以来，该菌与慢性胃炎的关系引起了全世界学者的广泛重视与深入研究。多种研究资料证明：慢性胃炎的炎症程度及消化性溃疡的发生发展与其感染 Hp 有关。根除幽门螺杆菌可明显减轻慢性胃炎的炎症程度、促进溃疡愈合。也有大量的研究表明，半夏泻心汤加减能改善慢性胃炎的临床症状。孙小卉研究发现，半夏泻心汤治疗采用三联疗法未根除 Hp 感染者，在 Hp 清除率和疗效方面均优于吗丁啉加得必泰，且安全性较高。李欣等研究发现，半夏泻心汤加减治疗功能性消化不良临床疗效满意。因此，我们选用 Hp 清除率作为临床疗效的观察指标，实验结果显示，该指标评价可靠。本次临床研究发现，治疗组能很好地改善慢性胃炎胃脘痛、泛酸、嗳气、痞满、口苦的临床症状，胃镜征象及 Hp 转阴率，与对照组相比差异具有统计学意义（$p < 0.05$）。提示半夏泻心汤加减在改善慢性胃炎临床症状及根除 Hp 感染方面疗效显著，在临床上值得推广应用。同时本研究推测，半夏泻心汤加减治疗慢性胃炎的途径可能与抑制幽门螺杆菌有关，因中药方剂具有多途径、多靶点之特点，

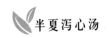

其机制需进一步深入研究。

5. 秦立伟等人治疗慢性胃炎案

秦立伟等人将 93 例慢性胃炎患者随机分为治疗组 62 例，对照组 31 例。治疗组运用半夏泻心汤加减：半夏、黄芩、黄连各 10g，干姜 6g，党参、厚朴、川楝子各 12g，大枣 4 枚，炙甘草 4g。疼痛者加白芍药、延胡索，吐酸者加海螵蛸，虚寒者加高良姜、肉桂，阴虚去干姜加生地黄、石斛，食少纳差者加麦芽、山楂、山药，肝胃气滞者加柴胡、香附，脾虚者加白术、茯苓，伴有肠上皮化生或不典型增生者加莪术、白花蛇舌草。每日 1 剂，水煎，分 3 次服，30 天为 1 个疗程。对照组根据具体情况，采用雷尼替丁、多潘立酮等西药对症治疗，疗程同上。两组均治疗 1 个疗程（30 天）后比较疗效。结果治疗组总有效率为 96.77%，对照组总有效率为 61.29%。结论：半夏泻心汤加减治疗慢性胃炎，疗效确切且效果明显优于西药对症治疗。

按：慢性胃炎是一种常见病，西医目前尚无特效药物治疗，中药治疗效果显著。其属中医"胃脘痛"范畴，发病多与饮食不节、劳倦过度、情志不畅等有关，其病位在胃，饮食伤胃、肝气犯胃、脾胃虚弱等原因均可引起胃的受纳腐熟功能失常，病久还可出现气虚血瘀、气滞血瘀，导致胃脘胀痛。因此，治疗应以益气健脾、疏肝理气、活血化瘀为原则。半夏泻心汤出自《伤寒论》，以其主治心下痞而被历代医家及现代临床应用于脾胃疾病的治疗。全方组合严谨，具有辛开苦降、补泻兼施、寒热并投、升降双调等针对慢性胃炎的配伍特点。方中黄连、黄芩味苦性寒，有清热燥湿之功；半夏味辛性温，入脾、胃经，有燥湿散结、和胃降逆之效；干姜有温中散寒之功效；党参、甘草性味甘平，健脾益气，益胃生津；厚朴宽中散寒除满，三药同用，使补而不滞，加强健脾理气之功。以上诸药合而成方，共奏清热化湿，健脾益胃，调气畅中之效。现代药理研究证实，方中黄芩、黄连等清热解毒药，具有一定的抗幽门螺杆菌作用；党参能提高胃黏膜屏障及其防御功能，对抗胃黏膜损伤；甘草中含有生胃酮，可促进胃黏膜的再生；干姜中所含的姜烯具有抑制有害因子对胃黏膜损伤的作用；而川楝子、延胡索、枳实等行气止痛药可增强胃肠平滑肌的蠕动，具有类似吗丁啉（多潘立酮）样的促胃肠动力作用。方中诸药合用，可防治胃黏膜上皮和腺体萎缩，有利于肠腺化生和不典型增生的消失。半夏泻心汤治疗慢性胃炎，既遵循了中医辨证论治的法则，又与现代医学慢性胃炎的基本治疗相吻合，且疗效优于一般西药治疗，值得进一步研究和推广应用。

6. 周辉霞等人治疗慢性胃炎案

周辉霞等人选取慢性胃炎患者 76 例，随机平均分为对照组与观察组各 38 例，给予对照组患者奥美拉唑、雷尼替丁和多潘立酮等常规的西药进行对症治疗，依照患者的具体病情确定实际给药剂量。观察组服用半夏泻心汤加味水煎剂治疗，配方如下：干姜 10g，生半夏 12g，黄连 8g，党参 25g，黄芩 15g，大枣 15g，厚朴 10g，炒枳实 12g，甘草 6g。湿热偏重者蒲公英、白花蛇舌草各 30g；虚寒偏重者重用干姜，加白术 15g，黄芪 30g；食滞者加用炒鸡金、莱菔子各 15g；泛酸者加用乌贼骨、煅瓦楞各 30g；痰湿较重者加用苍术 12g，陈皮 15g。水煎服，每天早、晚各 1 次，4 周为 1 个疗程，疗程结束后，比较两组患者的临床疗效。结果：治疗后，对照组治疗总有效率为 65.8%，观察组治疗总有效率为 78.9%，观察组总有效率显著大于对照组，差异具有统计学意义（$P < 0.05$）。结论：半夏泻

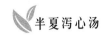

心汤治疗慢性胃炎具有显著的临床疗效，有利于提高患者的生存质量，值得临床推广与应用。

按：慢性胃炎是一种胃黏膜慢性炎症，可由各种病因引起，其较高的发病率严重影响了人们的生活质量及健康水平。由于人们对慢性胃炎的病因及发病机制的认识逐渐加深，以及质子泵抑制剂与常规的西药对症治疗在临床上的普遍运用，慢性胃炎的临床疗效得到有效提高，但耐药性仍是治疗的巨大阻碍。中医将慢性胃炎归属于"痞满""胃脘痛"等范畴，其病因有多种，与饮食不洁、外感六淫、情志失调息息相关。《伤寒论》述："但满而不痛者，此为痞，柴胡不中与之，宜半夏泻心汤。"根据中医辨证论治原则，选择半夏泻心汤治疗慢性胃炎。半夏泻心汤配方为：干姜10g，生半夏12g，黄连6g，党参25g，黄芩15g，大枣15g，厚朴10g，炒枳实12g，甘草6g。该配方中半夏及黄连属于寒热互用，用以和其阴阳，外加干姜与黄芩，辛苦并进用来调其升降，大枣及党参属于补泻兼施，可以顾其虚实，既有调节脾胃升降的功效，同时还具有健脾胃，恢复其生理功能的作用。此外，还能祛寒除热，使脾胃的生理特性得以恢复，进而根除胃脘痛及痞满。本次研究结果表明，观察组的治疗有效率显著大于对照组，差异具有统计学意义（$P < 0.05$），说明半夏泻心汤在治疗慢性胃炎方面具有显著的临床疗效，这与李录山的研究结果完全一致。综上所述，临床上胃脘胀痛、腹痛腹泻、肢冷者，属泻心汤症，予半夏泻心汤治疗疗效显著。半夏泻心汤治疗慢性胃炎有利于提高患者的生活质量，值得临床推广应用。

7. 李录山治疗慢性胃炎案

李录山选择128例慢性胃炎患者，随机分成两组各64例，治疗组予半夏泻心汤加减治疗，药用：姜半夏、党参、黄芩各10g，干姜3g，甘草6g，黄连5g。加减：有寒多热少症状者，可酌情增加干姜用量；有脾气虚寒的患者，加茯苓、白术；胀满嗳气严重者，酌情加茯苓、厚朴、紫苏梗；胃灼热泛酸者，加重甘草用量，且加煅瓦楞子、蒲公英；有腹泻症状者，加陈皮、白术、防风。每日1剂，水煎2次共取汁200mL，早、晚各服100mL。治疗期间停用其他药物。对照组采用三联疗法治疗：奥美拉唑，每次40mg，每天1次；阿莫西林，每次500mg，每天4次；甲硝唑，每次200mg，每天3次，口服。1个月后评价其临床疗效和不良反应。结果：治疗组显效36例，有效25例，无效3例，总有效率为95.31%。对照组显效24例，有效28例，无效12例，总有效率81.25%。两组相比差异有统计学意义（$P<0.05$）；治疗组不良反应发生率为6.8%，与对照组的17.6%相比差异有统计学意义（$P<0.05$）。结论：应用半夏泻心汤治疗慢性胃炎疗效较好，不良反应少。

按：慢性胃炎是由各种病因引起的胃黏膜慢性炎症，中医学认为，此病发生与情志不畅、外邪入侵、饮食不节有关，患者病变部位大都在脾胃，虚实夹杂，寒热并存，治疗以补泻兼顾、寒热并调为主。半夏泻心汤系张仲景创制，至今仍广泛用于胃肠道疾病的临床治疗，该处方以补泻兼用、辛开苦降、寒热并施、升降双调为特点，符合慢性胃炎的病理机理。半夏散结降逆、和胃消痞、燥湿化痰，为此方主药；干姜和半夏辛温，温中驱寒；黄连味苦且性寒，能有效除热燥湿；人参、大枣和甘草同时入药，可以强健脾胃，补益气血。现代医学研究结果显示，黄芩和黄连对抗幽门螺杆菌的作用十分显著；党参保护胃黏膜的作用明显；甘草可有效促进胃黏膜再生；干姜能抑制

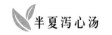

毒素对胃黏膜的侵蚀，故而从现代医学角度出发，半夏泻心汤亦是治疗慢性胃炎的首选药物。综上所述，半夏泻心汤临床治疗慢性胃炎，疗效确切，不良反应少，值得临床参考。

8. 宋健治疗慢性胃炎案

李某，男，47岁。咸阳市永寿县农民，2009年7月9日初诊。患者2009年2月以来因"饥饿胃痛，进食后缓解半年余，加重1周"就诊，曾在当地医院胃镜检查提示：慢性浅表性胃炎，HP（＋＋）；腹部B超检查提示：胆囊炎。间断使用西药治疗，效果不佳。现症：饥饿则胃痛明显，进食能缓解，但稍食又饱胀，且饮食稍有不慎即腹泻，大便偏稀，每天2次，小便可，睡眠可。查体：心下按之不适，舌质稍红，苔腻微黄，脉弦数。诊断慢性浅表性胃炎。辨证为：寒热错杂、胃肠不和、升降失常。方药以半夏泻心汤为基础加减：党参15g，白术15g，姜半夏10g，吴茱萸4g，黄连6g，黄芩10g，干姜10g，炙甘草4g，肉豆蔻10g，苏梗8g，砂仁5g，刺猬皮l5g，乌贼骨l5g。

7月16日复诊，自诉胃痛明显缓解，效果较好，要求继续中药治疗，巩固疗效。遂以半夏泻心汤为基础方剂随证化裁治疗1个月，现已愈未见复发。

按：根据临床表现，慢性胃炎相当于中医学"胃痛""痞满""反酸"的范畴，一般认为其病因主要是由于寒邪客胃、饮食不节（不洁）、肝气犯胃、脾胃虚弱等，临症常寒热错杂，虚实并见，气血同病，多脏受累，病久常可有瘀血、痰湿等，但其病机总以寒热互结、胃失和降为主，半夏泻心汤诸药合用可使寒热除、痞满消、胃肠通。若有兼症，亦可随症加减用之。

需注意：①本病为慢性疾病，且缠绵难愈容易反复，需当持久治疗，以固疗效。②饮食不节、起居不慎、忧思恼怒、过度疲劳都可诱发或者加重本病，所以在治疗期间乃至病愈后，均应注意不可暴饮暴食、恣食生冷辛辣、肥甘油腻，忌烟酒、调适情志、适度劳逸等，对预防本病的发生、治疗效果的提高及减少复发等均有着非常重要的作用。

9. 李宏艳等人治疗慢性胃炎案

李宏艳等人将 80 例慢性胃炎患者随机分为半夏泻心汤加减治疗组（治疗组）和西药常规治疗对照组（对照组）。治疗组以中药汤剂口服，基本方为半夏泻心汤加减：法半夏 10g，黄芩 10g，干姜 8g，党参 10g，炙甘草 6g，黄连 6g，大枣 4 枚。气滞证胁肋胀痛明显者，加川楝子或延胡索；嗳气较频者，加旋覆花；腹胀明显者，加厚朴、枳实。热郁证上方去干姜，加蒲公英；反酸者，加乌贼骨、煅瓦楞子或海螵蛸；湿阻明显者加苍术、藿香；纳呆少食者加鸡内金、麦芽。水煎取汁 300mL，每日 1 剂，分 2 次在中、晚餐前 30 分钟口服。对照组服用法莫替丁，每次 20mg，每日 2 次；枸橼酸铋钾片，每次 220mg，每日 2 次，早、晚餐前 30 分钟服用；腹胀明显者，加服吗丁啉，每次 10mg，每日 3 次，餐前 30 分钟服用。若幽门螺杆菌（Hp）为阳性者加口服克拉霉素散片，每次 0.5g，每日 2 次；同时口服阿莫西林胶囊，每次 0.5g，每日 2 次，连服 1 周停药。两组疗程均为 12 周。结果：治疗组显效 28 例，好转 12 例，无效 0 例，总有效率为 100%；对照组显效 19 例，好转 15 例，无效 6 例，总有效率 85%。两组总有效率比较，差异有统计学意义（$P < 0.05$）。结论：半夏泻心汤加减治疗慢性浅表性胃炎疗效优于西药法莫替丁联合枸橼酸铋钾片。

按： 慢性浅表性胃炎属于中医学"胃脘痛""嘈杂"等范

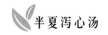

畴。本病病程长，多由脏腑阴阳失调、饥饱失宜，或食辛辣之物而致脾胃虚弱，外邪乘虚而入，寒热错杂，升降失调，清浊混淆而致肠胃不和、脘腹胀痛，治疗当以除其寒热、复其升降、补其脾胃为法。仲景半夏泻心汤具有辛开苦降、和胃消痞之功效。方中重用半夏和胃降逆止呕为君药，以黄芩、黄连之苦寒降泄除其热，以干姜、半夏之辛温开结散其寒，以党参、甘草、大枣之甘温益气补其虚。诸药相配，清上温下，寒热并用，苦降辛开，补气和中，补泻兼施，调和脾胃，使邪去正复，气得升降，诸症悉平。现代药理研究证明，黄连、黄芩、蒲公英等有明显清除幽门螺杆菌的作用。笔者根据临床辨证之不同，针对气滞、热郁证症状表现加减药物，疗效满意。

10. 薛世明治疗慢性胃炎案

选取 86 例慢性胃炎患者，随机分为对照组和观察组各 43 例，对照组患者采用西药三联疗法，即兰索拉唑片 + 克拉霉素片 + 枸橼酸莫沙必利片。克拉霉素分散片，每次 250mg，口服，每日 2 次；兰索拉唑片，每次 15mg，口服，每日 2 次；枸橼酸莫沙必利分散片，每次 5mg，口服，每日 3 次。以 4 周为 1 个疗程，持续给药 2 个疗程。观察组患者采用半夏泻心汤治疗，方剂组成为：枳壳、党参各 15g，制半夏 12g，木香、黄芩、白及、枳实各 10g，竹茹 8g，甘草 6g，大枣 4 枚，干姜 4g，黄连 3g，用水煎服，每日 1 剂，分 2 ~ 3 次于饭后 30 分钟服用。15 天为 1 个疗程，持续给药 3 ~ 4 个疗程。比较两组患者治疗效果。结果：观察组患者治疗有效率为 93.02%，高于对照组的 76.74%；观察组患者不良反应发生率为 4.65%，低于对照组的 16.28%，差异具有统计学意义（$P < 0.05$）。结论：针对慢性胃炎患者，采用半夏泻心汤治疗，有利于缓解临床症状，减

轻患者不适，提高治疗效果，不良反应少，安全性更高，值得临床推广应用。

按： 近年来，人们生活习惯、饮食结构不断变化，消化系统疾病发生率呈上升趋势，慢性胃炎患者越来越多，威胁着人们的身体健康。随着人们对慢性胃炎、胃癌认识的不断深入，Hp 感染—萎缩性胃炎—肠腺化生、不典型增生—胃癌过程得到公认，慢性胃炎处理不及时，会加重病情，诱发胃癌。现代医学提倡对症治疗，以抑酸、保护胃黏膜、加快胃排空为主要治疗原则，包括二联、三联、四联疗法。虽然西药可有效缓解临床症状，减轻患者痛苦，但长期应用可产生耐药性，难以实现预期治疗效果。中医认为慢性胃炎属于"痞满""胃脘痛"范畴，病因复杂，与饮食不节、七情内郁、脾胃虚弱、外邪入侵、肝气犯胃有关，临床症状寒热错杂，虚实并见，久病导致血瘀气滞，诱发胃脘痛。中医坚持活血化瘀、理气疏肝、健脾益气为主要治疗原则。半夏泻心汤出自《伤寒论》，其中黄连、黄芩具有清热燥湿的作用；半夏降逆和胃、散结燥湿；党参、大枣、甘草甘温补虚，具有复中焦升降的作用；甘草缓急止痛；干姜散脾寒，降逆和胃、消痞；木香疏肝和胃、健脾降逆；枳壳理气宽中；枳实消食强胃；竹茹清热、除烦、止呕；白及消肿生肌。全方可达痞满消、寒热除、胃肠通的功效。结果表明，观察组患者治疗有效率高达 93.02%，与对照组的 76.74% 比较差异显著（$P < 0.05$），说明半夏泻心汤治疗慢性胃炎疗效确切，有利于缓解病情，减轻临床症状，加快 Hp 阴转，提高痊愈率；观察组患者不良反应发生率 4.65%，低于对照组的 16.28%，提示半夏泻心汤安全性更高，临床应用优势显著。从实际情况来看，由于中药治疗存在煎剂麻烦、不易携带等问题，

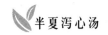

导致患者无法长期坚持服药，增加治疗难度。医护人员应强调遵医嘱的重要性，提高患者服药依从性，从而提高临床效果。

（八）便秘

1. 张燕生治疗便秘案 1

王某，女，68 岁。排便困难 20 余年。就诊时症见大便干或不干，每天 1 次，但排出困难，每次排便半小时以上，有时运用开塞露协助排便。伴有心下痞满，腹胀，食少纳呆，眩晕失眠，少腹冷痛，小便清长。舌质红，苔白润，脉弦细。治法：健脾理气，升清降浊。半夏泻心汤加减，药用：半夏 10g，党参 10g，生白术 30g，干姜 6g，甘草 6g，黄芩 10g，黄连 3g，大枣 4 枚，莱菔子 10g，枳壳 10g。7 剂，水煎服，每日 2 次。复诊：患者服 7 剂后，排便症状好转，腹痛腹胀减轻，继用原方 7 剂，病愈。

按： 便秘一证，病因繁杂，归根结底是大肠的传导功能失职，《素问·灵兰秘典论》云："大肠者，传导之官，变化出焉。"若大肠传导不利，脾胃升降失司，气机不畅，腑气不通，则成便秘。脾胃居于中焦，主饮食精微的运化敷布，其精微者由脾气升散敷布，糟粕则承顺胃气之降排出体外。正常饮食物的消化和吸收依赖脾胃的这种升清降浊而正常进行，一旦脏腑功能失调，脾胃升降失司，大肠的传导功能失常，则发生大便秘结。便秘不通，又直接影响脾胃的升清降浊，出现头晕，呕恶，不思食等症状。本案患者表现为脾胃不和，气机阻滞，升降失常，大便不通。故以半夏泻心汤加枳壳、莱菔子治之，辨治得当，疗效明确。

2. 张燕生治疗便秘案 2

患者，女，40 岁。2012 年 11 月初诊。诉便秘 10 余年，人便初干，排出费力，曾口服碧生源常润茶、莫沙必利等。伴腹胀，矢气少，舌苔薄白，脉沉细。此患者长期服用苦寒之泻药，损伤脾胃，脾胃运化失职，气血化生乏源，阴血不足，肠道失濡，致肠燥便秘。辨为心下痞结兼气血两虚证，治以升清降浊、益气养血。处方：半夏9g，黄连4g，黄芩6g，干姜15g，甘草6g，党参12g，苏梗9g，莱菔子9g，瓜蒌15g，杏仁9g，桔梗9g，黄芪30g，白芍20g，熟地黄15g，当归15g。7剂，水煎服，每日1剂，分2次服。

7日后复诊，服药后大便较前通畅，每日1次，便不干，已无腹胀，继服前方7剂，巩固疗效，并嘱勿食生冷之品。

按：张教授认为，本病治疗重点在于恢复脾的运化功能。治疗上不能大补，以免寒从热化；更不能峻下，造成痞结加重，仅遵"辛开苦降"之法。辛开能驱散寒邪，使脾得以散精；苦降以畅通气机，使其运化得以恢复。辛开苦降的组合应用，既去除了困扰脾土的病因，也恢复了中焦脾土的枢机功能，达到了升清输布、降浊通窍的目的。方剂以半夏泻心汤为主方，并根据兼症分型化裁施用。运用辛温之半夏为君，健脾燥湿、散结除痞、降逆。臣为干姜以之辛热温中散寒，助醒脾健运之力；以黄芩、黄连之苦寒沉降泄热、散结开痞。以上四味相伍，可使寒热平调、辛开苦降。然寒热错杂，又缘于中虚失运，故用党参、黄芪甘温益气，以补脾虚，为佐药。以甘草补脾和中并调诸药为使。若病程日久、后天失养、气血不足者，可合用当归补血汤或四物汤，重用黄芪；阳气不足者，可加肉桂、仙茅；若兼有失眠多梦，可酌加炒枣仁、菖蒲、远志；若兼见情绪低落者，可酌加柴胡，重用郁金；若矢气少，可酌加苏梗、莱菔子。从"升清降浊"的思路入手，寒热互用以和阴阳，苦辛并

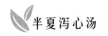

进以调升降，补泻兼施以顾虚实，可取得显著临床疗效。

3. 陈若萍治疗便秘案

患者蔡某，女，60岁，农民。近1个月来，腹胀、便秘六七日，甚至10余日始登厕1次。伴头晕耳鸣，面赤心烦，口苦咽干，夜不安寐，纳少，腰腿酸软，小便短赤，舌淡红，苔光少津，脉细弦。辨证为肝肾阴亏、虚火内炽致津枯肠燥。投知柏地黄汤加草决明、元参、麻仁、郁李仁。进3剂后，大便通量不多，诸症见减。停药4天旋又便秘，腹胀难忍，伴见舌尖痛，苔仍光剥，按原方再进8剂，大便虽解，但腹胀纳呆，肢软乏力。诊之舌苔虽光，但舌质不红绛，脉细而见弦。考虑气阴不足，中焦脾运失职，改用半夏泻心汤化裁：半夏6g，黄连8g，黄芩6g，干姜9g，枳实10g，党参15g，石斛15g，鸡内金10g，木香10g，甘草8g。连服8剂，腹胀顿失，舌痛亦除，纳增，大便通畅，每日1次。再服8剂以收功。

按： 半夏泻心汤原为少阳病误治成痞而设。方中寒热并用，苦辛同进，补泻兼施，具有和阴阳、调虚实、通升降的作用。中医认为，老年人肝肾已衰，气血两虚，气虚则传导无力，阴血不足则肠道失润，运化枢纽不利，升降失司则发为虚痞、便秘同见，成为虚实、寒热夹杂之证。故仲师调理寒热虚实、辛开苦降之法正切病机。然半夏泻心汤终究系苦寒辛燥并用之剂，不宜多服，中病即止，以防伤阳伤阴造成新的阴阳失衡。

4. 黄海治疗便秘案

患者，女，39岁，主诉大便次数减少1个月余。2013年5月21日初诊。患者于2013年4月9日在福建省肿瘤医院接受肝癌化疗，化疗后大便次数减少，5~6日一行，便质不干，排便困难，伴脘腹胀满，干呕嗳气，口干口苦，纳差，全身倦怠乏力，舌红，苔白腻，脉沉弦。中医诊断：便秘，证属脾胃虚弱、湿热内结。治以调和脾胃、清热除湿，予半夏泻心汤加减口服。处方：半夏10g，黄芩10g，黄连6g，党参15g，干姜6g，瓜蒌子30g，枳实15g，白术10g，蜜甘草6g。7剂，每天1剂，水煎至300mL，分2次温服。2013年5月30日复诊，大便得通，每日一行，大便成形质可，食欲好转，胀痛消失，纳眠正常。上方再投7剂。3个月后随诊，未再发作。

按：此患者化疗后便秘但便质不干，纳少，是属脾胃之病，乃湿热损伤脾胃所致，痰湿胶着故脘腹不化，久积生热，损伤脾胃，导致脾胃虚弱，气化不行。半夏泻心汤辛开苦降，可止泻、调和脾胃兼能祛除湿热，故用之。患者口干口苦，是因"肝木乘土"所致，肝病及胃，在辛苦降泻的同时佐以柔肝养阴之品。半夏泻心汤健脾益胃，燥湿祛热。脾胃健运则便秘自解。方中枳实燥湿消痞，瓜蒌子润肠通便，白术健脾益气兼通便。患者服药后大便通畅，则胀痛随之消失。

5. 孔洁等人治疗便秘案

陈某，男，48岁。2009年4月5日初诊。患者大便秘结已2月余，数日一行，伴脘痞腹满，泛恶口苦，短气乏力，舌红，苔黄腻，脉滑。证属痰热中阻，腑气不通。治宜清热化痰，理气通腑。处方：半夏10g，黄连4g，黄芩8g，大黄10g（炒后下），生甘草5g，枳壳10g，桔梗9g，虎杖15g。嘱服8剂，大便畅通，脘痞顿失，继以健脾润下之剂以固其效。

按：便秘之因繁多，不外乎热结、气血亏虚。本案患者为痰湿中阻，痰湿化热，耗伤津液，加之短气乏力肺气不足之证，以致胃失和降，腑气不通，尤以方中桔梗一味，宣通肺气，因

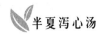

肺与大肠相表里，故用药丝丝入扣，起效甚捷。

6. 张颖东等人治疗便秘案

张颖东等人收集 40 例便秘患者，均采用半夏泻心汤加减治疗，方药组成：法夏 10g，干姜 10g，黄连 10g，黄芩 10g，党参 20g，炙甘草 6g。若伤阴明显，出现口干，多饮，舌边尖红少津者加玄参 10g，麦冬 10g，决明子 15g，以滋阴润肠；若气滞明显者，有腹胀，嗳气，舌苔厚腻，加砂仁 10g，莱菔子 15g，以行气消导；若气虚明显者，出现气短，乏力，舌淡苔白，加白术 20g，茯苓 15g，以益气健脾；若内有热结者，患者大便较干，便下困难，酌加生大黄 6～10g，以攻下。服用方法：水煎服，每日 1 剂，每次 150～200mL，1 日 2～3 次，5 天为 1 疗程。治疗 2 个疗程后观察疗效。结果显示，治愈 8 例，显效 12 例，有效 20 例，总有效率 100%。

按：现代社会，随着人们饮食结构改变，食物中纤维素含量不足，对结肠运动刺激减少，并且由于工作压力较大，生活不规律等，受便秘困扰的人群日益增多，严重影响现代人的生活质量。而一旦出现便秘，患者又常用苦寒之泻药以通便，虽能逞一时之快，但极易导致脏腑功能进一步失调，便秘进一步加重。便秘一般分为肠胃积热、气机郁滞、阴寒积滞、气虚阳衰、阴亏血少等证型，但笔者临床观察，因便秘而就诊者，纯虚、纯实者少见，其病机大都寒热错杂，虚实并见，故用药应寒温并用，补虚泻实。半夏泻心汤始见于《伤寒论》，后世多用之主治脾胃虚弱，寒热错杂，虚实并见之肠胃不和。笔者取其精华，并适当加减，以半夏、干姜温阳，黄连、黄芩清热，玄参、麦冬、决明子以滋阴，党参、白术益气，砂仁、莱菔子行气消导，酌加少量大黄以攻下，很好体现了寒温并用，攻补兼施的用药原则，符合临床之实际，故疗效明显。但临床中常出现用药时疗效明显，但停药后病情又出现反复，临床治愈率相对较低的情况，从这一个方面也体现了便秘长期性、易反复的特点，除药物外、饮食、生活习惯、精神等方面的调理亦十分重要。

（九）慢性腹泻

1. 黄海治疗慢性腹泻案

患者，男，45 岁。2013 年 6 月 9 日初诊。主诉：反复腹泻 3 个月余。患者近 3 个多月来每日大便少则 3 ~ 4 次，多则 10 余次，呈稀水样便，有时夹杂不消化食物，伴脘腹胀满，时有灼热感，肠鸣辘辘，口淡纳呆，寐少，小便调，面色不华，舌红苔白腻，脉细弦。常因感受寒凉发作。中医诊断：泄泻。证属脾胃虚弱，寒热错杂证。治以止泻消痞，寒热平调。予以半夏泻心汤加减。处方：半夏 10g，黄芩 10g，黄连 6g，干姜 6g，党参 15g，防风 10g，藿香 10g，紫苏梗 10g，炙甘草 6g。7 剂。每天 1 剂，水煎至 300mL，分 2 次温服。

2013 年 6 月 15 日复诊：服上方症状有所好转，腹泻次数较前减少，每日 1 ~ 2 次，稀糊状便，腹胀满减轻，纳可。按上方加炒白术 15g，再投 7 剂以固疗效。3 个月后随诊，患者自述大便成形，每日 1 ~ 2 次，无腹胀、腹泻、腹痛，纳寐尚可，无复发。

按：此患者腹泻、腹胀皆因寒热错杂胶结脾胃、胃失和降、脾运无权导致气机升降失常，因此自觉脘腹胀满；久泄致脾胃虚弱，故腹泻、口淡纳差。方用半夏泻心汤调和寒热，其中半夏为君，燥湿健脾；干姜温中散寒，加黄芩、黄连寒热并调为臣；党参益气健脾；炙甘草调和诸药；防风渗湿止泻，加藿香、

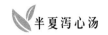

紫苏梗行气导滞而收功。二诊在首方基础上加炒白术更助健脾止泻之功，故患者无复发。笔者在临床中发现，便质稀患者加用炒白术、炒白芍可燥湿健脾、益气和胃，屡获良效。

2. 殷银霞治疗慢性腹泻案

殷银霞收集慢性腹泻患者 30 例，均予以基本方半夏泻心汤。药物组成：黄连 12g，黄芩、干姜、半夏各 10g，生姜 4～6 片，党参 20g，炙甘草 6～10g。加减：伴脾气亏虚者，加山药 30g，白扁豆 20g，黄芪 18g，柴胡 5g，砂仁、白豆蔻各 8g，白术 15g，五味子、升麻、茯苓各 10g。伴肾阳亏虚者，加吴茱萸 8g，补骨脂、肉豆蔻各 15g，诃子、附子（先煎）、罂粟壳各 10g，白芍 20g；伴脾肾两虚者，加山药 30g，白扁豆 20g，砂仁、白豆蔻各 8g，补骨脂、石榴皮、肉豆蔻各 15g，吴茱萸、炒白术、罂粟壳或诃子各 10g。每天 1 剂，水煎服。结果显示，治愈（临床症状消失，大便每天 1～2 次，量正常且成形，大便常规无异常，半年内未复发，纤维结肠镜检查明显好转）19 例，显效（临床症状基本好转，大便每天次数较前明显减少，量接近正常，大便常规接近正常，半年内复发 1～2 次，纤维结肠镜检有好转）8 例，无效（大便次数减少，停药后复发，纤维结肠镜检无变化）3 例。总有效率 90%。

按： 半夏泻心汤出自张仲景的《伤寒论》，主要功能是和胃降逆，开结除痞，为辛开苦降、寒热并调的方剂。笔者经过多年观察，发现许多老年慢性腹泻的患者，运用温脾、健脾或温补脾肾之法治疗其效甚微。本病除本虚之外，还伴有标实之症，为虚实夹杂的表现，因为老年腹泻日久，造成脾肾两虚。脾主运化，喜燥恶湿，若脾阳亏虚日久，运化失常，水湿内停，日久不愈，郁久化热，形成湿热留恋之证，而湿为阴邪，热为阳邪，湿性趋下，阳热炎上，寒热错杂，故在临床上除采用健脾、温肾等法外，还用寒热并调，配合清热化湿之品，标本同治，其效益彰。

3. 朋新民治疗慢性腹泻案

朋新民收集慢性腹泻患者 46 例，以半夏泻心汤为基本方治疗：人参（或党参）6～12g，半夏 8～12g，黄芩、干姜各 6～10g，黄连 3～6g，甘草 6～10g，大枣 3～6 枚。若腹胀满者，加厚朴、大腹皮；腹痛者加白芍、桂枝、木香；兼有后重者加柴胡、白芍；畏寒肢冷者减黄芩加熟附片、炒白术；纳差、苔厚腻者，加鸡内金、焦三仙；食入泛恶、呕吐清水者，加吴茱萸；小便不利者加茯苓、泽泻；久泻者加诃子、石榴皮等随症施治。每日 1 剂，7 天为 1 疗程。结果显示：痊愈 35 例，好转 9 例，无效 2 例（其中 1 例 2 个疗程后自行停药），总有效率 96%。

按： 半夏泻心汤方源于《伤寒论》，以治表证误下，邪热入里所致的心下满闷、不饥不食的痞证之方。从原方组成分析，黄连、黄芩二味并用，具有清热消痞作用；半夏、干姜辛开散结；人参、大枣、甘草以益胃补中，其中人参为治胃阳虚弱、气滞痞硬的要药。方中虽有黄芩、黄连之苦寒，却有干姜辛温佐之，寒热并用，苦寒而不怕伤阳，辛温而不惧伤阴；补而不怕壅滞，泻而不惧伤正，故而是一个寒热虚实并用的极佳方剂。在临床中所见的慢性腹泻均由急性腹泻及饮食不节，或治疗不当及不彻底而致。病程较长，虚实夹杂，寒热交错，故在临床中难以把握用药的甘苦温凉。如上例患者以前也曾用中药治疗，但治疗中未掌握好药物的寒凉温热，故未取得满意疗效，所以在临床中，笔者用半夏泻心汤治疗肠胃道疾病，能根据病症的

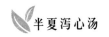

寒热虚实、孰轻孰重随证施治，故而能取得较满意的临床效果。

4. 刘青治疗慢性腹泻案

刘青选取慢性泄泻患者 40 例，随机分为对照组和治疗组，每组 20 例。对照组给予常规西药对症治疗：金双歧口服，每次 5g，每日 3 次，连续服用 7 天；甲硝唑片每次 0.3g，每日 2 次，连续服用 6 天后停药。治疗组在对照组的基础上加用半夏泻心汤治疗，方药组成：半夏 20g，黄芩 5g，党参 15g，大枣 15g，白芍 8g，当归 10g，干姜 10g，川黄连 10g。大便有泡沫黏液者加白头翁、马齿苋；身乏肢冷者加茯苓、玫瑰花；腹痛便血者加仙鹤草、防风。日 1 剂，水煎服，每日 3 次，每次 150mL，7 天为 1 个疗程。两组患者均给予中医综合护理，组织患者及家属听取专题讲座，重点讲解慢性泄泻的相关知识，要求患者改善不良生活习惯，对患者进行健康干预，向患者及其家属讲解完全遵医标准。指导患者养成良好的生活习惯、饮食习惯，合理分配三餐，避免熬夜，学会释放压力，针对不同患者制定个性化有氧运动，告知患者适当的运动量，每天坚持运动。结果显示，对照组 20 例，显效 11 例，有效 3 例，无效 6 例，有效率 70%；治疗组 20 例，显效 15 例，有效 3 例，无效 2 例，有效率 90%。结论：半夏泻心汤联合西药治疗慢性泄泻疗效确切。

按：慢性泄泻在临床上一直是常见疾病，腹泻早期患者早期对该病并不是很重视，直到自身病症难以控制，或发展到更严重疾病才加以重视，然而该病在临床上治疗次数越多，病情越久越不好彻底治愈。现代医学治疗该病的方法是以抗生素或调节肠道菌群药物为主，然而这两种治疗方式并不能保证预后效果，临床多见患者反反复复，停药则复发，给自身带来极大的痛苦，影响正常工作生活。中医学认为，慢性泄泻的发病机制主要在于湿不外泄，外邪入体，脏腑素虚，饮食失调，脾胃是消食运气之所，如受到外感湿邪等外界干扰，必将伤其脾，瘀积肠，从而造成久治不愈，导致泄泻等病症的产生。半夏泻心汤中半夏为主药，有燥湿化痰，除胸膈胀满，消肿止痛，止痛消炎之效。对便稀有血者配以茯苓、白头翁、马齿苋，有清热泻火，益脾胃气的作用。茯苓药性平和，白头翁主治湿热毒痢、血虚下痢，对大便出血、肛门灼热有特效。马齿苋清热解毒，对伤寒引起的泄泻、肠炎、疮痈肿毒等病有"天然抗生素"之称。黄芩有泻火除湿，通络理气之效；党参、大枣和当归有补中益气，健脾益肺的功效；白芍归肝经，有止呕养胃，散血消肿，消积滞作用；干姜为辅药，可有效刺激消化道蠕动，调节肠道菌群；川黄连与以上中药配伍有泻火解毒，清热化湿之效。甲硝唑是西医临床的常用药，对厌氧菌或系统局部感染的治疗有特殊效果，能够有效抑制细菌脱氧核糖核酸的合成，抑制细菌的生长繁殖，最终导致有害细菌消亡；金双歧适用于肠道失调导致的腹泻，也可对使用抗生素无效者进行肠道调节，促进肠道中有益菌群的生长与繁殖，有效改善肠胃代谢功能，提高机体免疫力。综上所述，半夏泻心汤结合西药治疗慢性泄泻疗效显著，能从根本上控制该病的复发，且不良反应少，安全可靠。

（十）厌食症

患者，女，28岁。2013年7月24日初诊。主诉：不思饮食、全身疲乏无力1年余。患者自述1年多来不思饮食，喜卧懒动，动则短气，便溏，苔白腻，脉濡缓。中医诊断：厌食症，

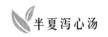

证属脾胃虚弱，气化不行。治以补气健脾益胃，方用半夏泻心汤加减。处方：半夏10g，党参15g，干姜6g，黄芩10g，黄连6g，炙甘草6g，黄芪30g，炒谷芽15g，炒麦芽15g。7剂。每天1剂，水煎至300mL，分2次温服。

2013年8月1日复诊，精神好转，食欲日增。1个月后随诊，病已痊愈，未再发作。

按：此患者因脾胃素虚，无力运化水谷，脾虚则食不下咽，气化不行则乏力、便溏。半夏泻心汤和胃健脾，平调寒热；加黄芪补气以助脾胃健运；炒谷芽、炒麦芽消食和胃、增强食欲。厌食多因脾胃不和，纳运失司，半夏泻心汤以"和"为理念，调和脾胃，和顺中焦，调达胃气，和畅气机，因此只要有中焦气滞、脾胃气滞、运化失司等证候均可选用该方，酌情加减治之。

（十一）溃疡性结肠炎

1. 王长江治疗溃疡性结肠炎案

赵某，女，32岁。2015年3月12日初诊。因"间断腹泻1年余"就诊。患者1年前无明显原因出现阵发性腹痛，有时出现脓血便，行结肠镜检查提示：溃疡性结肠炎。曾用奥美拉唑、糖皮质激素等治疗，病情反复。现症见舌质淡，有齿痕，苔黄腻，脉沉细。西医诊断：溃疡性结肠炎。中医诊断：泄泻。证型：脾虚湿热。处方：法半夏15g，黄芩10g，黄连12g，干姜10g，党参15g，茯苓15g，薏苡仁20g，山药15g，白芍20g，赤石脂10g，木香10g，炒白术15g，乌药15g，大枣10枚，炙甘草15g。10剂，水煎服，每天1剂。

复诊：患者诉服药期间未再出现腹痛，大便色黄，粪质正常，舌质淡，有齿痕，苔薄白，脉沉细。处方：法半夏 10g，黄连 10g，干姜 10g，党参 15g，茯苓 15g，薏苡仁 30g，芡实 30g，山药 20g，白芍 15g，炒白术 20g，炒鸡内金 15g，乌药 15g，大枣 12 枚，炙甘草 15g。10 剂，服法同前。

三诊：10 剂服完，诸症均消，嘱其服用香砂养胃丸 3 个月善后。随访 1 年，发作仅 1 次。再次予以半夏泻心汤加减治疗好转。

按：溃疡性结肠炎是一种慢性非特异性肠道炎症性疾病，是结肠黏膜层和黏膜下层连续性炎症，易反复发作。患者以脓血便为主，故参考痢疾的治法。《丹溪心法·痢九》载："痢赤属血，白属气。"刘河间在《医学六书·素问病机气宜保命集》中指出："调气则后重自除，行血则便脓自愈。"赤为热，白属寒，寒热错杂，遏于肠间，血败肉腐，随粪而出，发为脓血便，故以半夏泻心汤为主治之。半夏辛温、燥湿、降逆，黄芩、黄连清上、中焦湿热，干姜、党参温运中焦。上述诸药寒温并用，使中焦如轴，交通上下。茯苓、薏苡仁最善于健脾利湿，山药、白芍养阴。赤石脂味酸性温，有涩肠止血、生肌敛疮之功。木香通行三焦之气，不致气机壅塞。白术、乌药温运脾肾，其中乌药兼具行气之功。重用大枣、炙甘草健运脾胃、调和诸药。其中甘草用量较大，取其有糖皮质激素之效，而少激素之弊。此方药证合拍，故效力显。复诊，诸症好转，故减黄连之用量，去黄芩，避免寒凉太过，损伤中阳。将薏苡仁加量，取其健脾之功，加芡实、鸡内金加强收涩之力，一是避免行气太过，二可加强涩肠、敛血之功。

2. 张海燕治疗溃疡性结肠炎案

张海燕选取 80 例溃疡性结肠炎患者作为研究对象，随机分

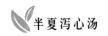
半夏泻心汤

为对照组与观察组各 40 例，对照组采用柳氮磺吡啶方案治疗，口服柳氮磺吡啶肠溶片，初剂量每天 2～3g，每天 3～4 次，确定无明显不适感，增量至每天 4～6g；病情稳定后减量至 1.5～2g。观察组采用半夏泻心汤方案治疗，基本方组成：黄芩 10g、干姜 5g、黄连 5g、党参 20g、制半夏 10g、制大黄 5g、炙甘草 10g；腹痛者加白芍、当归、木香各 5g；脾肾阳虚者加补骨脂 5g、巴戟天 10g；泄泻甚者加马齿苋 5g、炒薏苡仁 5g；久泻不止者加葛根、升麻各 5g，黄芪 10g；食滞者加麦芽、神曲、炒山楂各 5g。水煎服，每天 1 剂，分早、晚 2 次服用，共治疗 8 周。观察比较两组患者临床疗效及不良反应发生率。结果显示，经治疗，观察组患者显效 23 例，好转 15 例，无效 2 例，总有效率为 95.00%；对照组患者显效 10 例，好转 14 例，无效 16 例，总有效率为 60.00%。观察组患者临床疗效明显高于对照组，差异具有统计学意义（$P<0.05$）。观察组患者不良反应发生率为 7.50%，明显低于对照组的 32.50%，差异具有统计学意义（$P<0.05$）。结论：采用半夏泻心汤治疗溃疡性结肠炎疗效显著，安全有效，不良反应发生率低，值得临床推广应用。

按：溃疡性结肠炎属于炎症肠病范畴，其发病机制及病因尚不明确。临床研究表明，溃疡性结肠炎发生可能与免疫、环境及遗传等因素相关，已被世界卫生组织列入难治性疾病范畴。近年流行病学资料显示，溃疡性结肠炎发病率明显呈逐年上升的趋势，对患者生活质量会产生不良影响。溃疡性结肠炎属于中医学的"痢疾""泄泻"等范畴，与饮食不节、过度饮酒、过食肥甘厚味、饮食偏嗜等因素相关，病程长，且迁延难愈，临床表现为虚实夹杂、寒热交错之证。临床多采用半夏泻心汤加减方案治疗，本方出自《伤寒论》，苦降并用，散结消痞，调剂寒热。《伤寒论》曰："满而不痛者，此为痞，柴胡不中与之，宜取半夏泻心汤。"说明半夏泻心汤可治疗虚寒夹杂之证。方中半夏、干姜可散结驱寒，甘草、党参温补益气，黄芩清热宣泄，诸药共用，共奏补气中和、祛邪扶正、调和肠胃之功效。秦维德采用半夏泻心汤治疗溃疡性结肠炎患者 120 例，结果表明其治疗总有效率达 94.8%，效果显著。本研究中，观察组患者采用半夏泻心汤加减方案治疗，结果证实观察组患者的临床疗效明显高于对照组，且不良反应发生率显著低于对照组。综上所述，采用半夏泻心汤治疗溃疡性结肠炎疗效显著，安全有效，不良反应发生率低，值得临床推广应用。

3. 王见义治疗溃疡性结肠炎案

王见义将 64 例溃疡性结肠炎患者分为两组，各 32 例。治疗用半夏泻心汤水煎口服：人参 30g，半夏 12g，黄芩 10g，黄连 10g，干姜 12g，甘草 6g，大枣 6 枚。腹痛明显者加木香 10g，白芍 20g，元胡 12g；脓血者加仙鹤草 30g，败酱草 20g，炒白及 15g；气虚乏力者加黄芪 30g，白术 15g；气滞血瘀者加当归 20g、川芎 15g、赤芍药 12g、香附 10g；脾肾阳虚者加补骨脂 30g、肉豆蔻 15g。以上药物水煎分 3 次服，每日 1 剂，30 日为 1 疗程。2 个疗程后肠镜复查。对照组予以口服柳氮磺吡啶 1g，每天 4 次，1 个月为 1 个疗程，2 个疗程后复查纤维结肠镜。治疗结果显示：治疗组（半夏泻心汤组）中痊愈 12 例，好转 18 例，无效 2 例，总有效率 93.75%；对照组（柳氮磺吡啶组）中痊愈 8 例，好转 19 例，无效 5 例，总有效率 84.37%。其总有效率差异具有统计学意义。结论：半夏泻心汤治疗溃疡性结肠炎具有较好的临床疗效，值得进一步研究和推广应用。

按：溃疡性结肠炎是一种原因不明的慢性炎症性肠道疾病，

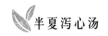

病变主要累及直肠和乙状结肠，也可侵入结肠其他部分或全部结肠。临床主要表现为持续反复发作性黏液或黏液血便，腹泻，腹痛，有的还会发展成结肠癌。此病易反复，对病人生活质量影响极大。本病属于中医内科"泄泻""痢疾""便血""肠风""脏毒"等疾病范畴。其主要致病因素是湿邪，湿性重浊黏滞，故发病多缓慢，病程长，反复难愈。患者多因素体脾胃虚弱，或外邪侵袭，或饮食失节，或情志失调等，导致脾运不健，邪阻大肠，传导失司。久泻不愈，终致脾阳受损，脾不能升清降浊，清气在下，则生飧泻，加重泄泻，病久及肾，可导致脾肾阳虚，如再为外感、饮食、情志所伤，或为湿郁化热，或为辛燥助热，或为肝郁化火，两者相合，寒热错杂，诸症纷起。临床上多表现为寒热错杂，虚实兼夹之证。半夏泻心汤是张仲景创立的寒热并用、消补同施之经方，主治脾胃虚弱，湿热蕴阻之证。方中黄芩、黄连苦寒泄热，半夏燥湿理气，干姜辛热温中，人参、大枣、炙甘草补中益气，共奏寒热并调、推陈致新之功。现代药理研究表明，黄连、人参、甘草有增强免疫功能，黄芩、干姜有抗过敏、抗变态反应作用，可能是治疗本病的内在机理所在。本研究显示，半夏泻心汤治疗溃疡性结肠炎的有效率达93.75%，临床有极大的推广价值。

4. 周莺歌治疗溃疡性结肠炎案

周莺歌收集58例确诊为溃疡性结肠炎患者，均予以半夏泻心汤治疗：半夏9g，黄芩6g，干姜6g，人参6g，炙甘草6g，黄连3g，大枣4枚。加减：大便次数增多，病程长者加石榴皮15～30g，赤石脂15～20g；大便质稀者加茯苓12～15g，炒山药15～30g，炒白术15～20g；腹痛者加白芍15～30g，木香3～6g；大便有脓者加白头翁12～15g，秦皮12g；大便滑脱不禁者加芡实 15g，金樱子 15g，肉豆蔻 9g；畏寒者加干姜 3 ~ 9g。治疗结果显示，58 例中，治愈 25 例，好转 28 例，无效 5 例，总有效率为 91.4%。

按：慢性结肠炎是临床上常见病、多发病，发病原因不明，一般认为与自身免疫、变态反应、遗传、感染等因素有关。属中医"泄泻""痢疾"等范畴，常因长期饮食不节，过食肥甘厚味，饮酒过度，饮食偏嗜等生活失于调养而发，因为病情迁延日久，就诊时多呈寒热错杂、虚实并见之症，可用半夏泻心汤加减治疗。半夏泻心汤见于《伤寒论》，原治小柴胡汤证误用下法，损伤中阳，外邪乘虚而入，寒热互结，而成心下痞。本方亦见于《金匮要略·呕吐秽下利病脉证治第十七》"呕而肠鸣，心下痞者，半夏泻心汤主之"。又根据生姜泻心汤、甘草泻心汤推测，本证当有下利的证候，临床将其变通用于治疗溃疡性结肠炎，病机相符，疗效满意。方中黄连、黄芩苦寒降泄除其热，干姜、半夏辛温开结散其寒，人参、甘草、大枣甘温益气补其虚。七味配伍，寒热并用，辛开苦降，补气和中，自然邪去正复，升降得平，诸症悉除。本方重在调和肠胃，凡脾胃虚弱，客邪乘虚而入，寒热错杂，升降失调，清浊混淆而致肠胃不和，脘腹胀痛，呕吐泻泻者，用本方加减治疗效著。

5. *许立祥治疗溃疡性结肠炎案*

许立祥选取溃疡性结肠炎患者 42 例，随机分为对照组（21 例）和观察组（21 例）。对照组患者给予奥沙拉秦每次 0.5g，口服，每天 3 次；观察组患者则在此基础上给予半夏泻心汤加减治疗，处方：半夏、黄芩、干姜、茯苓、苍术、厚朴、陈皮各 15g，黄连 6g，党参 30g，炙甘草、砂仁（后下）、白豆蔻（后下）、广木香各 12g。对于湿热重者加白头翁、秦皮、败酱

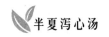

草；气滞血瘀者加当归、川芎、赤芍、香附、小茴香；脾肾阳虚者加补骨脂、肉豆蔻；每剂水煎分两次服，早、晚各服 1 次，每日 1 剂，30 天为 1 疗程。比较两组患者临床疗效，治疗前后 Geboes 指数评分、IBDQ 量表评分及不良反应发生率。结果：对照组和观察组患者近期治疗总有效率分别为 76.19%、95.24%；观察组患者近期疗效显著优于对照组（$P < 0.05$）；对照组患者治疗后 Geboes 指数评分和 IBDQ 量表评分分别为（0.94 ± 0.18）分，（178.36 ± 23.38）分；观察组患者治疗后 Geboes 指数评分和 IBDQ 量表评分分别为（0.40 ± 0.09）分，（206.70 ± 30.01）分；观察组患者治疗后 Geboes 指数评分和 IBDQ 量表评分均显著优于对照组（$P < 0.05$）；同时对照组和观察组患者不良反应发生率分别为 9.52%（2/21），14.29%（3/21）；两组患者不良反应发生率比较差异无显著性（$P > 0.05$）。结论：半夏泻心汤加减治疗溃疡性结肠炎能够显著降低黏膜损伤程度，提高生存质量，且安全性值得认可。

按：溃疡性结肠炎是临床常见的慢性非特异性炎症，病变多累及结肠、直肠黏膜；患者主要表现为腹痛、腹泻及血便等，往往迁延难愈。中医认为溃疡性结肠炎属于"泄泻""痢疾""便血""肠风""脏毒"范畴，病者因脾胃虚弱，气血失之健运，加上饮食不节，日久则湿热蕴积肠络，气机不畅，进一步加重正气损耗，最终形成恶性循环。而半夏泻心汤加减方具有健脾除湿之功效，可针对该病特点寒热并用，虚实兼施。其中半夏、干姜、苍术、砂仁、白豆蔻及陈皮辛温化湿；黄芩、黄连清热除湿；党参、茯苓、白术及薏苡仁健脾除湿；白芍、炙甘草缓急止痛；广木香、当归及赤芍行气活血；苍术、厚朴则苦温燥湿，诸药合用共奏辛开苦降、寒热并调及扶正补虚之功效。现代药理学研究显示，半夏提取物能够有效拮抗肠道炎症反应水平，调节肠道微生态；苍术可显著促进损伤肠道黏膜之修复，加快病变部位血液及淋巴循环。本次研究结果表明，观察组近期疗效显著优于对照组；观察组治疗后 Geboes 指数评分和 IBDQ 量表评分均显著优于对照组。证实中西医结合疗法用于溃疡性结肠炎患者治疗，在促进病情康复和提高生活质量方面具有优势。两组患者不良反应发生率比较无统计学差异，表明中药方剂辅助治疗溃疡性结肠炎并未增加药物不良反应发生风险。综上，半夏泻心汤加减治疗溃疡性结肠炎能够显著降低黏膜损伤程度，提高生存质量，且安全性值得认可。

（十二）胃黏膜脱垂症

曹银珠将 92 例确诊为胃黏膜脱垂症的患者随机分为治疗组54 例和对照组38 例。治疗组予以半夏泻心汤治疗。药物组成：半夏6g，黄连6g，黄芩10g，党参10g，干姜6g，甘草10g，大枣 5 枚。肝胃不和加柴胡、枳壳，脾胃虚弱加黄芪、白术，泛吐酸水加海螵蛸、煅瓦楞子，胃热重者加蒲公英、连翘，有瘀血者加丹参、当归。对照组用吗丁啉 10mg，每日 3 次；法莫替丁 20mg，每日 2 次。两组疗程均为 4 周，治疗 1 个月后做 X 线钡餐检查或胃镜检查。治疗结果：治疗组 54 例，治愈 22 例，显效 12 例，有效 16 例，无效 4 例，总有效率92.60%；对照组38 例，治愈 11 例，显效 8 例，有效 10 例，无效 9 例，总有效率76.32%。治疗组与对照组疗效比较有显著差异（$P < 0.05$）。

按：胃黏膜脱垂症，现代医学无特殊的治疗方法。本病以胃脘痞闷胀痛为主症，中医将其归纳为"胃脘痛""痞证"的范畴。《医述·心胃痛·补编》胃者，汇也，乃冲繁之要道，

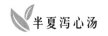

为患最易。"其病因为饮食不节、情志不遂、劳倦内伤以致脾失健运，或为寒热互结，或为湿热内蕴，或为肝木克土，以致脾气不升，胃气不降，中焦运化失司所致，其病机虚实夹杂。半夏泻心汤出自《伤寒论》，是张仲景为伤寒少阳病误下致痞而设。笔者应用于胃黏膜脱垂症的治疗，疗效显著。方中以半夏散结消痞、和胃降逆，干姜温中散寒，助半夏温胃消痞，黄连、黄芩、蒲公英苦寒清降、清泻里热，党参、白术、大枣、甘草健脾益气、补虚和中，海螵蛸、煅瓦楞子制酸止痛，百合养心安神健脾。本方寒热并用以调阴阳，苦辛并进以顺其升降。佐以甘温之品，顾其脾胃之本，补泻同施、标本兼治。现代医学研究证实，半夏、干姜具有调节和恢复胃肠平滑肌正常蠕动之功能，黄连、黄芩提取物有杀灭幽门螺杆菌的作用，党参、甘草、大枣能提高机体免疫功能。临床观察证明，半夏泻心汤具有良好的保护胃黏膜，以及解痉、消炎、止痛之功效，是治疗胃黏膜脱垂症的有效方剂。

（十三）胃下垂

严子兴等人选取胃钡餐透视确诊的胃下垂患者 32 例，均予以基本方：党参 12g，法夏 15g，茯苓 15g，干姜 8g，黄芩 12g，黄连 8g，厚朴 8g，广木香 15g，枳壳 6g，炙甘草 6g 大枣 30g。中气下陷（面色萎黄，精神倦怠，不思饮食，食后脘腹痞满，嗳气不舒，或者腹胀而坠，或有呕吐清水痰液，肌肉瘦削，舌淡苔薄，脉象缓弱）者，加黄芪 30g，升麻 15g，柴胡 15g。阴虚夹湿（热）（形体消瘦、面色略红、唇红而燥、口苦口臭、口渴喜饮或不多饮、食后腹胀满，烦闷不舒，大便干结，舌红，苔少或黄腻，脉象细数或弦数）者，加石斛 15g，麦冬 15g，薏苡仁 30g。脾虚气滞（自觉胀满较甚，进食后坠痛，平卧则坠痛消失，舌淡，苔薄白，脉细或弦）者，加郁金 9g，玄胡 15g，川楝子 12g，佛手 15g。治疗结果，经治最短 18 天，最长 93 天，平均 33 天，32 例中治愈 16 例，好转 14 例，无效 2 例。

按：本文基本方中黄芩、黄连性味苦寒，清热燥湿厚肠胃；半夏、干姜性味辛温，并不是用于散寒邪，而是为了行气消胀满，并可振奋胃肠，恢复脾胃功能，启迪阳气以消湿浊；党参、甘草、大枣、茯苓 4 味药的目的是补益中气；木香、厚朴以加强行气宽中；枳实有通幽门的作用。诸药合用，标本兼治。胃缓之阴虚夹湿热证用基本方加石斛、麦冬、薏苡仁的目的在于养阴不碍湿，清热不伤阴，石斛、麦冬具有养胃生津、滋阴清热的功效，薏苡仁具有健脾利湿作用，以防养阴滋腻太过。痞证的中医诊断主要根据脘腹痞满，嗳气不舒，胃脘疼痛，或肠鸣辘辘有声，大便秘结等临床表现，再结合患者的体质及有无饮食失节、内伤七情、劳累过度等病史，不难做出正确诊断。痞证多呈虚实夹杂、正虚邪实或本虚标实，治疗上应按照虚实的情况，标本兼顾，以期达到事半功倍的效果。

（十四）急性胃肠炎

王芳等人选取急性胃肠炎患者 85 例，均予以基本方半夏泻心汤治疗，其药物组成：姜半夏 12g，黄连 9g，黄芩 9g，党参 12g，广木香 12g，厚朴 12g，白芍 15g，干姜 6g，苍术 12g，车前子（包煎）15g，炙甘草 6g，大枣 5 枚。随症加减：发热重者加葛根、柴胡各 9g；恶心呕吐严重者，加苏梗 9g，竹茹 9g；腹胀明显者加枳壳、大腹皮各 12g；湿重者加藿香、白蔻各

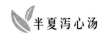

10g；兼有表证者加荆芥、防风各9g；腹中冷痛者，黄连减量，加生姜6g；饮食减少者，加神曲、焦山楂各15g；腹痛甚者白芍加量至30g，更加焦槟榔、元胡各10g；口渴甚者加天花粉15g；烦躁者加知母12g。每日1剂，水煎2次，分2次服，3日为1疗程。服药时应以少量多次为原则，以免药汁入胃即吐。对个别恶心呕吐严重者，服药前应先服生姜汁半勺，以开胃止呕。服药期间宜食用易消化的流质食物，如藕粉、稀饭等，忌食辛辣厚腻及生冷之品。对吐泻严重脱水明显者，应及时给予葡萄糖注射液或生理盐水静脉补液。治疗结果：痊愈78例，好转6例，无效1例，总有效率为98.8%。

按：急性胃肠炎是因摄入被细菌或毒素污染的食物所致，中医属于"泄泻""呕吐""胃脘痛"或"霍乱"范畴。其主要病机在于脾胃升降功能失常，湿邪中阻，久而生热，湿热胶滞之邪内蕴，以致阴阳乖隔，清浊混淆。清气当升而不升，趋下而成泄泻；浊气当降而不降，逆上而成呕吐。半夏泻心汤正是"辛开苦降"的典型方剂。方中半夏为君，辛苦入胃，以和胃消痞，降逆止呕；辅以干姜辛温散寒，增强其辛开散结之功；黄连、黄芩苦寒泄热，增强其苦降除逆之力。四药并用，苦辛并进以利升降，寒热互用以调阴阳。在治疗上若单纯攻邪，必致进而伤正，单纯顾正，势必难以祛邪，有犯虚虚实实之戒，故组方时，于辛开苦降之中，佐以参、草、枣补脾益气以和中，目的在于补泻并用，加速痞满的消除，如此辛开苦降与甘温补虚互用，辛甘化阳而不凝，开塞通闭而不滞。同时在原方基础上酌加白芍以缓急止痛，广木香行肠胃滞气，厚朴除胃满积滞，苍术燥湿，以除脾湿，升清阳；车前子以利小便实大便，全方寒热、辛苦、补泻同施，配伍合理，而使胃气得和，升降复常，则痞满吐利诸症自消。临证之时，尚需依据患者病情随症加减化裁，方可收到满意疗效。

（十五）胃癌

1. 花宝金等治疗胃癌案

杨某，男性，75 岁，干部。2004 年 6 月 8 日初诊。主诉：胃脘部疼痛 3 个月余，伴食欲不振。患者于 2004 年 3 月无明显诱因出现胃脘部疼痛，呈持续性，伴有泛酸、恶心、呕吐、纳呆、眠差。4 月 2 日在北京某医院行胃镜检查示：胃窦、大弯侧多发溃疡，边缘隆起，基底较硬。溃疡边缘取活检病理为：黏液腺癌，部分为印戒细胞癌。4 月 20 日住院行胃大部切除术，术中见胃大弯侧、胃窦部肿物 6cm×5cm，已穿透浆膜肌层。术后病理为：胃黏液腺癌，管状腺癌及印戒细胞癌，癌组织侵及浆膜层并侵犯胃壁神经，胃窦大弯侧淋巴结转移 1/6，上下切缘、大网膜和贲门旁均未见癌组织。术后 1 个月余开始化疗，方案为：FM，两个周期，因药物反应大，停止化疗。症见：神疲乏力，消瘦，恶心纳差，口干，心下痞满，肠鸣便溏，眠差，舌质淡，苔薄黄，脉沉细。西医诊断：胃窦部癌化疗后，黏液腺癌，管状腺癌及印戒细胞癌。中医诊断：反胃，证属上热下寒、寒热错杂证。治则：和解半表半里，清上温下。处方：半夏泻心汤加减。半夏15g，党参 15g，黄芩 10g，干姜 10g，黄连 6g，生黄芪 30g，陈皮 6g，藤梨根 15g，生麦芽 15g，炙甘草 6g，大枣 5 枚。7剂，水煎服，每日 2 次。患者上方服 7 剂后，恶心呕吐等症状均减轻，食纳好转。继用上方加减巩固治疗，病情稳定。2006 年 3 月 4 日复查胃镜、CT 均未发现复发和转移征象。现

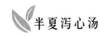

患者生存期已 2 年 3 个月，仍在巩固治疗中。

按：半夏泻心汤的组成为：半夏（洗）半升，黄芩、干姜、甘草（炙）、人参各三两，黄连一两，大枣（擘）十二枚。方中半夏、干姜温阳建中祛饮止呕，黄芩、黄连解热而止利。饮留邪聚均由于胃气不振，故补之以人参，和之以甘草、大枣，此治半表半里阴证（即厥阴病）的上热下寒，证见呕而肠鸣，心下痞硬，或下利者。我们在临床中凡见到半夏泻心汤证，即应用本方。具体药物剂量及加减如下：半夏 15g，党参 15g，黄芩 10g，干姜 9g，黄连 6g，炙甘草 6g，大枣 5 枚。呕吐症状明显加代赭石 15g，旋覆花（包）15g，竹茹 12g；厌食明显者加焦山楂、焦神曲各 15g，生麦芽 20g；痞满腹胀重者加枳实 10g，厚朴 6g，陈皮 6g；气虚乏力明显加黄芪 45g，鸡内金 15g，枸杞子 15g；全身状况较好者加白花蛇舌草、藤梨根等抗肿瘤药物。半夏泻心汤用于肿瘤治疗方面亦有不少报道。花宝金曾用半夏泻心汤加减治疗消化道肿瘤 54 例收到满意疗效。李可根据临床经验创攻癌夺命汤，并加减治疗各种肿瘤，方中亦重用生半夏，谓其为消痰核、化瘤散结之要药。张晓春等用半夏泻心汤加减治疗肿瘤化疗引起的消化道反应，以及在肿瘤放疗、消化道肿瘤、肿瘤麻醉药副反应等方面亦有应用。李仁廷用半夏泻心汤治疗肿瘤化疗后消化道反应 128 例，取得了满意的疗效。

2. 徐金美治疗胃癌案

患者，女，43 岁，2007 年 4 月就诊。确诊"胃贲门中分化腺癌" 3 月。入院前曾行手术根治术、化疗 3 个疗程。入院时患者胃脘部胀满隐痛，恶心，时有呕吐，轻度腹泻，舌质淡胖，边有齿痕，舌苔白黄相间微腻，脉沉弱。笔者近年来致力于肿瘤病的中西医施治。遂投半夏泻心汤加吴茱萸、山慈菇、延胡索治之。处方：姜半夏10g，党参15g，黄芩10g，黄连9g，干姜10g，甘草10g，大枣12枚，山慈菇15g，延胡索10g，吴茱萸5g。服5剂，患者疼痛、恶心减轻，食欲好转，守方调理3月，诸症缓解出院。

按：该患者患病日久，加之化疗与手术损伤正气，致使脾胃虚弱，脾失健运，寒热互结，瘀阻中焦，气机升降所致诸症。方中半夏辛温消痞开结，干姜温胃止呕，黄芩、黄连苦泄瘀热，党参、甘草、大枣健脾益胃，吴茱萸、延胡索、山慈菇温胃散结止痛。

（十六）肠痉挛

陈某，男，25岁，2014年7月13日初诊，因"腹痛3小时"就诊。患者前1天消夜进食烧烤、饮酒、冷饮后，在空调房夜宿，晨7时左右出现腹部疼痛，呈绞痛，可闻及肠鸣，无呕吐，大便量少。自购藿香正气液和氟哌酸服用，疼痛无明显缓解。查体：腹软，全腹无压痛及反跳痛。查血淀粉酶、尿淀粉酶正常。舌红苔白腻，脉数，尺脉沉。西医诊断：肠痉挛。中医诊断：腹痛；证型：寒热错杂。处方：法半夏15g，黄芩15g，黄连10g，干姜6g，薏苡仁30g，木香15g，肉豆蔻10g，砂仁6g，厚朴10g，黄柏10g，炒扁豆15g，大枣5枚，炙甘草10g。2剂，武火急煎20分钟，分2次温服。1剂服完，痛止。2剂善后。未再复发。

按：肠痉挛是由于肠壁平滑肌阵阵强烈收缩而引起的阵发性腹痛，常由暴饮暴食、受凉引起。患者盛夏进食烧烤、饮酒、冷饮，加之贪凉，寒热壅塞中焦，气机逆乱，发为腹痛。《金

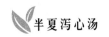

匮要略·呕吐哕下利病脉证治第十七》载:"呕而肠鸣,心下痞者,半夏泻心汤主之。"虽患者无呕吐、痞满不适之表现,但肠鸣、腹痛,结合诱因和舌脉,乃典型之寒热错杂,故施与半夏泻心汤化裁。半夏辛温,辛则散,温则行,有降逆、消痞、散结之功,为君;黄芩、黄连、黄柏苦寒,清上、中、下焦之邪热;干姜辛热,温胃散寒;薏苡仁健脾利湿;木香行三焦之气,与黄连相伍,组成香连丸,清热化湿,行气止痛;肉豆蔻、砂仁、厚朴温中行气;扁豆健脾化湿;大枣、炙甘草健运中焦,调和诸药。虽值盛夏,但患者气滞不畅、湿热壅塞,兼有寒邪,故寒热并用,且温药多于寒药,着重于温里行气,湿得温则除,滞得温则散。药证相合,其效尤捷。

(十七)肠梗阻

杨某,男,84岁,病案号0645,干部。患者素有高血压心脏病,体质较差,饮食量少,长期卧床休息,旬日前因多日不大便行 X 线腹透,见肠管普遍扩张及广泛气液面。拟诊为麻痹性肠梗阻而收住入院,给予禁食、抗菌消炎、纠正酸碱平衡治疗 1 周,病情好转。近两天又见大便失禁,伴呃逆、呕吐,转请中医会诊。刻诊:患者精神委顿,呃声低长,卧少言,腹软,大便自溢,夜间 5 行,均为稀便黏液,舌苔黄而厚腻,脉弦细。此乃年迈体弱,脾胃运化不健,寒热错杂,气机阻滞,因虚致实,而成麻痹性肠梗阻。治宜辛开苦降,升清降浊,益气防脱。处方:黄连 3g、制半夏 10g、干姜 5g、太子参 30g、焦白术 10g、茯苓 12g、泽泻 10g、防风 10g、野葛根 12g、佩兰叶 10g、炒麦芽 12g、煨肉蔻 6g、生姜汁适量(冲服)。日 1 剂,水煎服。药服 2 剂大便日一行,腹亦不胀,已能进米饮汤,继进大米粥，未见作泛欲吐。药已见效，守前方略加醒脾助运之品，以资巩固。

按：该患者年老体弱，脾胃久虚，运转不及，寒热错杂，气机阻滞，病变部位虽然在肠，而病机当属脾胃升降失司，寒热互结，因虚致痞，与半夏泻心汤病机颇吻合。为此选用半夏泻心汤加减。方中黄连苦寒泄热，半夏、干姜辛温散寒，三药相伍，辛开苦降，寒温并用，阴阳并调，恢复中焦脾胃升降之职，以消除痞满；配太子参、焦白术、茯苓益气健脾，扶正固脱；防风、葛根、泽泻升清降浊；佩兰、麦芽醒脾开胃；肉蔻涩肠固脱。方中熔温、清、升、降、利、涩、补诸法于一炉，共奏辛开苦降、升清降浊、益气固摄之效。

四、肝胆病证

（一）慢性胆囊炎

1. 王会玲治疗慢性胆囊炎案

选取慢性胆囊炎患者 60 例，并按照就诊时间平均分成研究组（n = 30）和参照组（n = 30）。本次选取的患者均依据内科诊疗规范中的相关标准选取。研究组患者行半夏泻心汤，处方为：清半夏 9g，山茶根 6g，干姜 9g，川连 5g，党参 20g，炙甘草 6g，紫朴 15g，槟榔皮 15g，落地金钱 15g，滑石 15g。其中气虚患者加党参 30g；气滞患者加青皮 9g、枳实 10g；血瘀患者加郁金 10g。用水进行煎服，每日 1 剂，早、晚各服用 150mL。参照组患者行消炎利胆片治疗，每日 3 次，每次 6 片。结果显示，参照组 30 例中，有效 20 例，好转 4 例，无效 6 例，有效率 80%。研究组 30 例中，有效 25 例，好转 4 例，无效 1 例，

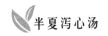

有效率96.7%。

按：半夏泻心汤为《伤寒论》中方剂，而后经过中医的相关研究被证实能够治疗多种病症，在黄疸、失眠症，以及胃肠部病症的治疗中均有显著效果。其组成的药物中，将寒性药物如黄连、黄芩及热性的药物如干姜和生姜进行联合应用，起到了清热解毒的效果，同时不但不会损伤阳气，且温补阳气不会导致邪气的侵入，从而达到辛开苦降的目的。其中的炙甘草及大枣能够祛除邪气不伤正，金钱草及滑石清除湿气，上述药物联合使用，起到调理脾胃升降功能的效果。在本次研究中，对慢性胆囊炎患者选用半夏泻心汤治疗，结果显示，研究组的总有效率为96.7%，参照组为80%，组间对比 $X^2 = 4.5022$，$P = 0.0000$。同时两组患者的症状积分对比，研究组右上腹疼痛分数为（1.02 ± 0.32）分，腹胀指数为（2.20 ± 0.30）分；参照组的上述评分为（2.52 ± 0.04）分及（3.42 ± 0.42）分，差异性显著。综上所述，对慢性胆囊炎患者行半夏泻心汤治疗的效果显著，能够有效提升临床总有效率，提升患者的满意度，同时不会增加患者的不良反应，值得临床推广应用，以及医学研究的进一步探索。

2. 高舜天治疗慢性胆囊炎案

高舜天收集 114 例慢性胆囊炎患者，随机分为观察组和对照组各 57 例。对照组患者采用西药治疗，静脉滴注抗生素，并口服消炎利胆片，每次 30g（即 6 片），每日 3 次。观察组在此基础上，予半夏泻心汤加减，方药组成：柴胡 15g，白芍 15g，姜半夏 10g，黄芩 10g，黄连 6g，干姜 10g，党参 20g，白术 15g，当归 20g，炙甘草 6g，金钱草 15g，滑石 15g。随症加减：两胁胀满者加枳实 10g；腹胀者加厚朴 10g；血瘀者加赤芍 10g、丹参10g；纳呆者加焦三仙各15g。每日1剂，水煎2次，早、晚各服用100mL。15天为1个疗程，1个疗程后评价疗效。结果显示，观察组57例，痊愈11例，显效28例，有效15例，无效3例，有效率94.74%；对照组57例，痊愈6例，显效23例，有效12例，无效16例，有效率71.93%。观察组患者治疗总有效率为94.74%，明显高于对照组的71.93%，差异具有统计学意义（P<0.05）。

按： 中医认为，本病属"胁痛""胆胀"等范畴，病位在胆腑，与肝胃关系密切。肝气久郁，湿热内蕴，虚损劳倦，气滞血瘀等均可引起胆腑气机通降失常，导致胆腑疏泄失司。因此，本病治疗的关键在于疏肝利胆、清热利湿。笔者在半夏泻心汤基础上加减，对于寒热错杂、病情复杂的病症有良好疗效。方中柴胡和解少阳、疏肝解郁；黄芩升散外邪，清解郁热；两药相合升清降浊，调和表里；半夏散结消痞、降逆止呕；黄连助黄芩清热解毒、消痞除满之力；干姜温中散邪；黄连配干姜有辛开苦降之意，寒热并用；当归、白芍养血柔肝；党参、白术健脾益气；金钱草、滑石清热利湿；甘草调和诸药。全方既疏泄肝胆，又调和脾胃，复中焦斡旋之力，以防疾病复发。本研究结果显示，观察组患者治疗总有效率为94.74%，明显高于对照组的71.93%，差异具有统计学意义（P<0.05）；观察组治疗后腹痛、恶心呕吐、发热乏力、黄疸等症状积分明显低于对照组，差异具有统计学意义（P<0.05）；两组患者不良反应比较，差异无统计学意义（P>0.05）；观察组患者复发率明显低于对照组，差异具有统计学意义（P<0.05）。充分证明半夏泻心汤加减联合西药治疗慢性胆囊炎疗效确切，有效促进胆汁疏泄，恢复胆囊疏泄功能，达到治愈的目的，大大降低了复

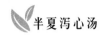

发率，且服用安全性高，不良反应发生率低。

　　3. 刘爱琴治疗慢性胆囊炎案

　　刘爱琴将 262 例慢性胆囊炎患者随机分为治疗组 131 例（脱落 9 例）和对照组各 131 例（脱落 10 例）。对照组按照常规治疗，静脉滴注消炎药，口服消炎利胆片或硫酸镁等利胆药。治疗组用半夏泻心汤加减，主要药物组成：半夏 12g，黄芩 9g，黄连 3g，干姜 9g，人参 9g，炙甘草 9g，大枣 4 枚，根据不同症状进行辨证加减。用法：用水浸泡 30 分钟，煎两次取药汁约400mL，分两次服用。每日 1 剂，15 剂为 1 个疗程。两组患者均治疗 15 天。结果显示，治疗组 122 例，治愈 69 例，显效 37 例，好转 10 例，无效 6 例，总有效率为 95.08%；对照组 121 例，治愈 57 例，显效 27 例，好转 18 例，无效 20 例，总有效率为 83.47%，两组的总有效率比较，差异有统计学意义（$P <$ 0.05），治疗组的临床效果优于对照组。6 个月后随访统计，治疗组复发 12 例，复发率为 9.84%；对照组复发 47 例，复发率为 38.84%，治疗组的复发率明显低于对照组（$P < 0.05$）。结论，半夏泻心汤加减治疗慢性胆囊炎，临床效果肯定，可进一步推广应用。

　　按： 中医认为本病属"胁痛""胆胀"等范畴。如《灵枢·经脉》载："胆足少阳之脉，是动则病口苦，善太息，心胁痛，不能转侧。"《灵枢·胀论》载："胆胀者，胁下痛胀，口中苦，善太息。"其不仅提出了病名，而且对症状描述亦很准确。本病的特征是右上腹胀满疼痛，反复发作，同时伴发恶心、嗳气、腹胀、善太息。其病位在胆腑，与肝胃关系最为密切。通常认为其发生主要在于胆腑气机通降失常，或为忧思气恼，肝气久郁；或为湿热内蕴，胆腑不通；或为虚损劳倦，继而感寒；或为气滞及血，瘀血阻络。日久不愈，反复发作，正气渐虚，胆腑通降受阻，脾胃生化不足，脾胃气机升降逆乱。分证论治多用柴胡疏肝散治疗肝胆气郁型；用四逆散合失笑散治疗气滞血瘀型；用清胆汤治疗肝胆湿热型；用逍遥散治疗肝郁脾虚型；用一贯煎治疗肝阴不足型。笔者也按此治疗多例，亦有效果，但有许多病例分型并不明确或混杂不清，后在临床运用半夏泻心汤加减治疗，效果不错。其中若右胁胀满，上腹胀痛，遇怒加重，胸闷善太息，吞酸嗳腐，苔腻微黄者加柴胡 6g，白芍 6g，枳壳 6g，陈皮 6g。柴胡和黄芩相合，柴胡升清阳，黄芩降浊阴，升散外邪，清解郁热，调和表里，和解少阳。临床组方常用于治疗急慢性肝炎、肝硬化等难愈之病和胆囊炎、胆石症；若右胁胀满疼痛，胸闷纳呆，口苦心烦，或见黄疸，舌红苔黄腻，脉弦滑者加茵陈 9g，大黄 3g，栀子 6g，茵陈、大黄为临床治疗肝胆湿热蕴结之阳黄为主证的方剂中常配伍的药组，具有很好的退黄作用，其核心作用是通过清利湿热，活血化瘀，气血同治，给邪出路，利胆排石等方面实现的；伴胆结石者加鸡内金 9g、金钱草 30g。大黄通腑泄热祛湿，专治肠胃有形积滞，鸡内金、金钱草是排石的良药；舌苔厚腻、呕吐，脉实有力者去人参、大枣、干姜，加大黄 6g，枳实 9g，生姜 6g；枳实导滞破积，下气消痞，配伍大黄主治胃肠无形气痞。右胁部灼热疼痛，口苦咽干，面红目赤，大便秘结，小溲短赤，心烦失眠易怒，舌红苔黄厚而干，脉弦数者，去人参、干姜，加大黄 9g，栀子 6g，金钱草 30g，川楝子 9g，枳壳 9g；大黄软坚散结，川楝子、枳壳理气；上腹刺痛者加延胡索 12g，桃仁 10g，红花 6g，旋覆花 10g；若兼口苦、小便黄加栀子 6g，若右上腹隐痛，遇劳加重加生地 10g，方中延胡索止痛，桃仁、红花活血。仔

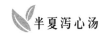

细分析致病原因，现代人饮食不节，多食寒凉之物、辛辣刺激之物、肥甘厚腻之物，易致寒热互结，另外，房事不节，中气虚弱者居多，日久遂成痞证，初起痞证不明显，但痞证不消，寒热互结，脾胃气机升降逆乱，胆腑通降受阻，所以单以治疗胆胀诸证型方法治疗胆囊炎效果不佳，而半夏泻心汤由半夏、黄芩、黄连、干姜、人参、甘草、大枣组成，是小柴胡汤去柴胡、生姜加黄连、干姜而成，变和解少阳之剂为调和寒热之方。可治疗寒热夹杂的痞证，具有降火散寒、调整气机升降的作用。一般先消痞调脾胃，再通过加减对症治疗，加强疏肝利胆、和降通腑、祛邪扶正之功。总结治愈的 69 例，共有特征是多有上腹部胀满、呕吐、苔腻微黄，是证均符合痞证用半夏泻心汤的证治要点，无效的 6 例患者右胁部刺痛较剧，痛有定处，舌质紫暗或舌边有瘀斑，脉弦细涩，分析是证为气滞血瘀，用半夏泻心汤加减无效，其余 47 例按证型分类特征不明显，但按照调脾胃气机，再疏肝利胆、和降通腑、祛邪扶正，也有疗效。在临床上，用半夏泻心汤加减治疗慢性胆囊炎效果明显，可以推广。

4. 谢红敏治疗慢性胆囊炎案

谢红敏选取慢性胆囊炎患者 56 例入组予以中药治疗。本组 56 例在治疗期均停用其他一切中西药物，用汤剂半夏泻心汤加减：黄连 6g，黄芩 12g，干姜 12g，法半夏 12g，党参 15g，大枣 4 枚，炙甘草 6g。若右胁痛甚、腹胀，加枳壳 15g，厚朴 12g，青皮 15g，佛手 15g；若口苦、心烦、急躁易怒、右上腹灼热，加龙胆草 6g，蒲公英 20g，金钱草 15g，川楝子 12g；若口喜热饮热食，腹部喜热怕凉，大便稀溏，偏胃中虚寒者，加吴茱萸 6g，高良姜 10g，每日 1 剂，水煎分 2 次服。结果显示，本组 56 例，服药最少者 12 剂，最多者 28 剂，平均 13 剂，结果治愈（症状、体征全部消失，3 个月内不复发）45 例；好转（症状、体征改善，或消失后 3 个月内复发）8 例；无效（症状、体征无改变）3 例，总有效率为 94.64%。

按： 慢性胆囊炎为临床较常见疾病，其中寒热错杂、胆胃不和占相当大的一部分，多表现为胆经郁热、胃中虚寒、气机郁滞，有胆内寄相火，有易郁而化热化火的病理特点，当各种原因影响到胆腑气机的通降，则郁而化热化火，故慢性胆囊炎病人多有口苦、咽干、右胁灼热胀痛、舌红等胆经郁热的临床表现。由于初期常表现出郁热之象，所以临床中常用疏肝利胆、清热利湿之法，但过用寒凉，伤阳生寒，又导致胆中相火通降，不能温煦脾胃之阳，致胃中虚寒内生，脾胃运化腐熟功能受阻，则有恶心、呕吐、厌油腻、喜温怕凉等胃中虚寒的临床表现，针对慢性胆囊炎寒热错杂、胆胃不和的病机，选用半夏泻心汤加减，清胆热，温胃寒，通降气机，清胆热能抑制郁滞之胆火过盛，温胃寒能弥补胆中相火不降所致胃中虚寒，通降气机则可以调和胆胃，引胆火畅达于胃，一方面防止胆气郁滞而化热化火，另一方面能引胆中相火以温胃土，使胃腑不寒，起到了清胆热、温胃寒的双重功效。方中黄芩、黄连、大黄、金钱草、龙胆草、川楝子清胆经郁火；干姜、制半夏、吴茱萸、砂仁温胃散寒；陈皮、枳壳、佛手通降胆腑气机；炙甘草调和诸药以和胃，全方寒热并用，通利气机，既能防止久服苦寒伤胃，又可避免温阳化火而助胆郁，故效果理想。

（二）慢性乙型病毒性肝炎

马元元等人收集慢性乙型病毒性肝炎患者 50 例，随机分为

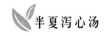

治疗组 30 例和对照组 20 例。治疗组以半夏泻心汤加减治疗。药物组成：法半夏 10g，干姜 3g，川黄连 5g，炒白术 10g，炒枳实 20g，茯苓 15g，香附 10g，五灵脂 10g，赤、白芍各 15g，白花蛇舌草 30g，炒二芽各 10g，生甘草 10g。湿热盛者，加茵陈、龙胆草、虎杖；气郁者，加佛手、陈皮；邪郁化火者，加丹皮、知母；有瘀血者，加桃仁、红花等。每日 1 剂，水煎分 2 次口服。对照组采用常规降酶、护肝治疗：甘草次酸（甘利欣）150mg，口服；泰特 2 支，肌肉注射；肝得健加入 10% 葡萄糖溶液，静脉滴注，每日 1 次。两组均治疗 3 个月为 1 个疗程，每疗程结束复查 HBV－DNA，肝功能异常者每月复查 1 次，共治疗 2 个疗程。结果显示，治疗组 30 例，治愈 5 例，显效 12 例，好转 10 例，无效 3 例，有效率 90%；对照组 20 例，治愈 2 例，显效 4 例，好转 8 例，无效 6 例，有效率 70%

按：慢性乙型病毒性肝炎属祖国医学"黄疸""郁证""胁痛""积聚""呕吐"的范畴。肝脾不调证是指肝失疏泄，脾失健运所表现的证候，临床上以肝病及脾者居多。在慢性乙型肝炎患者中此证较为常见，其原因往往是因为慢性乙型肝炎患者感染疫毒日久，病情迁延不愈，导致肝失条达，脾失健运，即"木乘土"。故本病患者多有肝区不适，刺痛或隐痛，纳差，困乏，胃脘痞闷，甚则作胀作痛，大便溏结不定。常见溏泄，神疲乏力，脉多弦，苔腻。加减半夏泻心汤方为张赤志教授治疗慢性乙型肝炎的经验方，方中法半夏散结除痞，降逆止呕；干姜温中散寒；黄连泄热开痞，以上三药相伍，具有寒热平调，辛开苦降之用。炒枳实行气消痞；炒白术、茯苓益气健脾；五灵脂、香附活血祛瘀；赤、白芍凉血活血、养血柔肝；白花蛇舌草清热解毒祛邪；炒二芽健脾消食化积；生甘草清热和中，调和诸药。全方寒热互用以和其阴阳，苦辛并进以调其升降，补泻兼施以顾其虚实。诸药合用，共奏益气健脾、养血柔肝、行气散结、解毒祛邪之功，从而取得比较满意的临床疗效。

（三）慢性肝炎

蔡某，男，48 岁。患者有 17 年肝炎病史，曾被诊断为"慢性肝炎""中期肝硬化"，间断 3 次住院治疗，每次均有明显胃肠道症状。用过许多中西药物（药名不详），效果不明显，于 2000 年 3 月 4 日入住本科住院治疗，3 月 8 日成老查房时，右胁下有积块，乏力，纳少，胃脘胀满，目黄，小便黄，大便不爽，舌质淡，苔薄白，脉细弦。皮肤黄染，巩膜黄染。查体可见轻度肝掌，蜘蛛痣数个，肝肋下约 2cm，剑下约 2.5cm，脾肋下 3cm，腹水（－），双下肢不肿，肝 TBIL 87.12μmoL/L，BIL 37.24μmo/L，TTT 8U，ALT 44U/L，AST 67U/L，TP 65.3g/L，A/G＝33.1/32.2，已肝系列 1、3、5（＋），HBV－PCR（＋），B 超示"肝硬化"，上消化道钡透示食道、胃底静脉未见异常。诊断为"肝炎后活动性肝硬化"。中医诊断：积证。辨证脾胃失调，气虚血。治疗宜从调理脾胃入手，和胃消痞，助以益气活血。方以半夏泻心汤加味。药用：半夏 15g，党参 20g，炒白术 15g，川连 6g，黄芩 10g，干姜 10g，沉香曲 15g，厚朴 15g，郁金 15g，茵陈 30g，生薏仁 30g，莱菔子 30g。服 4 剂后，患者自述症状微减轻。成老指出，患者久病，症状微减，示方有效，嘱患者继续服用。服 20 余剂，患者食欲增加，胃脘胀满减轻，小便淡黄，仅有轻微乏力，复查肝功正常，患者出院，带此方药 15 剂，以固疗效。半年后，门诊复诊，患者未有明显的自觉

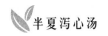

症状，纳可，舌苔淡红，苔薄，脉细，调配原方带 7 剂继续
服用。

按：成老指出，患者起病多次，以肠胃表现为主，从脉证
来看，肝病传脾，脾胃气虚，使其功能失调，久则湿瘀互结。
应用小量黄连、黄芩、茵陈清热利湿退黄。半夏、干姜燥湿健
脾，党参、白术、沉香曲、甘草、大枣健脾补肾。厚朴、莱菔
子、生薏仁行气，利湿除痞，郁金行气活血，共用清、利、补、
消之法使邪去，中焦调和，正气恢复。

（四）黄疸

1. 苏晶治疗黄疸案

李某，男，52 岁，素喜饮酒，患黄疸月余，小便黄，皮肤
黄，目微黄，下肢浮肿，伴食少，胃脘胀闷，周身疲倦，时有
头晕，舌暗红，舌体胖大，黄白腻苔，脉弦数，辨证为黄疸
（湿热蕴结，湿偏重）。治以健脾祛湿，和胃清利，方拟半夏泻
心汤合茵陈蒿汤加减治之：法半夏 6g、生姜 6g、黄芩 20g、黄
连 6g、茵陈 15g、栀子 10g、大黄 6g、土茯苓 20g、党参 10g、
茯苓 20g、建曲 10g、淮山药 10g，水煎服，20 剂痊愈。

按：本案属于慢性黄疸。患者素喜饮酒，脾胃受损，受纳
腐熟失司，脾气不升，不能运化水谷和水湿，水湿中阻，胃气
不降，腐浊郁滞化热，脾湿胃热，斡旋失司，湿热外不得越，
内不得泄，熏蒸皮肤，所谓"脾色必黄"。以半夏、生姜为君，
辛开之法，作用有三：一顺应脾气之升，上奉水谷精微，滋养
四脏；二开散郁结，湿性重浊黏滞，非姜夏不能行之散之；三
疏发肝胆之气，利于三焦气机的畅达。配栀子清三焦的实热和
湿热，茵陈蒿疏散外邪利湿退黄，大黄通腑泄热，黄芩、黄连

苦降，顺胃性，降浊气，导热下行。通过外散、内清、通利，给邪出路以治标，党参、淮山药、建神曲、茯苓调和脾胃以顾本，是慢性黄疸治疗和预后的关键环节。针对脾湿胃热之病机，半夏泻心，正中要地。

2. 王平生治疗黄疸案

患者，男性，46 岁。2015 年 8 月 26 日初诊。病史：2 月前出现目黄、肤黄、尿黄，大便色白，查 TBIL 20IU/L，住院治疗 1 月余，使用思美泰、利佳隆等保肝药物，效果不明显，辗转至王主任处求医。目黄、肤黄、尿黄仍在，色泽鲜明，时胸闷，恶心纳差，胃脘部自觉痞满不适，胁痛以右侧为主，舌红苔黄腻。诊断为：黄疸，证属土壅木郁，胆汁外溢。治以辛开苦降，疏肝解郁。予半夏泻心汤加减：法半夏 12g，干姜 6g，黄芩 9g，人参 10g，柴胡 12g，枳实 9g，郁金 9g，炙甘草 6g。14 剂，每日 1 剂，水煎服。9 月 10 日复诊，目黄好转，肤黄、尿黄、胃脘痞满不适仍在，以前方加焦三仙各 9g，白芍 9g，14 剂，每日 1 剂。9 月 24 日复诊，观其色基本正常，自诉胃脘及胁痛尚不了了，继以前方续服，半月前复诊，自诉症状改善，嘱其调畅情志，以米粥养胃。

按：《金匮要略》指出："黄家所得，从湿得之。"黄疸辨证，当分阴阳，阴黄以寒湿为主，阳黄以湿热为主，其治法，当以化湿邪利小便求之，故仲景有云"诸病黄家，当利其小便"之古训，此为常法。本案患者"胃脘痞满不适"，此已有脾胃升降失常之机。脾胃升降失常，土壅继而木郁，肝气失其疏泄，致胆汁不循常道外溢则发黄。故本案不利湿而调气，复脾胃升降，痞满消，肝气疏，而诸症自愈。

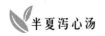

五、肾系病证

(一) 慢性肾衰竭

肖相如收集慢性肾功能衰竭（CRF）患者 35 例，在常规西医治疗基础上，给予半夏泻心汤加减。基本方：半夏 10g，黄连 6g，黄芩 10g，干姜 10g，大枣 10g，生大黄 6g，水蛭 3g，茵陈 15g，荷叶 15g，草果 10g，丹参 30g，寄生 15g，怀牛膝 15g。加减：若兼有气虚懒言、易外感等表虚不固表现，加防风 10g、白术 10g、西洋参 6g、炙黄芪 15g，以益气固表、滋阴补肾；兼有眼睑或下肢浮肿等肾虚不固、水湿泛滥表现者，合当归 12g、川芎 10g、白术 10g、赤芍 15g、车前子 15g（包）、浮萍 15g、益母草 30g，以疏肝健脾、补虚渗湿；兼有小便黄赤、大便黏腻不爽，舌质红，苔根部黄腻等下焦湿热表现者，加苍术 10g、黄柏 10g、薏苡仁 15g、知母 10g，以清热燥湿、健脾益肾；兼有血尿、蛋白尿等阴虚生热致迫血妄行，或肾虚不固、精微外泄等表现者，加石韦、白茅根、白花蛇舌草各 30g，单纯血尿患者高倍镜下尿沉渣红细胞计数超过 150 个/μL，再加马鞭草、生侧柏叶各 30g，酌情加三七粉；兼有畏寒肢冷、腰膝冷痛，尤见下半身常有冷感等阳虚表现者，加红参 6g，若有腹冷、长期腹泻等脾肾阳虚表现者，再加制附片 6g、肉桂 6g、补骨脂 15g、肉苁蓉 15g、鹿角霜 15g、淫羊藿 15g、杜仲 15g、白术 10g，以补火助阳、温肾健脾止泻。观察治疗前后肾功能改善情况。结果：经治疗显效 10 例，有效 21 例，无效 4 例，总有效率 88.57%。治疗后肌酐、尿素氮及 24 小时尿蛋白定量较治疗前明显改善（$P < 0.05$，$P < 0.01$）。结论：半夏泻心汤加减配

合西药治疗 CRF 可有效改善患者肾脏功能，提高患者生存质量。

按： 广义的慢性肾衰竭是指多种慢性肾脏疾病引起的肾小球滤过率下降（GFR < 90mL/min）和肾脏其他功能损害，以及由此产生的代谢紊乱和临床症状组成的综合征。主要表现为肾功能减退，代谢产物潴留，水、电解质及酸碱平衡失调，各种激素分泌和代谢紊乱。患者多数有长期慢性肾脏病史，少数患者可无肾病表现，直到肾衰竭终末期才被发现。据国际肾脏病学会统计，CRF 发病率占自然人群的 50/100 万～100/100 万，严重危害人类健康。慢性肾衰竭大部分临床症状是由尿素、肌酐、胍类、草酸及多胺等毒素引起。由于肾脏降解排泄的毒素在体内潴留，弥散进入肠腔后被转化为氨和碳酸铵，从而导致消化、血液等系统异常。慢性肾衰竭总是伴随明显的消化系统症状，其中恶心、厌食、间断性呕吐、呃逆和腹泻最常见。Benzo 等观察了 47 例慢性肾衰竭患者，32 例有上消化道病变，严重影响患者的营养状态和生活质量。慢性肾衰竭归属于中医学的"水肿""呕吐""虚劳""关格"等范畴。其病机虚实夹杂，以本虚标实为特征。从脏腑定位上，本病与脾肾二脏关系最为密切。肾病日久，损及脾肾，脾虚不能升清降浊，肾虚不能气化固摄，水湿浊毒反复伤正形成恶性循环，最终导致五脏衰败、阴阳离决。因此在辨证论治理论指导下，扶正祛邪是治疗慢性肾衰竭的主要方法。在非透析治疗中，中药已被证实能够有效改善患者脾肾功能，延缓病情进展，提高生存质量。出自《伤寒杂病论》的半夏泻心汤由半夏、干姜、黄连、黄芩、人参、甘草、大枣组成。该方主治证临床表现为心下痞，满而不痛，恶心呕吐，肠鸣，下利，纳呆，微渴，舌色稍淡，苔白

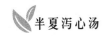

腻或微黄。方中半夏、干姜辛散开结，与人参、甘草、大枣配伍升补清阳；黄连、黄芩苦降以泄其浊阴。该方辛开苦降以顺升降，寒温同用以和阴阳，补泻兼施以调虚实，现代多用于治疗寒热错杂、虚实互乘，或湿热蕴结，又见脾虚的多种消化系统疾病，这些功能特点符合慢性肾衰竭患者肾虚湿浊毒邪中阻、脾胃升降出入失常的病机特点。观察结果显示，半夏泻心汤加减配合西药常规治疗可有效改善慢性肾衰竭患者临床症状及肾功能，说明半夏泻心汤加减治疗是改善肾衰竭患者临床症状、恢复肾功能、延缓病程进展的较经济实惠的有效方剂。

（二）慢性肾炎

1. 张运萍治疗慢性肾炎案

古某，女，15 岁。患急性肾炎迁延 6 月而不愈，尿蛋白（＋＋＋），扁桃体 II 度肿大。证见心下痞，纳呆，大便黑而不畅，尿少，舌质偏红肿大，苔腻黄白相兼，脉细数，身无浮肿，素嗜冷饮，辨为寒热错杂之证，予半夏泻心汤加减。半夏 9g，薏米仁 30g，黄连 2g，黄芩 7g，干姜 7g，莪术 15g，赤芍 10g，益母 30g，泽兰 15g，茅根 30g，石韦 30g，太子参 15g，甘草 6g，大枣 6 枚。以上 10 剂，尿转阴，心下痞消，诸症减轻。

按：此案患者素喜冷饮，脾阳已伤，加之好油腻肥甘之品，湿热内盛，脾寒胃热，寒热错杂于中，故见心下痞满，脾湿胃热，湿热中阻，清浊混淆，肾关不利，发为肾炎。选用半夏泻心汤加味治疗，本方能虚实并调，寒热并兼。方中黄连、黄芩苦寒降泄，以清中焦；半夏、干姜辛温以除中焦之湿；太子参、甘草、大枣甘温调养脾胃，以补中焦之虚。如此寒热并用，以和其阴阳，苦辛并进以复其升降，补泻兼施以调其虚实，促使脾气升，胃气降，中州之枢机利，胃肠功能复常，合益母、泽兰、茅根等以清热利湿，使下焦湿热之邪从小便而去，则此病可愈。

2. 李旭治疗慢性肾炎案

某女，37 岁。1999 年 10 月 6 日初诊。慢性肾盂肾炎病史 5 年，发热伴有颜面、双下肢水肿 1 周。现恶寒发热，T 38.6℃，腰痛伴腹痛，尿频量少，尿痛，有灼热感，尿色黄，口渴欲饮，但饮不多，恶心，呃逆，纳差，疲乏懒言，舌质淡，苔黄白腻，脉弦滑。尿检白细胞（＋＋＋），蛋白（＋），红细胞少许。诊断为慢性肾盂肾炎急性发作。中医诊为水肿。此乃湿热蕴结中焦所致。治宜和胃降逆，清热利湿。方用半夏泻心汤加苏叶 10g，竹叶 15g，土茯苓 15g，薏米仁 30g，车前子 15g。每日 1 剂。药后唯感纳差，精神欠佳，他症消失。复查尿常规在正常范围。后以补益脾肾之药调理善后。

按：本病乃湿热蕴结中焦所致。治宜和胃降逆，清热利湿。方用半夏泻心汤加苏叶 10g，竹叶 15g，土茯苓 15g，薏米仁 30g，车前子 15g。每日 1 剂。药后惟感纳差，精神欠佳，他症消失，复查尿常规在正常范围。后以补益脾肾之药调理善后。笔者认为辛开苦降法的应用不拘泥于此，通常达变可治多种病证。本例水肿与半夏泻心汤所治之症虽异，然病邪遏郁，气机闭阻，升降失调，清浊不分之病机则相同，故应用半夏泻心汤以通闭泄结，调理气机，升清降浊，使气机畅，清浊别，诸逆平。

（三）淋证

患者，女，72 岁。2013 年 3 月 3 日就诊。主诉：小便涩痛

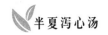

1 年余。既往史：25 岁时曾患急性肾盂肾炎。尿培养：大肠埃希菌。尿常规：PRO（－），LEU（±），RBC：0 个/HP，WBC：145 个/HP。现症：小便涩痛，尿不尽，小腹憋胀，口干，口苦，胃脘不适，嘈杂满闷，眠差，大便稀，畏生冷。舌红苔薄黄，脉弦细。诊断：尿路感染。中医辨证：脾胃气虚、寒热互结。韩老师以益气健脾、和胃消痞为法，治以柴胡半夏泻心汤加味，药用：柴胡 12g，枳壳 12g，半夏 10g，干姜 6g，黄芩 10g，黄连 9g，党参 10g，甘草 6g，大枣 3 枚，蒲公英 30g，谷麦芽各 30g，吴茱萸 3g，7 剂。

复诊：2013 年 3 月 17 日。尿路症状好转，尿后尚有少腹部憋胀感，嘈杂满闷明显改善，尿常规：WBC：30～40 个/HP，脉弦细。照上方加枳实 9g，15 剂。

三诊：2013 年 4 月 2 日症状好转，纳好，眠可，精神佳，腰困，尿常规：WBC：10 个/HP。脉弦细。照上方加川断 15g，15 剂。后复查尿常规正常，诸证悉平，至今未复发。

按："先天禀赋不足，脏腑柔弱"是慢性肾病的内在因素。肾病日久，以肾虚为根本。长期久病或者劳伤过度，导后天之精化生不足，致脾胃功能受损，故脾肾亏虚是慢性肾病的发生的根本。脏腑气机失调，可导致痰湿、瘀血、毒邪的产生，进而加重了疾病的进展。因此，对于慢性肾脏病韩老师以健脾补肾、活血清热、调畅气机为法，七味白术散加味健脾益气，化气祛湿；十全育真汤益气养阴、活血化瘀；半夏泻心汤益气健脾、和胃消痞，均是对此法的很好诠释。国医大师路志正说："方剂是前人长期临床经验，按照中医药学理论，优化组合之升华结晶，历代一些医学大家无不对此进行深入研求。"历经千百年临床检验的经典方剂，疗效稳定、可靠，因此，辨证应用名方，可以赋予这些名方千古不衰的活力。

六、气血津液病证

（一）糖尿病

1. 万晓刚治疗糖尿病案

患者，女，53 岁。初诊时间 2015 年 10 月 14 日。主诉：反复口干多饮 8 年，失眠 5 年。患者于 8 年前无明显诱因出现口干、多饮、多尿。在某三甲医院确诊为"2 型糖尿病"后，予口服二甲双胍 0.5g 降糖治疗。自测空腹血糖在 7 ~ 10mmol/L，餐后 2 小时血糖在 15mmol/L 左右。5 年前出现失眠，难以入睡，睡后易醒，醒后难以入睡，近两年病情渐重，需服用艾司唑仑方可入睡。刻诊见：腹胀难眠，心烦口苦，汗多，偶有头晕，纳差，大便先干后溏，小便量多。舌淡胖，舌尖红，苔黄白相间微腻，脉弦滑。方药：法半夏 15g、黄连 10g、黄芩 15g、干姜 10g、熟党参 30g、黑枣 15g、炙甘草 15g、石菖蒲 10g、远志 10g、合欢皮 30g、首乌藤 30g、生龙牡各 30g、仙鹤草 60g。水煎服，日 1 剂，7 剂。并嘱患者清淡饮食，禁食辛辣刺激物，保持心情舒畅，控制饮食，加强运动。

二诊：诉药后失眠较前稍有好转，多汗，纳可，大便稀溏，予：法半夏 25g、黄连 10g、黄芩 10g、干姜 20g、熟党参 30g、黑枣 15g、炙甘草 15g、白术 15g、合欢皮 30g、仙鹤草 60g。水煎服，日 1 剂，7 剂。

三诊：诉睡眠较前明显好转，多汗减轻，大便成形，日 1 ~ 2 次，续服 7 剂固效。

按：患者平素嗜食肥甘生冷，脾阳虚损，加之疾病日久，

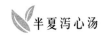

情志不畅，肝气不舒，气血失和，阴阳失调而发不寐，脾胃不和则大便溏结不调，脾虚痰湿内生，气机阻滞失于宣泄，郁久化热，湿热熏蒸，卫外失固，腠理开而汗大泄。故投以半夏泻心汤合理中汤以温阳健脾，斡旋气机，佐以菖蒲、远志化湿开胃，使中焦湿热得除，龙骨、牡蛎潜镇固涩安神，则阳能固、阴能守，合欢皮、首乌藤以疏肝养心安神，仙鹤草补虚益气，合龙骨、牡蛎收敛止汗。诸药相合可达健脾益气养血，清热化湿消痞，养心安神益智之效，故阴阳调和，心神得养，标本兼顾。

2. 邹耀武治疗糖尿病案

选取脾虚胃热型患者 120 例，随机分为对照组和治疗组各60 例。对照组：糖尿病、冠心病科普教育，严格的饮食控制、情绪稳定、适当运动，口服降糖药物或应用胰岛素常规治疗，使血糖控制在空腹小于 7.0mmol/L，餐后 2 小时血糖小于10.0mmol/L；同时给予拜阿司匹灵 100mg，每日 1 次口服，在此基础上治疗组给予半夏泻心汤加减（半夏 6~10g，黄芩 8~10g，黄连 10~20g，党参 10~20g，干姜 5~10g，人参 8~10g），并随证加减其他药物，每日 1 剂，每次 150mL。4 周为 1个疗程，2 个疗程后统计治疗结果。结果显示，对照组 60 例，显效 11 例，有效 38 例，无效 11 例，有效率 80.36%。治疗组60 例，显效 17 例，有效 38 例，无效 5 例，有效率 91.67%。结论，治疗脾虚胃热型消渴病在传统常规降糖药物的基础上加用半夏泻心汤加减，可使 2 型糖尿病患者的症状减轻，可平稳降低血糖水平，低血糖反应较少，且安全有效，易于耐受。

按：《伤寒论》第 149 条："伤寒五六日，呕而发热者，柴胡汤证具，而以他药下之……但满而不痛者，此为痞，柴胡不中与之，宜半夏泻心汤。"此处为心下满而不痛的痞证，是因为小柴胡汤证误下而致邪气乘虚而入，盘踞中焦，寒热错杂，气机痞塞不通，阴阳升降失和而成。而消渴病中有相当一部分患者因为饮食不节，运动不足，脾气亏虚，而至脾虚乏力，胃热中满，胀闷呕恶，中焦失运，阴阳升降失和，气机痞塞不通而至血糖升高。故运用半夏泻心汤以辛开苦降，清泻胃热，健脾和中治疗脾虚胃热型消渴病。半夏泻心汤由半夏、黄芩、黄连、党参、干姜、炙甘草组成。炙甘草具有健脾补气的作用，但近年来药理研究表明，甘草有效成分中含有肾上腺皮质激素样物质，这种物质会促使血糖升高，因此本方治疗消渴病时去炙甘草，改用人参。方中以半夏为君药，其性辛温，有散结除痞之专长，直接针对痞证中焦阴阳升降失和，气聚而痞满的病机特点。同时半夏与辛热之干姜一起配伍苦寒之芩连而成辛开苦降、寒热平调之剂，苦辛并用调其升降，寒温平等调其阴阳，坐镇中焦而和解上下。同样在生姜泻心汤、甘草泻心汤、旋覆代赭石汤这一类的方剂当中，张仲景同样使用了半夏，均取其辛行温通，滑利走散，除痞散结，而用于治疗心下痞证。故成无己《伤寒明理论·卷四》"半夏味辛温，干姜味辛热，《内经》曰：辛走气，辛以散之，散痞者，必以辛为助，故以半夏、干姜为佐，以分阴而行阳也"。方中人参、干姜作用于脾以温中补虚；黄连、黄芩作用于胃以清泻胃火。两组药物寒温并用、辛开苦降，清泻胃热，健脾和中。同时现代研究证实，黄连、人参等药物的主要成分具有一定的降糖作用。本研究结果表明，基础治疗方法与半夏泻心汤联用治疗脾虚胃热型消渴病，使糖化血红蛋白水平治疗前后有明显差异（$P < 0.01$）、症状积分有明显改善（$P < 0.01$），空腹血糖及餐后血糖波动幅度

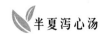

较小，且不良反应少。结论：治疗脾虚胃热型消渴病在传统常规降糖药物的基础上加用半夏泻心汤加减，可使 2 型糖尿病患者的症状减轻，可平稳降低血糖水平，低血糖反应较少，且安全有效，易于耐受。当前，医学临床研究的新趋势是基于真实世界的实际应用型临床研究。笔者主张采用"从临床中来，到临床中去"的研究模式，而不是"从实验室到临床"。本研究在基于真实临床中并存的治疗基础上，进行中医药干预，即看似随机对照试验，但里面却蕴含了大量的真实临床行为和数据反映，其评价的指标主要是紧扣治疗需求的临床症状评价，并具有诊疗方案探索性质。因此，本研究结果更具有临床推广应用价值。

（二）艾滋病

1. 憨兰治疗艾滋病案 1

患者，男，38 岁，2006 年 6 月 10 日就诊。主诉：吞咽困难，胸骨后有烧灼感 2 天。患者于 1994 年因外伤输血而被感染艾滋病病毒，于 2002 年开始相继出现带状疱疹，长期腹泻，颈部淋巴结肿大，经常出现感冒、口疮溃疡、皮疹等。3 天前发热，后出现咽喉疼痛，吞咽困难。就诊时仍发热（37.6℃），无咳嗽，咽喉红肿，有 5 处以上的溃疡面，吞咽有灼痛，颈部、颌部淋巴结肿痛，舌边红，苔浊厚，脉弦数。诊断为急性食道炎，中医辨证为痰湿热邪郁结型。治则：苦辛开泄，清热化湿。方药：半夏 20g，甘草 24g，黄芩 12g，黄连 6g，党参 15g，淡豆豉 15g，焦栀子 12g，连翘 12g，牛蒡子 12g。

服用 3 剂后，发热退，吞咽困难明显转轻，咽部溃疡面变小，咽部仍红肿。上方去焦栀子、淡豆豉，续服 3 剂而愈。

2. 憨兰治疗艾滋病案 2

患者，女，45 岁，2006 年 5 月 8 日就诊。主诉：泄泻肠鸣伴心下痞满 1 个月，加重 10 天。患者于 1992 年卖血感染艾滋病病毒，2002 年确诊。患者每遇受冷或饮食生冷后，病情加重。近 1 个月来，泄泻肠鸣加重，有黏液伴有腹痛，心下痞满，反恶酸水，身困倦，口苦，怕冷喜暖，舌红，苔黄腻，脉细滑。诊断为泄泻，中医辨证为脾寒胃热，寒热错杂。治则：补益脾胃，辛开苦降。方药：黄芩 12g，黄连 6g，半夏 24g，党参 15g，炮姜 12g，木香 6g，炒白术 12g，川厚朴 12g，甘草 10g，大枣 5 枚。

服上方 6 剂，腹泻止，心下痞满亦减，加减调治 1 周，大便成形而愈。

按：半夏泻心汤具有和胃降逆、开结除痞、清热利湿的功效，适用于寒热错杂、虚实夹杂、升降失司、阴阳失调等症。其寒热互结，阻塞中焦气机是关键所在。其在艾滋病最易出现的气虚、痰湿、痰瘀互结、虚实夹杂等证型的治疗中，得到了很好的运用，极大地丰富了中医辨证治疗艾滋病体系的内容。本方苦辛燥烈，易于伤津耗液，中病即止，不可久服。对于阴虚火旺、阳虚寒湿患者应禁用。服药期间宜忌食生冷、辛辣、肥甘之品。

（三）虚劳病

1. 黄海治疗虚劳病案

患者，女，40 岁。身乏力甚，心烦急躁，不思饮食，腹胀喜按，大便溏，舌苔白润，脉濡。病属虚劳，当先后天并调，宜半夏泻心汤：半夏 30g，干姜 12g，党参 15g，黄连 3g，黄芩

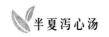

5g，大枣 3 枚，炙甘草 6g。服 4 剂，纳增，身乏力好转。继服 7 剂，腹胀尽除，精神好转。继以脾肾双补，病情渐愈。

按：虚劳多因禀赋薄弱，或饮食不节，损伤脾胃，或大病久病，失于调理所致。或是因虚致病，因病成劳，或是以病致虚，久虚不复成劳，常是多种疾病误治失治和病后失于调理的转归。其病理性质主要为气、血、阴、阳的亏耗。其病损部位主要在于五脏，但以脾、肾为主。脾胃为后天之本，气血生化之源。患者体虚已久，单用补肾之法则滋腻碍食，故先调中焦之升降，待脾胃健运，则布精微于五脏六腑、四肢百骸矣。曹英信老中医经验：治疗脾肾同病时，当重视后天脾胃，为补肾奠定物质基础。患者脾胃气虚，久则气机壅滞，苦寒之品易伤阳滞气，方中半夏与干姜配伍，使芩、连苦寒燥湿、清除郁热而无伤阳凉遏滞气之弊；干姜辛热，易助火伤阴，但得芩、连之制，取其辛通气机而无助热之患。党参益气和胃；黄芩、黄连泻火除烦；大枣、甘草益气和中，调和诸药。如此脾胃健运则气血生化有源，后天之本得以培护，先天之本与后天之本相辅相成，相互滋生助长，使精血同生，脾肾共健，方能愈其顽疾。

2. 张怀亮治疗虚劳病案

患者，女，42 岁。主诉：自觉全身乏力、心烦易怒 1 年余。2013 年 11 月 11 日初诊。患者自述 2012 年 10 月 18 日行骨髓移植术后卧床半年方愈。现全身乏力，心烦易怒，纳差，腹满喜按，大便稀溏，苔白润，脉濡缓。中医诊断：虚劳，证属脾虚胃弱，升降失调。治以健脾和胃，先天后天并调。方用半夏泻心汤加减。处方：半夏 10g，党参 15g，干姜 6g，黄芩 10g，黄连 6g，黄芪 30g，红景天 15g，炙甘草 6g。7 剂。每天 1 剂，水煎至 300mL，分 2 次温服。2013 年 11 月 19 日复诊，患者述乏力好转，纳增。予上方加仙鹤草 30g，再投 7 剂，腹胀尽除，精神明显好转，病情渐愈。

按：患者因久病大病失于调理，导致身体虚弱，久虚不复成虚劳。患者气、血、阴、阳皆虚，脾胃为后天之本，气血生化之源泉，脾胃虚则气机升降失调，壅滞中焦，故腹胀而喜按。用半夏泻心汤调和脾胃，脾胃功能恢复自能化生气血。方中半夏、干姜辛温，使黄芩、黄连可燥湿除郁热而无凉遏滞气之弊；黄芪、红景天助党参补气以解脾胃之虚；炙甘草益气和中、调和诸药。黄芪、红景天还可用于肿瘤患者放疗、化疗后的血小板减少症，颇有疗效。

（四）头痛

患者，女，29 岁。头痛 2 年余，常持续性头部闷痛，后枕部为甚，身有力，心烦急躁，视物模糊，时伴有恶心，腹胀、纳呆，舌淡，苔白腻，脉沉滑。此属中焦痞塞，寒热夹杂，运化失常，不能升清降浊而致。治宜辛开苦降，宣通上下。方药：半夏 30g，干姜 12g，黄连 3g，黄芩 5g，大枣 3 枚，党参 12g，白芍 15g，白术 15g，炙甘草 6g。

按：头为"诸阳之会""清阳之府"，又为髓海所在，居于人体最高位，五脏精华之血，六腑清阳之气皆上注于头，故脏腑发生病变，均可直接或间接影响头部而发生头痛。本案患者头痛伴有胃脘胀满、纳呆、恶心等症，缘于湿邪困阻脾胃，气机升降失调。清气不升，脑窍失养，或浊气不降，上扰颠顶，均可导致头痛，故以半夏、干姜辛开苦降，温中燥湿化痰；黄芩、黄连泻火除烦；党参健脾益气；大枣、甘草调和诸药。脾

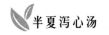

胃健运则气机升降正常。清气上升，浊气下降，脑窍得以充养则头痛自止。

（五）汗证

1. 唐宋治疗盗汗案

王某，男，23 岁，学生。初诊。患者无明显诱因于每晚 10 点左右开始出汗，持续 3 天，汗出透衣，面部痤疮，目赤且痛，腰痛膝软，手脚发凉，纳眠可，大便稀溏，每日 2 次，舌尖红苔厚腻，脉滑数。证属湿热兼脾虚。治宜益气健脾，清热燥湿。方选半夏泻心汤合牡蛎散加减。处方：黄芪 60g，清半夏 20g，黄芩 10g，黄连 6g，黄柏 12g，生地黄 20g，干姜 10g，蒸山萸肉 12g，煅龙骨、煅牡蛎各 30g，甘草 6g。中药每日 1 剂，水煎分 2 次服。二诊：诸症均减，盗汗仅发作 1 次。上方加五味子 10g，桑叶 20g，继服 7 剂以巩固疗效。

按： 患者于每晚 10 时左右尚未就寝时汗出，持续至寝中，通身如浴，似可辨为自汗，但其汗出以夜晚入睡后为甚，则诊为盗汗更加合适。盗汗之所以发生，是因为湿热蕴蒸，腠理不固，迫津外泄引起；面部痤疮，目赤且痛及舌、脉之象，均是湿热内扰所致；大便稀溏是脾失健运之征。故治宜益气健脾、清热燥湿，方用半夏泻心汤合牡蛎散加减。处方中黄芪量大益卫健脾，固表止汗为君；黄芩、黄连、黄柏清热燥湿，以清上中下三焦之湿热为臣；煅龙骨、煅牡蛎、蒸山萸肉收敛固表、补肾壮骨治其标，生地黄滋阴清热以防苦寒药太过伤阴，干姜反佐以防苦寒药太过伤胃，甘草调和诸药，六者均为佐使。二诊：诸症均有好转，守上方加五味子、桑叶以增强敛汗清热之力。全方标本兼治，重在治本，湿热一去，诸病若失。

2. 唐宋治疗盗汗案

谭某，男，39 岁。初诊。患者盗汗 9 个月，伴头晕头懵，不欲睁眼，入睡困难，每晚仅能睡 4~5 个小时，睡时噩梦纷扰，平素容易上火，咽喉肿痛，大便时干时稀，舌质红，苔白腻，脉细濡数。证属心脾虚弱，兼有湿热。治宜健脾养心，清热燥湿。方以归脾汤合半夏泻心汤、牡蛎散加减。处方：炙黄芪 60g，党参 12g，白术 12g，当归 12g，茯神 15g，制远志 10g，炒酸枣仁 12g，木香 6g，龙眼肉 10g，清半夏 20g，黄连 3g，黄芩 10g，干姜 6g，煅牡蛎 30g，浮小麦 30g，五味子 10g，炙甘草 10g。中药每日 1 剂，水煎分 2 次服。二诊：盗汗减轻，头晕头懵好转大半，眼睛可随意闭合，睡眠改善，咽喉疼痛亦减，舌淡红，苔薄腻，脉沉滑。守上方加糯稻根 30g，煅龙骨 30g，续服 7 剂而愈。

按：患者平时用脑思虑过度，劳伤心脾，脾胃虚弱，失于健运，气血生化乏源，清窍失濡则头晕头懵，不欲睁眼；脾不运化水湿，湿邪留恋，郁久化热，热扰心神，心失濡养则不寐；热结肠燥则大便秘结；湿热上扰，则容易上火，咽喉肿痛。药用炙黄芪、党参、白术、炙甘草以补脾益气生血；当归、龙眼肉、炒酸枣仁补虚养血，宁心安神；茯神、制远志，安神宁智；木香理气，使脾气得运，以防止补而滋腻；清半夏、黄连、黄芩清热燥湿；牡蛎、五味子收敛止汗。二诊加糯稻根、煅龙骨以加强敛汗安神之力。本方补益心脾为主，又能清热燥湿，标本兼治，祛邪又不伤正，使心脾得养，气血充足，湿热得除，则盗汗自止。验之临床，盗汗临床以湿热为主，或因气血亏虚，或阴虚内热，或瘀血内结，或阳气亏虚等均可为患，因而必须四诊合参，才能辨证准确，灵活施治。如若拘泥于常规，不知

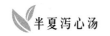

有湿热盗汗之证，则临证处方恐难速效。老师之经验告诉我们，只要遵循辨证论治的原则，知常达变，就能十愈其九。

3. 卢世秀治疗自汗、盗汗案

患者，男，27岁，外地来京工人，2006年11月2日初诊。出汗3～4年，并逐渐加重，日间自汗，动则益甚，夜间盗汗，烦躁失眠，口苦咽干，畏热喜凉，易疲倦，早泄，有时阳痿不举，脘腹胀，纳食可，大便黏滞不畅，3～4天一行，舌淡红，苔黄厚腻，脉滑。患者平素饮酒，喜食肥甘厚味。辨为湿热内蕴，阴阳失调。治拟辛开苦降、健脾化浊之法。方用半夏泻心汤合黄连温胆汤化裁：黄连10g，黄柏10g，半夏10g，太子参15g，莲子心6g，竹茹10g，茯苓15g，石菖蒲10g，远志10g，夜交藤15g，炒枳实12g，苍术、白术各10g，刺猬皮9g，煅龙骨、煅牡蛎各30g。7剂，每日1剂，水煎服。

2006年11月9日二诊：盗汗消失，日间自汗不减，烦躁怕热减轻，睡眠好转，腹胀减，大便畅，日一行，他证同前，舌淡红，苔淡黄、根部腻，脉滑。药用黄连10g，黄柏10g，半夏10g，太子参15g，莲子心6g，竹茹10g，茯苓15g，石菖蒲10g，远志10g，夜交藤15g，炒枳实12g，陈皮12g，川牛膝10g，煅龙骨、煅牡蛎各30g，刺猬皮9g。继服7剂。

2006年11月17日三诊：自汗、盗汗症状已消失，烦躁怕热明显减轻，睡眠好，大便正常，早泄等症无明显改善，舌淡红，苔白中根部稍腻，脉滑。虑其下焦湿热未尽，守上方加减。处方：黄连10g，黄柏10g，知母12g，太子参20g，莲子心6g，炒枳实12g，半夏10g，石菖蒲10g，远志10g，茯苓15g，泽泻15g，川牛膝15g，泽兰15g，刺猬皮9g，蜂房9g。10剂。

2006年12月11日四诊：患者自服上方20剂后，症状基本消失，早泄、阳痿明显好转。又以上方出入服药 10 剂而愈。

按：汗证是阴阳失调，腠理不固，津液外泄的一种病证。本案主证是汗出，同时伴有上、中、下三焦的证候表现，上焦烦躁失眠，口苦咽干；中焦脘腹胀满；下焦早泄、阳痿、大便黏滞不畅。根据主证及平素饮酒、喜食肥甘的病因，进一步探究其病机，应为饮食伤及中焦，脾胃升降失调，运化失常，导致湿热内蕴。湿热蕴结，不仅蒸腾津液外泄，而且壅遏三焦，气机失畅，而出现三焦症状。故以半夏泻心汤合温胆汤辛开苦降、健脾化湿，通过调理中焦来调畅上下二焦，故诸证皆愈。

第二节　皮肤科

一、痤疮

1. 钟琼仙治疗痤疮案

钟琼仙选取肺胃积热、热毒蕴结肌肤证痤疮患者 200 例，均予以半夏泻心汤加味治疗：黄连 10g，黄芩 20g，炒香附 15g，五灵脂 15g，炒茜草 15g，旱莲草 15g，紫草 15g，土茯苓 20g，赤芍 15g，千里光 20g，银花 20g，生地 15g。随症加减：胃中积热，胃酸过多，嗳气吞酸者加煅牡蛎 30g，乌贼骨 30g；口干苦而黏者加炒柴胡 10g；口咽干，咯黏稠痰者，加浙贝母 20g。结果显示，经过 1 个疗程治疗，临床治愈 90 例，显效 62 例，有效 42 例，无效 6 例。总有效率为 90%，病程较长者治疗效果较差。

按：寻常性痤疮是一种毛囊皮脂腺的慢性炎症，好发于颜面、胸背部，一般可无自觉症状，较重者可有程度不同的痒痛感觉，可形成黑头、白头粉刺，红色丘疹，结节，囊肿，瘢痕

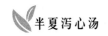

等损害，以青春期的男女及中年女性较为多见。青春期痤疮大多与性腺成熟，雌雄性激素分泌旺盛，刺激皮脂腺，使皮脂分泌过多，致使毛囊孔口堵塞有关。中年女性痤疮大多与神经内分泌失调，脂肪代谢障碍，皮脂分泌过多有关。此外，过量摄入脂肪及糖类，引起消化功能障碍也可诱发及加重本病。痤疮属中医学的"肺风粉刺"范畴，中医学认为，导致痤疮的主要原因是由于先天身体肾之阴阳平衡失衡，肾阴不足，相火过旺，加之后天饮食生活失衡，脾肺火热，血热郁滞而成，其本在于阴虚，其标在于肺胃火盛，郁滞而成。血热偏盛是指青年人或个别中年人由于素体阳热偏盛，气血充盈。体表络脉气血瘀滞，产生痤疮；肺胃积热，偏嗜辛辣食物，或多吃鱼腥油腻食物，或酗酒等，均可以化生火热，使血随热上行，在胸、面部产生痤疮；外感风热，是指由于尘埃或粉脂附着于皮肤表面，使气血凝滞，产生痤疮；血郁痰结，是指病情长时间不愈使病情加重，局部出现结节。肺在人体脏腑中处于最高的位置，在体合皮毛，而痤疮好发于面部皮肤，面部是人体的最高位置，故痤疮之症需从肺治。胃主受纳，腐熟水谷，主通降，以通降为和。痤疮患者多为因饮食不节，过食肥甘厚味，使胃受纳腐熟水谷受阻，郁滞日久生热，胃失通降、阳明腑热壅盛，则大便秘结，热灼之气上熏，客于面部肌肤而发生痤疮。故以清泄肺胃积热、消肿软坚为主要原则。本病病程缓慢，发育期过后倾向自愈。患者应保持皮肤清洁，减少毛孔堵塞；切忌挤压患处，以免引起继发感染而遗留瘢痕；少食油腻及糖类食物，忌酒及辛辣刺激性饮食，多吃蔬菜和水果，保持消化道通畅。笔者通过实践证实，该方法简单可行，推荐同行参考使用。

2. 仝小林治疗痤疮案

张某，女性，26岁，学生。面部粉刺反复发作6年，春夏季节重，伴有背部广发粉刺，时痒，曾服大量清热解毒中药而未效。细问，知其平日四肢末端欠温，天稍凉则明显；同时手脚心热，入夜尤甚。现颜面潮红，皮肤灼热，痤疮以脓疱为主，挤压有白色米粒样分泌物排出，时常便秘。舌红，边齿痕，苔薄黄，脉数。诊断：痤疮（寒热错杂）。处方：清半夏30g，黄连15g，黄芩30g，丹参30g，生甘草15g，白芍15g，生姜3片。水煎服，每日1剂。服14剂后，颜面、背部痤疮已愈大半，四肢末端温凉正常。后改水丸服1月善后，诸症悉平。

按："面部痤疮"为患者之主诉，盖其证属寒热不调，阴阳失和所致。四末为阴经与阳经相交调和之所，四末不温则因阳无所至，阴无所往，当属阳郁之四逆证。阳郁于内，心肾火旺，则手脚心热。此热之属性实难判定，当有虚有实，且实多虚少，悉其本质为郁热也，阳郁于内而不能向外宣发，而阴又不能内敛其性，故走诸阳之汇——面部；背部亦为阳主，故易发痤疮。又考虑痤疮之病的特点，多有火、痰、瘀之交错。盖医家见青壮年之痤疮患者，多以火毒概之，或求之以心肾火旺、君相不交所致，需不知其外仍有寒热并存之因。

半夏泻心汤主治寒热错杂证，具有寒热并用、辛开苦降之功。半夏，味辛，性温，有毒。归脾、胃、肺经。半夏生于夏之半，为天地相遇、品物咸章之时矣，故主阴阳开阖之半，关键之枢，在此用以调其阴阳，又有化痰、散结之功，且现代药理研究表明，半夏能抑制雄激素的分泌。生姜可护胃，又可宣表散阳于外。黄连、黄芩苦寒燥湿、清热解毒，泻火于内。辛温之半夏、生姜，加上苦寒之芩、连，一升一降，气机调和；

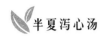

一温一寒，阴阳协调。改原方人参为丹参，取其活血养血之功，以去其痼疾之瘀血。用生甘草加强解毒之功，同白芍以敛阳，清厥阴之热。

3. 岳仁宋治疗痤疮案

邓某，女，27岁。2014年8月3日初诊。病史：自高中以来颜面部出现痤疮，初时额部、太阳穴处明显，后延及脸颊、口周。曾多次治疗，无明显好转，痤疮反复出现。就诊时见：面色淡白，痤疮以颊部及两额为甚，色红密集，可见脓头，瘢痕处色暗淡，质硬，按之不痛，背部亦见。平素四肢冰凉，月经正常，食欲欠佳，极易腹泻，大便时干时稀，以不成形多见。舌质红，苔中后部黄厚腻，脉滑。中医诊断为粉刺，证属脾虚夹湿，寒热不调。治以健脾化痰，寒热平调。方用半夏泻心汤加味：党参、炒白术、桑白皮、法半夏、黄芩、牡丹皮、连翘、浙贝母、皂角刺各15g，黄连6g，生甘草12g，白花蛇舌草20g，薏苡仁30g，白芥子10g，大枣10g。6剂，水煎服，每日1剂，3次温服，每次100mL。外用姜黄消痤搽剂涂于皮疹未破损处、克林霉素磷酸酯凝胶涂于破损处。嘱患者清淡饮食，忌辛辣刺激、生冷食物。

二诊：药后患者颜面部痤疮明显缓解，未见新发，大部分消退，色淡红，未见脓头，瘢痕颜色变淡，大便正常。舌质淡红，苔白腻。原方基础上加猫爪草10g。6剂，用法同前。

三诊：药后痤疮基本消退，未见新发，瘢痕明显变小，原方继续化裁，减黄芩、白花蛇舌草用量，加重党参用量。

按：患者以"面部痤疮"为主诉，根据其临床表现及舌像，其证属寒热不调所致。首诊用半夏泻心汤健脾益气，寒热平调。加桑白皮、牡丹皮、连翘、浙贝母、白花蛇舌草以清热解毒散结，伍薏苡仁、芥子健脾除湿化痰。配合外用药清热解毒、祛湿消痤、抗炎抑菌，药后效果显著。二诊在原方基础上加猫爪草化痰散结消肿。三诊痤疮基本消失，未见新发，仍以前方为主，将党参加量，以健脾培土以固本元，防其复发，如此治疗取得满意疗效。

二、慢性荨麻疹

1. 廖列辉等人治疗慢性荨麻疹案

将 116 例行 C13 尿素呼气试验（C－UBT）阳性的慢性荨麻疹患者随机分为 A、B、C 三组，A 组用①中药半夏泻心汤加减，处方：半夏、黄连、太子参、布渣叶、藿香、连翘、甘草、陈皮、延胡索各 1 袋，黄芩 2 袋。以上均为中药免煎颗粒，每袋 10g。每天 1 剂，1 次服用。②同时予奥美拉唑每次 20mg，每天 2 次，口服；甲硝唑每次 0.4g，每天 2 次，口服；克拉霉素每次 0.5g，每天 2 次，口服。③外加抗组胺药物迪皿（盐酸左西替利嗪）每次 5mg，每天 1 次，口服。疗程均为 2 周。B 组仅用②＋③。服用剂量及服用时间同治疗组。C 组仅用③。服用剂量及服用时间同治疗组。结果：A 组和 B 组总有效率比较，差异有显著性意义（$P < 0.05$）；A 组和 C 组总有效率比较，差异有显著性意义（$P < 0.05$）；B 组和 C 组总有效率比较，差异有显著性意义（$P < 0.05$）。A 组和 B 组、C 组 Hp 阳性转阴率比较，差异均有显著性意义（$P < 0.05$）；B 组和 C 组 Hp 阳性转阴率比较，差异有显著性意义（$P < 0.05$）。3 组 Hp 阳性分级与荨麻疹临床疗效存在相关关系（$P < 0.05$），且 Hp 阳性分级越高疗效越好。结论：中药联合抗组胺、抗 Hp 药治疗伴 Hp 感染的慢性荨麻疹患者疗效较单纯西药好。

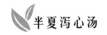

按：慢性荨麻疹是一种病因复杂的疾病，其病理生理机制尚不完全明确，常反复发作，久治不愈，给患者带来很大的痛苦。近年来，国内外学者研究认为 Hp 感染可能在慢性荨麻疹的发病中起作用。本研究表明：①在临床疗效方面，A、B、C三组两两比较，差异均有显著性意义（$P<0.05$），中西医结合治疗疗效均优于其他 2 组；治疗前后，Hp 阳性转阴率比较，A组与 B、C 组比较，差异均有显著性意义（$P<0.05$），中西医结合治疗均优于其他 2 组；而在 Hp 阳性分级与疗效关系中，提示 Hp 阳性分级与疗效存在相关性（$P<0.05$），且 Hp 阳性分级越高疗效越好。由此可见，Hp 感染与慢性荨麻疹发病呈正相关。②既往有文献报道，慢性荨麻疹的发病与 Hp 不一定有关系，查阅相关文献可能与 Hp 感染的诊断标准不同有关，如有文献用 Elisa 法检测抗 Hp 抗体作为诊断依据则欠严谨。③本研究表明，只有 Hp 感染达到一定的浓度才与慢性荨麻疹有较大的相关性，Hp 值与疗效存在相关关系，且 Hp 阳性分级越高疗效越好。④无论是治疗荨麻疹总有效率，还是 Hp 阳性转阴率，A 组均优于其他 2 组，说明中西医结合治疗优于单纯西药治疗。体现了中医药在治疗某些慢性疾病的优势。分析其原因，主要有两点：第一，随着抗生素的大量使用，Hp 不断产生耐药是单纯西药三联抗 Hp 根除率下降的主要原因；第二，Hp 感染常为脾胃湿热型，湿热为患，胶结难解，笔者以半夏泻心汤为基础加减，方中半夏辛开散结、和胃降逆；黄芩、黄连苦寒泄热燥湿；藿香、陈皮、布渣叶清热化湿、行气消滞；太子参补益脾气；延胡索止痛；连翘透表；甘草调和诸药。该方辛温与苦寒配合使用，升散之中寓有通泻，从而使清阳上升，浊阴下降，达到祛除湿热并调畅气机的作用。且有实验研究表明，半

夏泻心汤有抑制 Hp 活性、提高免疫力及调节胃肠动力等功能。
⑤由于条件及水平的局限性，本研究未能更进一步的从发病机
制方面阐述 Hp 与慢性荨麻疹的相关性，还有待医学工作者的
进一步研究。但对于检查结果 Hp 感染阳性的患者给予正规的
抗 Hp 治疗，仍视为一种理想的治疗措施。

2. 韩世荣治疗慢性荨麻疹案

患者章某，女，45 岁。2013 年 4 月 9 日初诊。主诉全身风
团瘙痒 5 月。患者诉躯干、四肢反复出现风团，自觉瘙痒明显，
搔抓后连成大片，半天内可完全消失，不留痕迹。曾多处以慢
性荨麻疹诊治，口服抗过敏西药、中成药，用药有效，停药即
发，近日症状加重，随前来就诊。专科检查：全身皮肤泛发性
风团，红白相兼。融合成片，瘙痒剧烈。伴有腹胀，胃脘部疼
痛，按之更甚，纳呆，大便不畅，舌尖红，舌苔厚腻，脉沉紧。
人工划痕征（＋），过敏源检测：尘螨（＋）、甲醛（＋）、僵
蚕（＋）、乌梢蛇（＋＋）。诊断：慢性荨麻疹，证型：脾胃不
和型。治则：寒热并用，散结消痞。处方：半夏泻心汤加减：
黄连 8g，黄芩、姜半夏、干姜、砂仁、蝉蜕各 10g，炙甘草、
党参 15g，大枣 3 枚，地肤子 30g，5 剂。每日 1 剂，水煎 2 次
混合后早、晚分服。避免接触可疑过敏物质。4 月 18 日复诊，
自诉用药 3 剂后，皮肤风团仅有少量出现，瘙痒明显减轻，腹
胀及胃脘部疼痛已基本消，大便通畅，食可，舌苔转薄。继用
上方 6 剂，以巩固疗效。半年后随访，未再复发。

按：半夏泻心汤乃《伤寒论》治疗"心下痞证"之主方，
该方由三组药物组成，组方简单，配伍奇妙。黄连、黄芩苦降
泄热，清胆胃火；半夏、干姜辛开醒脾，温胃止痛；党参、大
枣、炙甘草益气补中，健脾扶正、辛开胃滞、苦降胆火、甘调

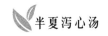

脾胃、寒热并用，开降齐进。甘调其中与脾胃功能相应，脾喜燥恶湿，得辛则开而功能复常，胃喜湿恶燥，得苦则降而六腑通顺。加砂仁醒脾化湿开胃，地肤子、蝉蜕祛风止痒。半夏泻心汤主治痞证而不限于痞证，慢性胃肠型荨麻疹多是寒热并见，虚实夹杂，既有红色风团，剧烈瘙痒，舌红等热象，又见腹胀怕冷，苔白等寒象。是寒在胃，热在胆，虚在脾。故用上方，药证相投，而收桴鼓之效。

三、斑秃

患者，女，30岁，因脱发1年，反复治疗效果不佳前来就诊。刻诊：头顶有二处斑片状脱发，直径1cm×2cm左右，周边基本无毛发生长，伴纳呆，食凉则胃脘不适，便溏，纳多则嘈杂呕吐，时有热感，双手发凉，苔薄白，脉沉滑。审其舌、脉、症，当为中焦阳虚，痰湿中阻，运化失职，毛发失润。治以温中和胃，佐以清热。方选半夏泻心汤加减：半夏12g，黄连8g，黄芩6g，干姜9g，党参12g，炙甘草5g，丹皮10g，代赭石18g，吴茱萸9g，7剂，水煎服，日1剂。

二诊：药后脱发较前减少，胃脘症状较前有所减轻，饮食较前增加，其他症状如上，舌脉如前。上方加减：半夏12g，黄连8g，黄芩6g，干姜9g，党参12g，炙甘草5g，代赭石15g，吴茱萸10g，当归15g，怀牛膝25g，生黄芪15g。7剂，水煎服，日1剂。

三诊：脱发继续好转，毛发生长较前多而色黑，纳可，食多泛恶基本消失，嘈杂已无，手足较前温，舌脉如前。上方加减：半夏12g，黄连8g，黄芩6g，干姜9g，党参12g，炙甘草5g，吴茱萸10g，当归15g，怀牛膝25g，生黄芪15g，制首乌

15g，7 剂，煎服法守前。后自行服三诊药一月余，脱发止，斑秃消失，胃脘已无不适，自行停药，至今未复发。

按：患者纳呆，食凉则胃脘不适，便溏皆为中焦虚寒所致，纳多则嘈杂呕吐，时有热感提示体内有郁热，双手发凉（斡旋失职，阳气不达），辨为寒热错杂，方选半夏泻心汤加减，实为据其病机，遣方用药。临证应用时，不必诸症悉具，但凡病机相契，即可获效。

四、白塞氏病

张某，女，26 岁。2009 年 3 月 20 日初诊。患者于 2 年前发现口腔黏膜及前阴溃疡，反复发作，每于季节交替时加重，诊断为白塞氏综合征。现口腔黏膜多处溃疡，最大 0.6cm × 0.8cm，进食则疼痛难忍，外阴部多处溃疡，伴胃脘痞满、纳呆、口苦、大便黏腻不爽，舌暗红稍胖，苔淡黄微腻，脉弦滑。诊断为狐蜚病（白塞氏病）。辨证属脾胃湿热、升降失司，治宜调脾和胃、辛开苦降、清热化湿。用半夏泻心汤加味：清半夏 15g，黄连 10g，黄芩 15g，干姜 10g，党参 15g，茯苓 15g，炒白术 15g，升麻 10g，肉桂 3g，甘草 10g，大枣 3 枚。7 剂，水煎服，每日 1 剂，分 3 次服。

二诊：口腔、阴部溃疡明显好转，胃脘痞满减轻，口苦不显，食欲增加，舌暗红，苔淡黄，脉弦滑，继服上方 14 剂。

三诊：溃疡消失，余症不显。以上方加减服药 3 月余，随访 2 年未复发。

按：白塞氏病是一种全身性、慢性、血管炎性疾病，其临床主要症状为口腔、生殖器部位的溃疡，以及眼炎、皮肤的损害，常会累及患者的神经系统、消化系统、肺、肾，以及睾丸

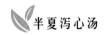

等器官，病情常反复发作，缠绵难愈。白塞氏病属于中医狐惑病范畴。《金匮要略》认为，其病机特点是伤寒后期余邪与本虚共存，即脾胃枢机不利加之余邪积而化热蕴生湿毒，治以甘草泻心汤，取其培补本虚之脾气、消标实之胃痞、辛开苦泻、调畅全身之枢机。本病例因湿热内蕴，中焦升降失司，上熏于口，下注于阴，故见口腔黏膜及前阴溃疡；胃脘痞满、纳呆、大便黏腻不爽，皆湿热之象。口苦、舌暗红稍胖、苔淡黄微腻，提示热重于湿。导师用半夏泻心汤治疗，方中黄连、黄芩苦寒以清胃热，干姜温脾以除湿，半夏燥湿降逆而和胃，党参、茯苓、白术、甘草、大枣补中健脾，升麻解毒治疮，少量肉桂引火归元。诸药配伍，清热不伤正，散寒不助热，寒热并用，辛开苦降，痞满自除。本方清热、除湿、降逆，清升浊降，气机和顺，虚火热毒不上攻，故口腔、外阴溃疡消失。中焦湿热得清，升降之司恢复，故脘痞、纳呆、口苦、大便黏滞不爽得解。守法治疗，巩固疗效，使痼疾得愈。

五、湿疹

高某，女，30岁。2012年10月26日来诊。湿疹5天，外用药效果不佳，遂来诊治。患者体胖，疹淡红痒，灼热感不明显，细问患者饮食素多，近来饮食不佳，但困倦乏力，偶见汗出，咽红不明显，舌红不干，苔黄腻，脉略滑数。证属寒热错杂，湿蕴肌肤。治宜健脾、清热、化湿。药用：半夏10g，干姜6g，黄芩10g，黄连10g，党参10g，大枣6g，甘草6g，苍术10g，炒白术10g，茯苓10g，连翘12g，谷芽12g，麦芽12g。3剂后湿疹退，再服5剂以巩固疗效。

按：湿疹常以清热解毒利湿治疗，但脾为生湿之本，患者体胖，平素多食，损伤脾胃；加之胖人多痰，痰湿内阻，蕴于肌肤，发为湿疹；脾虚湿困，气机不畅则乏力；郁久化热。治以健脾、化湿、清热，运用半夏辛开苦降，干姜配芩、连则化湿而不助热，清热而不过凉，党参、大枣加苍术、白术、茯苓健脾利湿，连翘清饮食积热，谷麦芽消食，甘草调和诸药。

六、脂溢性皮炎

患者女，61 岁。2010 年 2 月 1 日初诊。主诉印堂至鼻旁沟、颏部油性红斑及密集丘疹，痒 2 个月余。2 个月前始于鼻旁沟出油性红斑，瘙痒，皮损渐扩大，累及颏及印堂，痒。曾服中药出现腹泻、胃痛。现印堂至鼻旁、颏部形成条带状油性红斑及细小丘疹，瘙痒，纳差，食后胃中不适，少寐多梦，耳鸣，平素脾气急，易怒，大便干，2 日 1 次；舌淡，苔淡黄而腻，脉右沉稍弦，左稍弦。诊断：脂溢性皮炎。证属上热下寒，肝气不调。治宜清上温下，疏肝健脾。方药：黄芩 15g，黄连 7g，干姜 9g，云茯苓 20g，清半夏 12g，陈皮 9g，柴胡 10g，薄荷 5g（后下），地肤子 20g，甘草 6g，党参 12g。7 剂，水煎服，每日 2 次。

二诊：丘疹消退，红斑减轻变淡，舌淡，苔黄，脉沉，胃中较前舒适。原方加生桑皮 12g，15 剂，水煎服。

三诊：红斑、印堂部基本消退，颏部明显变淡，余处亦缩小，痒止，舌同前，脉右弱，左沉。仍用原方加减。共治疗 2 个月余，皮损完全消退而愈，随访至今未复发。

按：脂溢性皮炎中医称之为面游风，病机可分为风热血燥型和肠胃湿热型，该患者皮疹出于鼻旁，口周部，乃足阳明胃经循行部位，局部皮损红，如果仅看皮损很容易将此病人辨为

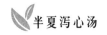

肠胃湿热型,但仔细询问病史及用药史得知其脾胃素虚,在他处服寒凉药已久,且服药后腹泻,再观其舌淡,苔淡黄而腻,导师辨证为寒热错杂证。用半夏泻心汤辛开苦降,健脾和胃,柴胡、薄荷调其肝气。虚寒得温而复,湿热得苦而除,肝气得疏而畅,脾、胃、肝的病态解除,功能恢复,皮损自然消退而愈。

七、黄褐斑

患者女,31 岁。2009 年 8 月 18 日初诊。主诉面部出现淡褐色斑片 5 年。患者 5 年前无明显诱因面部出现淡褐斑,伴胃中不适,口苦,舌淡红而胖,苔黄腻,脉弱。诊断:黄褐斑。辨证:寒热错杂,气血瘀滞。方用半夏泻心汤加减:姜半夏 10g,黄连 8g,干姜 7g,党参 12g,陈皮 9g,生薏苡仁 20g,当归 15g,丹参 20g,玫瑰花 9g,炙甘草 9g。7 剂。

二诊:色斑减轻,舌淡红,黄腻苔退去大半,脉同前。原方加减连服 60 剂,色斑基本消退。因月经量少,腰痛,改用下方:当归 15g,白芍 18g,熟地黄 20g,炒川断 12g,怀牛膝 15g,川芎 12g,云茯苓 30g,川厚朴 9g,生黄芪 20g,生薏苡仁 20g,黄连 6g,夜交藤 15g。水煎服,每日 2 次。又服 1 个月,色斑完全消退,随访至今未发。

按:本病中医称之为黧黑斑,多与肝、脾、肾三脏病变有关,常虚实夹杂,而气血瘀滞是其色斑之直接原因。本例是黄褐斑的较少见证型。患者系寒热错杂于中焦,而气血瘀滞于面部,寒热错杂则气机不利,血行不畅,面生淡褐斑。治疗用半夏泻心汤寒温并用,适当添加活血行瘀之品,脾胃功能恢复,气血通畅,则色斑自然消退。

第三节　妇　科

一、妊娠呕吐

患者，女，26 岁。2013 年 9 月 1 日初诊。主诉：妊娠 2 个月余，严重呕吐 4 周。患者自述妊娠 2 个月余，严重呕吐 4 周，大便干，3～4 日一行，疲乏无力，舌淡有齿痕，苔薄白，脉细弱。2013 年 8 月 6 日于外院行 B 超检查，提示：宫内正常妊娠并除外葡萄胎。患者无消化系统及神经系统疾病史。中医诊断：妊娠恶阻。辨证：胃失和降，脾失健运。治以健脾和胃、降逆止呕。方用半夏泻心汤加减。处方：半夏 10g，党参 15g，干姜 6g，黄芩 10g，黄连 6g，大枣 15g，生姜 6g。7 剂。每天 1 剂，水煎至 300mL，分 2 次温服。

2013 年 9 月 9 日复诊，病愈。

按：此患者因脾胃本虚，孕后冲脉之气益盛，冲气上逆脾胃，胃失和降，脾胃升降失常，而致呕吐等证。本方用半夏辛温除痞满，散结止呕；黄连、黄芩苦寒泄热燥湿，辛苦同用，有降逆止呕之功；党参、大枣补气和中，补益脾胃之虚，复其升降之职；生姜、干姜合用温中降逆止呕。患者肠胃和，升降复，呕吐自除。

二、妊娠呕血

1. 耿建国治疗人参呕血案

患者，女，31 岁。2013 年 10 月 20 日初诊。主诉：妊娠呕吐 3 月，呕血 2 日。平素胃气虚弱，喜热食，怀孕后呕吐涎沫，

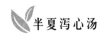
半夏泻心汤

夜间较重，纳食较少，胃中时有灼热，面黄疲乏。2 日前突然呕血（150mL 左右），色较淡有血块（不夹涎沫），未经治疗。舌淡胖苔薄白腻，脉弦细缓。辨证：胃热脾寒。治以温运脾阳，清胃止血。方用半夏泻心汤加减。处方：党参 15g、黄芩 10g、黄连 6g、法半夏 20g、炮姜炭 15g、炒白术 20g、炒山药 20g、炙甘草 10g、棕榈炭 20g，共 5 剂，水煎服。

患者服上方 3 剂后呕血止，5 剂后呕吐基本不作，偶有呕吐涎沫。2014 年 4 月 14 日顺产一女婴，母女平安。

按：《万氏妇人科》认为妊娠呕吐"轻者不服药无妨，乃常病也，重者需药调之，恐伤胎气"。然而本患者呕吐日久，突然呕血，出现变证，病势急迫、危险，若不及时正确处理，恐对妊娠产生不利影响，甚则危及母婴生命。喜热食、呕吐涎沫（夜间重）、纳少、疲乏均为脾阳不足、运化失常之症，胃中时灼热、突然呕血为胃热迫血妄行所致，故急投以半夏泻心汤加减以温运脾阳、蠲除胃热。得药后脾阳恢复，统摄有权而血止；胃热清降，则血不妄行而自宁，故患者仅服上药数剂而血止呕愈。

2. 邹昌杰治疗妊娠呕血案

患者，女，28 岁。妊娠 2 月余，严重恶心呕吐 5 天，大便干结，二三日一行，倦怠乏力，舌胖大有齿痕，舌苔白，脉细弱。B 超明确为宫内正常妊娠并除外葡萄胎，无消化系统及神经系统疾病。实验室检查：尿酮体（＋）。辨证：脾胃虚弱，冲气上逆犯胃，胃失和降，脾胃升降失常。立法：和胃降逆止呕。方药：清半夏 15g，党参 10g，干姜 10g，黄芩 10g，黄连 5g，大枣 4 枚。每日 1 剂，浓煎药汁至 200mL，并以生姜为引，于早、晚服药前嚼服 2～3 片生姜，根据呕吐情况少量频服，服药 7 剂而愈。

按：中医认为，妊娠剧吐属中医学"妊娠恶阻"范畴，该病病机乃素体脾胃虚弱，孕后血聚以养胎，冲脉之气较盛，而冲脉隶属于阳明，冲气上逆犯胃，胃失和降，脾胃升降失常，导致呕吐、厌食等症。《胎产心法·恶阻论》曰："恶阻者，谓有胎气，恶心阻其饮食也。"在治疗上，中医本着"治病与安胎并举"的原则，主要以和胃、降逆止呕为治疗大法。本方中法半夏、干姜辛温除寒，和胃止呕；黄连、黄芩苦寒降泄除热，清肠燥湿；党参、大枣补中益气。全方可使脾的升清、胃的降浊功能得以恢复。另因妊娠剧吐患者恶心、呕吐症状明显，对中药的味道不易接受，服药前嚼服生姜片并少量频服可以显著提高患者的依从性。全方药性平和，和胃安胎、降逆止呕之效显著。

三、绝经前后综合征

1. 朱致纯治疗绝经前后综合征案 1

向某，女性，49 岁，已婚已育。2011 年 5 月 10 日初诊。绝经 2 年，心烦，时有潮热汗出，自觉心下痞满，痰多，时呕，曾在本地多家医院消化科就诊，经检查无明显器质性病变，对症治疗无明显改善，遂建议到中医科就诊。症见：舌质暗，苔腻微黄，脉细数。诊断为绝经前后诸症，治则为寒热平调，散结除痞。方药以半夏泻心汤合二陈汤加减：法半夏 12g，干姜 5g，黄连 5g，陈皮 10g，枳实 10g，竹茹 15g，茯苓 12g，百合 15g，生地黄 15g，共 7 剂。

2011 年 5 月 18 日复诊，诉症状较前明显减轻，晨起有痰，干呕，上方去百合，加黄芪 30g，山药 15g，麦冬 10g，以补气

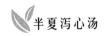

健脾滋阴，配合左归丸服用。

2. 朱致纯治疗绝经前后综合征案2

冯某，女性，49 岁，已婚已育。2011 年 8 月 2 日初诊。症见：绝经 1 年，自觉心中烦闷，心下痞满，痰多，时呕，常自汗出，舌质暗淡，苔腻微黄，脉沉细。患者曾在内科就诊，排除相关疾病，经西药治疗效果欠佳，遂到朱老处就诊。初步诊断为绝经前后综合征。治则为寒热平调，散结除痞，理气化痰。方药以半夏泻心汤合二陈汤加减。处方：法半夏 15g，干姜 5g，黄连 6g，陈皮 10g，枳实 10g，木香 6g，竹茹 15g，白芥子 10g，茯苓 12g，海螵蛸 10g，甘草 6g。共 7 剂。

2011 年 8 月 10 日复诊，心中烦闷，心下痞满等症状较前明显缓解，上方加黄芪 30g，山药 15g，党参 12g，以益气健脾，并配合左归丸服用。

按：绝经之年，肾气渐虚，肾与脾先后天互相充养，脾阳赖肾阳以温煦，肾虚阳衰，火不暖土，脾胃居中焦，为阴阳升降之枢纽，中气虚弱，脾失健运，则停湿生痰，痰湿内盛，阻碍清阳，影响胃气失和。肾阴虚导致心肾之火偏旺，遂成寒热互结之痞证。痞者，痞塞不通，上下不能交泰之谓。《医方考》："伤寒下之早，胸满而不痛者为痞，此方主之。伤寒自表入里……若不治其表，而用承气汤下之，则伤中气，而阴经之邪乘之。以既伤之中气而邪乘之，则不能升清降浊，痞塞于中，如天地不交而成否，故曰痞。泻心者，泻心下之痞也。"半夏泻心汤原方中所治之痞，系小柴胡汤证误下，损伤中阳，外邪乘虚而入，以致寒热互结，而成心下痞。朱老多用此方药治疗围绝经期妇女，病位在中焦，肾虚累及脾胃，以致中气虚弱，肾阴虚导致心肾之火偏旺，寒热互结，痰湿阻滞，升降失常者。

方中以辛温之半夏为君，燥湿化痰，散结除痞，又善降逆止呕。臣以干姜之辛热以温中散寒，黄连之苦寒以泄中焦之热以开痞。以上三药具有寒热平调，辛开苦降之用。陈皮能理气燥湿化痰，燥湿以助半夏化痰之力，理气可使气顺则痰消。痰由湿生，湿自脾来，故佐以茯苓健脾渗湿，湿去脾旺，痰无由生。枳实下气消痞，竹茹清热化痰止呕。心下痞满的症状缓解后，加黄芪、山药、党参益气健脾，后期以左归丸滋养肾阴，填精益髓，充养天癸，调养冲任，平衡脏腑。

四、月经后期

朱某，19 岁。2005 年 3 月 18 日初诊。诊见月经周期逐渐延长，甚者三月不潮，平素靠服黄体酮促月经来潮，末次月经为 2005 年 2 月 5 日。经前乳胀，纳差，偶有反酸口干，畏寒，舌淡红，苔薄黄中有裂纹，脉细。治宜活血调经、健脾和中。药用：当归、丹参、益母草、玫瑰花、月季花、鸡内金、山楂各 15g，赤芍、刘寄奴各 12g，川芎、姜半夏各 9g，佛手 10g，黄连、干姜、甘草各 5g，黄芩 6g。7 剂。

4 月 8 日二诊：末次月经为 3 月 24 日，经前乳胀减轻，仍纳差，口干，泛酸，舌脉同上。查内分泌雌激素稍低。治宜健脾和中、养血活血，佐以滋肾。药用：姜半夏、川芎各 9g，黄连 5g，黄芩、干姜、甘草各 6g，太子参、当归、丹参、赤芍、鸡内金、山楂、杜仲各 15g，仙茅、仙灵脾各 10g，大枣 7 枚。14 剂。

4 月 22 日三诊：经期将至，无乳胀，偶泛酸，口不干，舌脉如上。中药守 3 月 18 日方减黄芩，5 剂。

4 月 29 日四诊：末次月经 4 月 24 日，经量适中，中药守 4

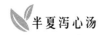

月 8 日方续服 14 剂，以巩固疗效。

按：月经后期中医多从血虚、肝郁、肾虚论治，患者形体瘦小，又见畏寒、纳差、口干、泛酸、苔薄黄，乃脾胃寒热错杂之征，辨证为脾胃失其运化，生化乏源，冲脉虚弱，血海无法满溢所致月经后期。王师以半夏泻心汤合活血调经之剂治之，方证相合，故而效显。

五、经行头痛

靳某，37 岁。2005 年 1 月 19 日初诊。经期头两天头痛如裂近 10 年，屡服舒肝解郁、活血祛风药无缓解。就诊时适逢经期第一日，头痛难忍，纳差，欲作呕，口干，舌淡红，苔薄黄，脉细滑。治以温中降逆，调经止痛。药用：吴茱萸、川芎、红花、黄芩、干姜各 6g，桂枝、甘草各 5g，赤芍 12g，当归、太子参、玫瑰花、月季花各 15g，姜半夏 9g，延胡索 10g，红枣 7枚。5 剂。

二诊：头痛缓解，纳稍增，仍口干，舌脉同上。治以和中降逆、温中散寒。药用：姜半夏 9g，黄连 3g，黄芩、干姜、桂枝、川芎各 6g，鸡内金、佛手、延胡索各 10g，红枣 7 枚，太子参、当归、丹参、麦冬各 15g，赤芍 12g，甘草 5g。7 剂。

按：行经初始即头痛如裂，实属邪瘀阻滞脑络，"不通则痛"。患者有生育史，经行头痛近 10 年，属产后感寒或体虚生寒，蕴久化热，实邪滞于内，经前冲气偏盛，夹邪上逆攻窜脑络而成。脾胃为中焦枢纽，脾胃健则运化及时，清升浊降，不致上窜脑络。王师治疗本病，经时以温经止痛为主，和中降逆为辅；经后以和中降逆为主，温经散寒为辅。由于药切病证，故疗效满意。

六、月经量少

喻某，35岁，2004年11月16日初诊。患者2004年5月人流后月经量明显减少，甚则1～2天点滴即净，末次月经2004年10月19日。生育史：曾怀孕4次，分娩1次，流产3次。平素纳呆，食后呃逆，畏寒，腰痛如折，苔薄黄，脉细。治以健脾养血调经。药用：太子参、当归、赤芍、丹参、月季花、益母草各15g，姜半夏、川芎各9g，黄连、干姜各5g，佛手10g，红花6g，杜仲、菟丝子各20g。7剂。

二诊：药后月经于11月20日来潮，月经量显著增多，3天干净。继上方去红花、益母草，续服14剂，以巩固疗效。

按：本案患者有两个病变特点，一为孕产次数尤其是人流次数多，导致子宫内膜受损；二为纳呆，食后呃逆，为脾胃运化功能不足，生化乏源，导致月经量少，伴有畏寒、腰痛如折等脾肾阳虚证。治以当归、川芎、丹参等养血活血调经之品，以修复子宫内膜。根据"冲脉隶于阳明"的理论，以半夏泻心汤加减调理脾胃，促进气血生化，使"太冲脉盛"，为月经来潮提供充足的物质基础。病属寒多热少，故不用黄芩；正值经前以免甘缓滞经，故去甘草、大枣，佐以杜仲、菟丝子，以补益肾精，滋肾暖土。

第四节　儿　科

一、小儿呕吐

张某，男，8岁。1989年8月17日初诊。主诉：2月前因

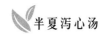

患泄泻，经治疗好转，但脘腹胀满，食后更甚，口苦，口不渴，腹胀肠鸣，食后作呕。现呕吐频繁不敢进食，身体日渐消瘦，小便正常，大便溏，舌苔微黄，脉沉滑。诊为湿热中阻，脾胃虚弱，升降失调。治以和胃降逆止呕。投以：半夏 10g，黄连 7.5g，黄芩 5g，干姜 5g，人参 7.5g，炙甘草 7.5g，大枣 3 枚，丁香 5g。5 剂水煎服，诸症消失，继服香砂养胃丸 20 天后痊愈。

按：该患者系脾胃中伤，气虚不化，寒湿积中，致使升降失常，口苦为肝胆之热，弥漫中焦，故食之即吐，此乃寒热错综复杂之证，故用半夏泻心汤，药到病除。

二、小儿腹泻

李某，男，3 岁。2015 年 11 月 1 日初诊。主诉：呕吐、腹泻、腹痛 5 天。病史：患儿泄泻 5 天，大便每日 4~6 次，黄色糊水样便，伴呕吐，呕吐 3~4 次，为胃内容物，量一般，时有肚脐周围疼痛，病初发热 1 天，小便量稍减。于外院查血常规示无异常。曾口服药物 1 天、输液 3 天效不佳（用药不详）。诊见：精神尚可，口唇稍干，纳食量减少，腹胀，时有肠鸣，舌稍红，苔黄腻稍厚，脉滑数，关脉无力。中医诊断：泄泻。西医诊断：腹泻。辨证：湿热中阻，脾胃虚弱。治法：清化湿热，健运脾胃。方药：太子参 6g，黄芩 10g，黄连 3g，法半夏 6g，干姜 2g，生姜 2g，炙甘草 3g，乌梅 10g，茯苓 10g，陈皮 6g，焦山楂 10g，砂仁 3g，车前子 10g（包）。中药颗粒，2 剂，每日 1 剂，分 2 次开水冲服。

11 月 3 日复诊，大便 2 次/日，腹痛、呕吐止，纳食增加，舌淡红，苔腻，脉滑。继服 2 剂，每日 1 剂，分 2 次服，开水冲服，诸症愈。

按： 患儿舌苔黄厚腻、脉滑数为湿热之象，纳少、肠鸣、关脉无力为脾胃虚寒之象，腹胀为脾虚失运、邪聚中焦之症。病机为中焦失运、清阳不升而降所致泄泻，浊阴不降而升发过度而见呕吐。证属湿热中阻、脾胃虚弱、寒热错杂。半夏泻心汤方可清热利湿，温中健脾，调和寒热，复中焦之升降。本方清热而不伤阳，温中却不助热，祛邪更兼扶正，合小儿易虚易实、易寒易热之病理特点，灵活应用，对湿热引起的呕吐、腹泻有良效。对舌苔厚者，可去大枣以防中焦之壅滞，加焦山楂等消滞之品；对泄泻水样便者，可加车前子、茯苓等利湿之品；腹痛重者，可加木香、砂仁理气之品；呕吐、肠鸣者，干姜、生姜并用；呕吐重者，可取连苏饮意，加苏叶与黄连等量；热重寒轻者可减干姜之用量或代之于生姜以利湿而不助热，亦可加黄芩、黄连之用量；湿重热轻者，可减黄芩、黄连之量；口渴喜饮者，可合七味白术散健脾生津。

三、小儿急性肠系膜淋巴结炎

1. 罗世杰治疗小儿急性肠系膜淋巴结炎案

患儿，女，14 岁。于 2017 年 10 月 20 日来诊。因"反复腹痛 2 月"来诊。患儿 1 月前曾患"感冒"，治愈后患儿间断性脐周疼痛，无明显规律，食纳差，夜休可，大便质稀，小便可，舌淡红，苔白厚腻，脉细弱。查体：全腹平软无隆起，脐周压痛（＋），余无特殊。查腹膜后超声示：脐周可见多个大小不等的低回声结节，最大为 13mm×6mm，局部结节相互融合。西医诊断：急性肠系膜淋巴结炎。中医诊断：腹痛（寒湿困脾证）。治则：温脾化湿，行气止痛。处方：清半夏 10g，黄芩 10g，黄连

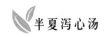

4g，干姜 8g，莪术 12g，木香 10g，香附 10g，炒白芍 15g，延胡索 12g，海藻 15g，昆布 15g，高良姜 10g，炒薏苡仁 15g，佩兰 15g，生麦芽 15g，炒谷芽 15g。12 剂，水煎服，每日 1 剂。

药后复诊：腹痛程度明显减轻，纳谷转馨，舌淡红，苔薄白，脉数。上方去高良姜、炒薏苡仁、佩兰、炒谷芽，继服 12 剂后症状悉除。1 个月后随访，无复发。

按：该患儿本脾虚之体，故可见食纳差、大便质稀等脾胃虚损之象。脾胃为全身气机升降之枢纽，若脾胃功能失调，阻碍气机，气机阻滞，不通则痛，故生腹痛。脾胃共主全身津液之输布，脾虚则肠寒，胃弱则湿停，患儿苔白厚腻均乃寒湿之象。治疗以温脾化湿，缓急止痛，标本兼治，在基础方上加高良姜温脾暖胃，助散寒止痛之功。寒湿留滞，易阻气机，故以佩兰芳香化湿，悦脾和中，令气畅湿行。薏苡仁炒用取其焦香之气以醒脾，增强健脾止泻作用。另外，加炒谷芽消食化滞，兼能健脾，而取得良效。

2. 郑启仲治疗小儿肠系膜淋巴结炎案

张某，男，5 岁。2016 年 11 月 6 日初诊。主诉：间断脐周疼痛 3 月余。病史：患儿 3 月来间断肚脐周围疼痛，痛疼时间无规律，进食凉食后易痛。于外院查腹部彩超示，肠系膜淋巴结肿大。曾服用中西药物效果不佳。诊见：精神一般，纳食量减少，腹软，肚脐周围压痛，大便正常，舌红稍暗，苔白腻，脉滑数。中医诊断：腹痛。西医诊断：肠系膜淋巴结炎。辨证：脾胃虚弱，寒热错杂。治法：平调寒热，理气止痛。方药：党参 10g，黄芩 10g，黄连 3g，法半夏 6g，干姜 6g，炙甘草 3g，大枣 10g，丹参 10g，檀香 6g，砂仁 6g。中药颗粒剂 4 剂，每日 1 剂，分 2 次开水冲服。服后疼痛减轻，疼痛发作次数明显减少，纳食增加。上方继续服用 1 周而愈。

按： 患儿纳少、进食凉食后易腹痛、舌苔白腻为脾胃虚寒之象，舌红、脉滑数，为湿热之象，证属寒热错杂，方选半夏泻心汤。《伤寒论》第 149 条："伤寒五六日，呕而发热者，柴胡汤证具，而以他药下之……但满而不痛者，此为痞，柴胡不中与之，宜半夏泻心汤。"本方病机为误下后脾气受伤，外邪入里，寒热错杂结于中焦成痞。仲景之方，意理深奥，临证重在用其意。小儿脾常不足，饮食无节，脾胃受损，清阳不升，阳郁化热，浊阴不降，阴聚生寒，寒热互结于中焦则病证丛生，即可致痞，亦可阻滞气机致胃脘痛、腹痛。郑师认为，小儿慢性胃脘痛、腹痛，寒热错杂之症最为多见，常以半夏泻心汤取佳效。本方以人参、大枣、炙甘草、干姜益气温中，芩、连清热除湿，半夏散结除痞调和阴阳，全方寒热并用，标本兼顾。疼痛重者可加芍甘汤、木香理气止痛，对病久瘀血者可合丹参饮，对偏热者可加大芩、连用量，寒重者可加大干姜用量或合桂枝、乌药，有痰者可加瓜蒌，痰湿胜可合二陈汤，食滞者可合保和丸。

第五节　口腔科

一、口腔溃疡

1. 马云清治疗口腔溃疡案

宋某，男，44 岁，干部。1991 年 11 月 20 日初诊。该患者于 3 年前经常胃脘胀满，泄泻，食欲不振，易患感冒。两周前，因感冒受凉引起胃脘胀满，泄泻，继则口腔内唇颊上腭等处黏

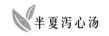
膜出现灰白色小溃疡面，局部疼痛，影响进食。虽经口服牛黄清胃丸、牛黄解毒丸、维生素 B 等药，未见好转，遂来我处就诊。查体：脉沉数，舌苔薄黄而腻，小便黄，大便溏，此乃上焦实热，中焦虚寒所致，治以清热解毒，扶正温中。方用半夏泻心汤加减：半夏 15g，黄芩 10g，黄连 10g，干姜 7.5g，炙甘草 10g，人参 15g，大枣 4 枚，升麻 5g。

服 2 剂后，口腔黏膜溃疡全部愈合。继又服 3 剂，诸症全部消失。去升麻，后改丸剂，每丸 7g，连服 2 个月，大病告愈。

按：该患素有脾胃虚寒的宿疾，又逢外感，则出现上焦实热，寒热俱在，故用半夏泻心汤寒热并用，调和阴阳，苦辛并用，顺其升降。《医贯·口疮论》中云："口疮，上焦实热，中焦虚寒，下焦阴火，各经传变所致。"方中：黄芩、黄连清热燥湿解毒，干姜、半夏化湿，人参、大枣扶正，炙甘草既扶正又解毒，加上升麻引药直达病所。该患不仅口腔溃疡痊愈，几年的宿疾也随之痊愈。

2. 吴秋霞治疗口腔溃疡案

患者，男，27 岁。2014 年 10 月就诊。主诉：口腔溃疡反复发作 1 年余。患者平素喜食肥甘厚腻之品，嗜烟酒，急躁易怒。患者口腔溃疡常随情绪的变化而改变，近日口腔见多个溃疡面，创面色红，灼痛难忍，久不愈合，伴口干口苦，腹部胀满，胸胁满闷，反酸，胃灼痛，大便干结，2～3 日一行，舌质红，苔黄腻，脉弦滑。患者喜食肥甘厚腻，加之时有饮酒，日久湿邪内生，郁滞不化而生热，损伤脾胃，且平素急躁易怒，肝气郁结化火，舌质红，苔黄腻，脉弦滑。四诊合参，辨证为肝胃郁热证。治宜疏肝清热，活血解毒。方用半夏泻心汤加减。处方：法半夏 12g，黄芩片 12g，黄连片 12g，竹茹 12g，连翘

12g，赤芍 15g，甘草片 12g，蒲公英 30g，金银花 15g，牡丹皮 15g，栀子 12g，火麻仁 20g，7 剂。水煎服，每日 1 剂。嘱其清淡饮食，忌辛辣刺激及肥甘厚腻之品，调畅情志。

二诊：少部分口腔溃疡愈合，疮面色白，灼痛减轻，偶有饭后腹胀、口苦，无反酸、胃灼痛、口干，纳呆，大便正常，每日一行。舌质红，无少苔，脉细滑。初诊方中蒲公英改为 15g，加莲子心 12g，炒鸡内金 15g，炒山楂 15g，7 剂。水煎服，每日 1 剂。

三诊：患者口中和，口腔溃疡大部分愈合，纳眠均可。续服上方 7 剂。

四诊：口腔溃疡均愈合，纳眠可，无明显不适。

按： 清·齐秉慧在《齐氏医案·口疮》中提到："口疮上焦实热，中焦虚寒，下焦阴火，各经传变所致，当分辨阴阳虚实寒热而治之。"本病病机属正虚邪恋，寒热错杂，故治疗时应抓住重点，攻补兼施与寒热并用，方能获得良效。

3. 刘倩等人治疗口腔溃疡案

李某，男，34 岁。2017 年 10 月 25 日以"口腔溃疡反复发作 20 余年，加重 1 周"为主诉到河南中医药大学第三附属医院就诊。自诉平素抵抗力较差，易疲劳，口腔溃疡反复发作，重则口舌溃烂，大便不调，时干时稀，小便正常，纳眠差。刻下症见：口腔溃疡多发，溃疡面色黄，周围肌膜色红，面色发黄，口不渴，畏寒，纳眠差，舌淡苔薄，脉细弱。西医诊断：口腔溃疡；中医诊断：口疮，寒热错杂证。方药：半夏泻心汤。组方：清半夏 12g，干姜 12g，黄芩 20g，黄连 9g，党参 20g，大枣 10g，甘草 18g。7 剂，水煎剂，日 1 剂，分早、晚 2 次服。

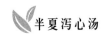

2017 年 11 月 3 号二诊：患者诉服药后口腔溃疡疼痛明显减轻，面色稍白，便干，纳可，夜寐欠安，舌体较大，苔白，脉细数。方药中减党参为 10g，加酸枣仁 30g，火麻仁 30g。继服 15 剂得愈。嘱患者畅情志，避风寒，善饮食，慎起居。

按：《寿世保元·口舌》记载："口疮连年不愈者，此虚火也。"患者为中年男性，平素抵抗力差、易疲劳、睡眠差、大便不调均属脏腑功能失调之表现，且发病后病程长，迁延难愈，久病多虚，故属虚证。治疗宜平调寒热，补中益气，清降虚火为法。方中半夏辛温，为君药，辛开散结，苦燥除湿；干姜温脾土而除寒气，配伍半夏，具辛开散结之功，通达中焦气机；黄连、黄芩苦寒，苦入心而泄热，寒以清降虚火；人参、甘草、大枣甘温健脾益胃，以补脾胃之虚，复中焦升降之职。二诊因虚火扰心而出现失眠，胃热肠燥而致便干等症，故加酸枣仁、火麻仁以宁心安神、润肠通便。诸药相协，配伍精当，使脾胃升降有序，中焦气机畅达，脏腑功能恢复，虚火得降，阴阳平衡，口疮可愈。

4. 张怀亮治疗口腔溃疡案

患者，男，55 岁。反复发作性口腔溃疡，身有力，心烦急躁，食欲不振，口干，咽干，眠差，大便溏，舌红，苔腻微黄，脉数。治宜滋水制火，平调阴阳。方用半夏泻心汤配合封髓丹。先服封髓丹（黄柏 30g，砂仁 21g，炙甘草 15g）3 剂，使水火既济，相火不再妄动。继服半夏泻心汤 7 剂，半夏 30g，党参 12g，黄芩 9g，黄连 5g，干姜 9g，炙甘草 10g，大枣 3 枚。连服 7 剂后溃疡面明显减小，疼痛缓解，后黄连增至 6g，继服 5 剂后基本痊愈。

按：复发性口腔溃疡常常很难区分属寒属热，或是属虚属实。实证日久必损伤正气，正气虚衰也可因虚致实。中老年患者平素即有疲乏、失眠、大便不调等脏腑功能失调的表现，而且病程较长，数年、十数年甚至数十年不愈，多属虚火。正如《寿世保元·口舌》所云"口疮连年不愈者，此虚火也"。故应平调寒热，补中益气，清降虚火。本方重用半夏旨在取其苦辛温燥、辛开散结、苦燥除湿之功；干姜辛温，通达气机；黄芩、黄连清降虚火；党参、甘草、大枣补中益气，诸药配伍则气机畅达，脏腑功能得以恢复，虚火得降，阴阳平衡，口疮可愈。

5. 岳仁宋治疗口腔溃疡案

黄某，女，33 岁。2014 年 8 月 10 日就诊。病史：近 2 年来间断口内生疮疼痛，食辛辣后加重，曾以中西医结合治疗，病情时好时坏，反复发作。近 3 天，上症加重，遂来就诊。诊见右侧口腔颊黏膜上 0.5cm×0.5cm，右舌边 0.2cm×0.3cm 溃疡，色白，周围红晕，疼痛明显，不影响说话及饮食。伴面色萎黄，神疲倦怠，大便时有泄泻，有轻有重或时发时止，重者每天 4~5 次，夹有不消化食物残渣。眠差，入睡困难。平素食欲不振，食已即满。舌质淡红，苔薄白，脉细。综合其脉症，乃脾胃虚损，湿浊内生，郁而化热，寒热错杂所致。治宜养脾健胃，寒热平调。方选半夏泻心汤加味。组方：法半夏 30g，蜜甘草 25g，黄芩 12g，黄连 9g，干姜 10g，党参 30g，大枣 15g，薏苡仁 30g，山药 15g，远志 15g，酸枣仁 30g。6 剂，每日 1 剂，加高粱米煎服，每日 3 次，每次 100mL。嘱患者清淡饮食，忌辛辣刺激、生冷食物。

二诊：患者自诉溃疡未再新发，疼痛较前明显好转，睡眠改善。查原溃疡面减少，颜色变淡。继续服用原方。

三诊：溃疡未再新发，原溃疡面已完全愈合，疼痛消失，

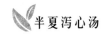

继续服用原方巩固治疗。随访至今，未再复发。

按：患者口腔溃疡多年，以"口疮疼痛"为主诉，结合其他兼症，是典型的脾胃虚弱证。脾胃虚弱，运化功能失常，日久导致湿浊内生，郁而化热，加之患者喜食辛辣，损伤脾胃，湿热内生，如此循环，恶相丛生，又损于脾，脾伤而运湿之职失司，则湿热更为乖张，终致脾阳不升，浊阴不降，上熏口腔而导致黏膜溃疡。治当健脾益胃，寒热平调。方中半夏和胃化痰降逆，又因其喜生于半阴半阳的环境中，能和胃气而通阴阳，为调和阴阳之品，在此方中加入高粱米煎服，构成半夏秫米汤，即是交通阴阳，使阳入于阴而寐，故半夏重用30g；重用蜜甘草，取其半夏泻心汤之变方甘草泻心汤之意，甘温补中，健脾和胃；黄连、黄芩性味苦寒，清热燥湿和胃，且黄连入心经，为清热安神之佳品，黄芩则可厚肠胃而清热邪。干姜温中散寒，合半夏以辛开，护胃安中；伍以党参、薏苡仁、山药、大枣，增其益气健脾之功；远志、酸枣仁，健脾养心安神。以上诸药，寒热并用以和阴阳，健脾和胃而升降协调。

二、口腔扁平苔藓

许某，男，62岁。1992年5月8日初诊。1年前始感口内烧灼不适，舌面起乳白色斑点并逐渐增多，进食时感不适。曾在某医院病理检查诊为口腔扁平苔藓，先后服氨苯砜、强的松、硫唑嘌呤等治疗无效。近2个月口唇、颊、舌多处损害，进食疼痛，伴胃脘痞满嘈杂，食少纳呆，口干不欲饮，二便调。检查：舌面、双颊黏膜可见乳白色条索状斑块，轻度表浅糜烂面，下唇可见约蚕豆大扁平丘疹，表面呈暗紫红色，边缘充血，舌质红，苔黄腻，脉细滑。辨证属脾胃虚弱，湿热熏蒸。治拟健脾和胃，清热化湿。方选半夏泻心汤加减：半夏、川黄连、黄芩、藿香、陈皮、银花、连翘各 10g，干姜、甘草各 5g，党参 15g。水煎眼，日 1 剂。

服上方 7 剂，舌面及颊黏膜糜烂消失，疼痛减轻，胃脘痞满消失。继服 7 剂，口唇丘疹变平变小，颊黏膜乳白色斑亦缩小，已无灼热不适感，黄腻苔已退。后改用六味地黄汤加丹参、赤芍、银花、连翘、元参等继服 14 剂，口腔及唇部病变基本消退。

按： 口腔扁平苔藓是一种原因不明的炎性丘疹性皮肤病，属中医"紫癜风"范畴。本案乃中焦痞塞，运化失司，脾为湿困，郁久化热，胃浊上乘所致，故以半夏泻心汤加藿香、陈皮、银花、连翘调理脾胃，清化湿浊，待苔退后再进六味地黄汤加味以滋阴降火。肾阴充，虚火降，脾胃和，湿浊化，则病自除。

第六节 眼 科

一、急性结膜炎

女，62 岁。1984 年 11 月 28 日来诊。8 个月前患急性结膜炎，经中西医反复治疗，白睛仍然红赤，眼眶酸痛，头昏乏力，羞明流泪，视物昏花，早上胸闷，咳吐稠痰，便溏不畅，舌淡苔黄腻，脉弦数。索阅所服中药处方，皆从肝肺有热着手，尽不见效。此案实由脾胃湿热波及肺经，白睛属肺所主，故致红赤，遂用半夏泻心汤加桑白皮 15g 治之，服药 2 剂病减，再服 2 剂则愈。

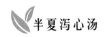

按：肝开窍于目，凡眼病从肝论治属于常法辨治思维。本案因急性结膜炎就诊，医家皆从肝热论治就基于此。但是治疗"尽不见效"，证明常法辨证思维存在问题，就应该考虑抛开"肝主目"的常法角度去辨证论治。详诊患者还有头昏、胸闷、咳痰、便溏等症，且苔黄腻，显然为中焦聚湿生痰化热，气机失调，清阳不升，浊阴不降所致。母病及子，脾胃湿热又波及肺经，故白睛红赤。整体辨证，眼疾为标，脾胃失调为本。医家根据病机，投以半夏泻心汤加味辛开苦降，清热燥湿，湿热去，升降复，则眼疾自愈。本案"知常"而不效，"泻心"以疗眼疾，实为变法辨治思维运用之典型。

二、葡萄膜炎

女，49 岁。因右眼红痛，视力下降 2 个月于 1998 年 11 月 26 日入院。左眼于 10 个月前因患角膜溃疡穿孔失明。患者连续全身及局部用皮质类固醇已 2 个月。现口服泼尼松片，每次 30mg，每晨 1 次，不能再减量。视力右眼前数指，左眼黑蒙。右球结膜混合性充血。角膜后壁灰白色 KP。房闪（－）。瞳孔药物性散大 6mm，虹膜粘连。晶状体未见混浊。玻璃体尘砂状混浊。视盘边界欠清，色稍红，血管走行正常，视网膜水肿混浊，散在黄白色渗出，后极部灰白色隆起约 4D，血管爬行其上，黄斑中心凹光反射消失。左眼球结膜无充血。角膜大量新生血管生长，中央粘连性白斑。前房消失，后部组织视不清。B 超示：右眼继发性视网膜脱离。既往体健，无肝炎、结核及风湿病史。自觉头昏，耳鸣，口干苦，脘痞不舒，乏力，易汗，舌质淡，苔薄黄腻，脉滑。诊断：①右眼全葡萄膜炎，除外交感性眼炎继发性视网膜脱离；②左眼球萎缩。治疗：泼尼松片

25mg，每日 1 次，晨口服，每周依次递减 5mg，5mg 维持量。氟美松 5mg 和 654 - 2　5mg 右半球后注射，每日 1 次，共用 5 次，点必舒眼液每日 3 次点眼，1% 阿托品眼药膏每日 1 次涂右眼。拟方：半夏 10g，黄连 10g，黄芩 10g，干姜 10g，炙甘草 10g，人参 10g，大枣 12 枚，黄芪 50g，草决明 30g，菊花 10g。连续服药 1 个月，查右眼视力 0.6，不能矫正。眼前节炎症消失。视盘边界清、色正常，视网膜脱离平复，视网膜呈晚霞状色调，黄斑中心凹光反射弥散。仍自觉头昏，纳少，乏力，原方加白术 15g，云苓 10g。继服 20 剂，以善后，随访 8 个月无复发。

按：葡萄膜炎是眼科常见病，易复发，目前尚无根治措施。对于多数葡萄膜炎患者除针对病因治疗外，糖皮质激素仍为主要药物。临床上长期应用糖皮质激素所致的副作用不可忽视，大多出现头昏，口干苦，脘痞，气短，心悸乏力，易汗出，大便溏薄，舌质淡，苔黄腻等寒湿热邪互结中焦，气机升降失常，以及脾肾阳虚诸证。脾胃居中焦，为人体气机升降之枢纽。脾胃升降功能失常，直接影响其他脏腑气机的升降出入运动，气血不行，目失濡养，则出现各种病理变化。

半夏泻心汤出自东汉张仲景所著《伤寒杂病论》，方由半夏、黄芩、干姜、黄连、人参、大枣、炙甘草 7 味药物组成，功能和中降逆消痞。方中黄芩、黄连苦寒以泻湿热；半夏、干姜辛温以驱寒散结；人参、甘草、大枣甘温益气；为辛开苦降，寒温并用，阴阳并调之法，使气机调畅，气得以行，精血得以运，而诸症皆除。

我们体会，半夏泻心汤不失为在葡萄膜炎治疗过程中伴有胃肠道不适症状之基础方剂，临症时根据具体情况，酌加益气

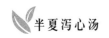

升阳药如黄芪、白术、柴胡；祛风明目药如草决明、菊花、防风；活血养血药如当归、丹参等。半夏泻心汤在葡萄膜炎治疗过程中与糖皮质激素联合应用，具有相辅相成的作用，其可能加强糖皮质激素的疗效，预防激素停药后的反跳现象，延缓复发时间，减少其毒副作用和并发症，而作用机理有待进一步探讨。

第七节 耳鼻喉科

一、急慢性咽炎

1. 黄上宁治疗急性咽炎案

患者，女，38 岁。2010 年 9 月 15 日就诊。患者 1 周前因进食烧烤食品过多而出现咽痛，吞咽时疼痛明显，饮食颇为痛苦，无发热、咳嗽等症状，曾经某院五官科诊为"急性咽炎"，予静脉滴注青霉素和甲硝唑，并口服消炎解毒丸治疗 1 周，但症状不减反重，遂延余诊治。刻下：咽痛，口干但不喜饮，饮则多喜热水，饮水时咽痛明显增加，口微苦，二便正常，无发热、咳嗽、恶寒。查：咽部充血明显，扁桃体不肿大，舌质淡红，苔黄厚，脉濡。平素怕冷，喜多衣。西医诊为"急性咽炎"。中医诊为"喉痹"，辨证属寒热错杂。治以寒热并用、辛开苦降。方拟半夏泻心汤加味：法半夏 15g，黄芩 12g，黄连 5g，干姜 3g，炙甘草 6g，大枣 4 枚，党参 15g，芦根 15g，蒲公英 15g，射干 10g。每日 1 剂，水煎取 300mL，分早、中、晚温服。1 剂后上症稍减，2 剂后症状明显减轻，唯吞服食品时咽痛，口干减轻，饮水无所苦，继服 5

剂后，咽痛及诸症消失。

2. 黄上宁治疗慢性咽炎并慢性浅表性胃炎案

患者，女，49 岁。2009 年 5 月 20 日就诊。患者自述 1 年前始觉咽部有异物感，咳之不出，吞之不下，胃脘部灼热，喜饥消谷，口干，饮冷开水则咽部异物感略加且不舒明显，但胃脘灼热反而较舒，饮热开水则咽舒但胃脘灼热增加，每多饮微温开水，大便略干，小便正常。曾就诊某医院，经胃镜确诊为"慢性浅表性胃炎"。查：咽部轻微充血，可见少许滤泡增生，舌质淡红，苔黄厚略干，脉数。拟辨为寒热错杂，上寒下热之喉痹及胃脘痛。治以寒热并用、辛开苦降。方拟半夏泻心汤加味：法半夏 12g，黄芩 10g，黄连 4g，干姜 4g，炙甘草 5g，大枣 4 枚，党参 15g，紫苏梗 10g，香附 12g，栀子 12g。每日 1 剂，水煎取 300mL，分早、中、晚温服。5 剂后，胃脘灼热明显减轻，咽部异物感减轻不显，守方加射干、厚朴、枳实各 10g，15 剂后诸症消失。

3. 黄上宁治疗慢性咽炎案

男，48 岁。2011 年 3 月 2 日就诊。患者自述 10 余年来每晨起时痰多、黏稠、色黄，反复咳吐而出，甚则恶心呕吐，吐痰完毕则无所苦，舌苔黄厚腻，每喜用舌板刮出一层较厚舌苔，口不干苦，进食尚可。依据证候诊为喉痹。辨属寒热错杂，治疗寒热并用、辛开苦降。方拟半夏泻心汤加味：法半夏 12g，黄芩 12g，黄连 3g，干姜 3g，炙甘草 5g，大枣 4 枚，党参 15g，石斛 15g。每日 1 剂，水煎取 300mL，早、中、晚温服。

患者服第 2 剂时，食道有明显灼热感，持续约 15 分钟后消

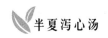

失。遂将上方干姜减改为 1.5g，服药时食道无灼热感，连服 10 剂后症状消失，舌苔亦较薄。后患者有时烟酒过度，则病情反复，再服前药仍显良效。

按：《伤寒论》之半夏泻心汤是治疗"痞"证的代表方。笔者临证依据寒热错杂证候特征和辨证特点用其治疗喉痹收效明显。方中君药为半夏，味辛，善开喉痹，散郁结，《神农本草经》谓半夏主"伤寒、寒热、心下坚、下气、咽喉肿痛、头眩、胸胀、咳逆、肠鸣、止汗"，而《伤寒论·辨少阴病脉证并治》312 条"少阴病，咽中伤，生疮，不能语言，声不出者，苦酒汤主之"和 313 条"少阴病，咽中痛，半夏散及汤主之"示仲景在治疗痰浊邪气所致咽痛时，以半夏燥湿化痰、散结开痹，对咽部肿痛有特效。上述 3 例患者舌苔多为黄厚，正如《本经疏证·卷十·半夏》"于此可见半夏所治之喉痛，必有痰有气阻于其间，呼吸食饮有所格阂，非如甘草汤、桔梗汤、猪肤汤徒治喉痛者可比矣"，故其效显。

第八节　男　科

一、阳痿

谭某，男，34 岁，2013 年 1 月 3 日来诊。阳痿 2 年半，曾服中药补肾壮阳，开始有效，后无效。患者诉 6 个月前开始出现阳痿、早泄，近来饮食不佳，口苦，大便不畅，腹有饱胀感，急躁，手心发热，腰膝酸软不明显，不怕冷，舌红大，边有齿痕，舌苔黄腻干。证属脾胃湿热下注，宗筋弛缓。治以清热、利湿、健脾。药用：半夏泻心汤去人参，加茯苓 12g，炒白术

10g，山药 10g，薏苡仁 30g，黄柏 10 克，陈皮 10g，香附 10g，苏梗 10 克，焦山楂、焦神曲、焦麦芽各 12g。以此方略作加减共服 1 个月后，诸症明显减轻，阳痿、早泄均愈。

按： 阳痿多见从肾阴阳不足、肾精亏虚治疗，但年轻患者，初见阳痿，多有脾胃湿热下注，宗筋弛缓。《素问·痿论》载："阳明者，五脏六腑之海，主润宗筋，宗筋主束骨而利机关也""故阳明虚则宗筋纵，带脉不引，故足痿不用也"。治以半夏泻心汤加大队健脾利湿理气之品，以达湿清热去之效，故阳痿、早泄自愈。

二、男性不育（少弱精症）

刘某，男，40 岁。IT 职业。结婚 10 余年，婚后同居，未采取避孕措施 2 年余，不育。女方检测未见异常。查精液常规示：精子总数 $11.26 \times 10^6/\mathrm{mL}$，总活力（PR + NP）20%、前向运动（PR）1.67%。诊断为男性不育（少弱精症），多方治疗无效，特来求诊。述平素体乏，急躁易怒，心烦，腹胀喜按，纳呆，寐差、难入睡，大便溏。舌苔白润，脉濡。辨为少弱精症（脾肾两虚型）。病属虚劳，治疗宜先后天并调，方以半夏泻心汤和六味地黄丸加减。药用如下：半夏 30g，山药 15g，山茱萸 12g，茯苓 10g，泽泻 15g，干姜 12g，党参 15g，黄连 3g，黄芩 10g，炙甘草 6g，大枣 6 枚。服 7 剂后，纳增，身乏力好转。证同守方，继服 14 剂，无腹胀，精神好转，余未见异常。继以强精片（成都中医药大学泌尿男科院内制剂）脾肾双补，1 月后查精液常规精子总数：$35.68 \times 10^6/\mathrm{mL}$，总活力（PR + NP）63.52%，前向运动（PR）42.26%，病情向愈。

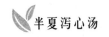

按：男性不育症是生殖医学中最重要的问题之一。据统计，世界范围内有 15%～20% 的育龄夫妇不能生育，近半个世纪以来，由于环境、心理、社会等因素的影响，男性精子的数量和质量出现了明显下降的趋势，男性生殖健康正受到严重威胁。中医药在治疗男性不育症方面有自己独特的优势，是目前临床治疗男性不育的主要手段之一。本案患者职业 IT，长期久坐、饮食不调，损伤脾胃；素喜熬夜，耗神伤津。因虚致病，因病成劳。脾胃为后天之本，气血生化之源。患者体虚已久，单用补肾之法则滋腻碍食，故先调中焦之升降，脾胃健运，则布精微于五脏六腑、四肢百骸。如此脾胃健运则气血生化有源，后天之本得以培护，先天之本与后天之本相辅相成，相互滋生助长，使精血同生，脾肾共健，顽疾向愈。

三、前列腺疼痛综合征

张某，男，32 岁，公务员。诉会阴部胀闷不适、失眠 2 年余，尿频、尿急，夜尿 3～5 次，平素乏力，心烦急躁，伴头晕耳鸣，口干，咽干。前列腺液常规检测正常。观舌质红，少苔，脉细数。辨属精浊（心肾不交型）。宜清心降火，交通心肾。方用半夏泻心汤合酸枣仁汤加减，药以半夏 30g，党参 12g，黄芩 10g，黄连 3g，干姜 12g，茯苓 15g，川芎 10g，酸枣仁 20g，知母 9g，夜交藤 30g，炙甘草 10g，大枣 6 枚。水煎服 7 剂，服后诸症减轻，证同守方，继服 15 剂症状基本消失。

按：前列腺疼痛综合征是指在过去 6 个月中至少有 3 个月前列腺区发生持续性或周期性疼痛，前列腺触诊可以使其反复发生，并且没有证据表明疼痛是由感染导致或者由其他明显的局部病理改变所致者。目前临床诊断主要依靠鉴别和排除与盆腔疼痛有关的特殊疾病。易诊断难治，治疗效果容易反复。本案除会阴部胀闷不适外，以失眠为主诉，主要矛盾在机体阳盛阴衰，阴阳失交。《类证治裁·不寐》论曰："阳气自动而之静，则寐；阴气自静而之动，则寤；不寐者，病在阳不交阴也"。心主神明，神安则寐，神不安则不得眠。故以半夏交通上下；黄芩、黄连清邪火；干姜、茯苓温中健脾、散寒以防芩、连苦寒伤胃；酸枣仁、夜交藤宁心安神；川芎活血行气；党参、甘草、大枣补中益气、生津。诸药合用，使肾阴得补，心火得降，水火既济，心神得养则不寐自愈。教授常言枢机动，则疾病向愈。不拘一症，用整体观辨证，往往能药到病除。

四、迟发型性腺功能减退症

许某，男，55 岁，国企职工。性欲下降、勃起困难，反复发作性潮热 3 年余。平素心烦急躁，食欲不振，眠差，大便溏。舌红，苔腻微黄，脉数。查体无异常，睾酮（T）：2.5nmol/L。西医诊断为迟发型性腺功能减退症，予激素调整 3 月未见改善，特来求诊。辨为阳痿（脾肾两虚型），治宜滋水制火，平调阴阳。方用半夏泻心汤合封髓丹加减，药用：黄柏 30g，砂仁 25g，炙甘草 15g，半夏 30g，党参 12g，黄芩 9g，黄连 5g，干姜 9g，炙甘草 10g，大枣 6 枚。使水火既济，相火不再妄动。

服用 7 剂后，诉潮热发作次数减少，余症改善。上症未变，守方 7 剂。

三诊，患者诉诸症未见明显异常，予逍遥丸日常服用。

按： 部分中老年男性也会出现与女性更年期综合征相似的临床症状和体征，生活质量降低，称之为男性更年期综合征。

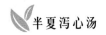

该综合征是多病因、多因素性疾病，目前对雄激素部分缺乏引起该综合征的机制研究地比较深入，最新命名为迟发性性腺功能减退症（LOH）。LOH是一种出现在生命后期的获得性性腺功能减退的表现形式。中医上没有相应的诊断对应，按照其临床表现归入"虚劳""郁证""阳痿"等。本案以潮热、勃起功能障碍为主诉，病程较长，数年不愈，多属脾肾两虚。治疗上予平调寒热，补中益气。本方重用半夏旨在取其苦辛温燥、辛开散结、苦燥除湿之功；干姜辛温，通达气机；黄芩、黄连清热泻火，党参、甘草、大枣补中益气，砂仁引气归肾，黄柏苦寒坚肾，使归肾之气沉稳坚实。诸药配伍则气机畅达，脏腑功能得以恢复，虚火得降，阴阳平衡，诸症可愈。

参考文献

［1］崔燕玲. 半夏泻心汤治疗湿热型咳嗽50例临床观察［J］. 现代中西医结合杂志，2000（18）：1805－1806.

［2］黄进，刘八一，邓小敏. 半夏泻心汤化裁治疗慢性咳嗽［J］. 广西中医学院学报，2005（02）：44－45.

［3］黄艳春，邓小全. 半夏泻心汤治疗慢性咳嗽42例［J］. 中国中医药现代远程教育，2014，12（20）：145＋149.

［4］孔洁，林肖南，林波. 半夏泻心汤的临床治验［J］. 中医药学报，2013，41（03）：160－161.

［5］蒋联章. 半夏泻心汤预防呼吸机相关性肺炎临床观察［J］. 新中医，2012，44（09）：22－24.

［6］张建平，王焕玲. 半夏泻心汤加减治疗胸腔积液36例总结［J］. 湖南中医杂志，2012，28（05）：48－49.

［7］刘海壮，隋永芝. 半夏泻心汤治疗失眠20例［J］. 中外

医疗，2008（22）：146.

［8］郝芬兰，吴立明．半夏泻心汤加味治疗失眠 102 例［J］.
四川中医，2007（09）：70.

［9］陈小语，黄海．黄海教授运用半夏泻心汤验案举隅［J］.
广西中医药，2014，37（06）：56 - 58.

［10］陈正平．半夏泻心汤临证应用举隅［J］.实用中医药杂
志，2011，27（9）：626 - 627.

［11］王新环．浅析半夏泻心汤临证应用［J］.中国中医药现
代远程教育，2016，14（13）：122 - 123 + 134.

［12］贾丽娟，周正华．周正华应用半夏泻心汤治疗内科疑难病
症举隅［J］.湖南中医杂志，2016，32（10）：116 - 117.

［13］郑彩云．加味半夏泻心汤治疗原发性高血压病痰湿壅盛
证 32 例［J］.光明中医，2008（11）：1690.

［14］杨柳华．半夏泻心汤治疗慢性浅表性胃炎 50 例临床观察
［J］.中国民间疗法，2017，25（12）：39 - 40.

［15］李道宽．半夏泻心汤治疗慢性浅表性胃炎 65 例［J］.实
用中医内科杂志，2008（09）：7 - 8.

［16］郑逢民．半夏泻心汤治疗慢性浅表性胃炎 180 例［J］.
浙江中西医结合杂志，2005（10）：647 - 648.

［17］孙鸟枝，焦基洪．半夏泻心汤治疗慢性浅表性胃炎 88 例
［J］.实用中医药杂志，2004（03）：124 - 125.

［18］项先早．半夏泻心汤治疗慢性浅表性胃炎 346 例［J］.
时珍国医国药，2001（09）：830 - 831.

［19］李欣，林琳，魏玮．半夏泻心汤加减治疗功能性消化不
良 60 例临床观察［J］.中华中医药杂志，2013，28
（04）：876 - 878.

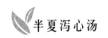

［20］丁西西．半夏泻心汤加减治疗功能性消化不良的临床疗效及安全性观察［J］．世界最新医学信息文摘，2018，18（19）：127.

［21］董桂芬．半夏泻心汤治疗寒热错杂型胃痞40例疗效观察［J］．世界最新医学信息文摘，2018，18（08）：123＋126.

［22］邹春阳．半夏泻心汤治疗功能性消化不良的临床疗效［J］．当代医学，2015，21（02）：156－157.

［23］任小宁，庞鹏宇，郭晓黎．半夏泻心汤加减治疗功能性消化不良65例［J］．福建中医药，2016，47（02）：51－52.

［24］张丽，张丽丽．半夏泻心汤加减治疗功能性消化不良100例［J］．河南中医，2014，34（06）：1015.

［25］代三红．半夏泻心汤治疗功能性消化不良60例［J］．湖南中医杂志，2011，27（04）：80.

［26］康宜兵，汤鹏飞．半夏泻心汤治疗功能性消化不良48例［J］．现代中西医结合杂志，2008（34）：5356.

［27］杨静波，赵长普，李一豪．半夏泻心汤加减治疗胃溃疡临床观察［J］．中国中医基础医学杂志，2018，24（03）：364－366.

［28］于丽．半夏泻心汤治疗胃肠病验案举隅［J］．中国医药指南，2017，15（36）：197.

［29］吴中山，指导：王新月．半夏泻心汤治疗脾胃病临床应用［J］．中国中医药信息杂志，2013，20（04）：81－82.

［30］李敬华．半夏泻心汤治疗胃溃疡46例［J］．河南中医，2013，33（08）：1221－1222.

［31］宾承国．半夏泻心汤治疗消化性溃疡40例［J］．河南中医，2014，34（08）：1454－1455.

［32］武洁，王会香，杜景芳．半夏泻心汤治疗消化性溃疡60例［J］．河南中医，2013，33（06）：850－851.

［33］解平芬．半夏泻心汤治疗消化性溃疡42例［J］．中国中医药现代远程教育，2014，12（05）：108－109.

［34］邓丽青．半夏泻心汤加减治疗消化性溃疡的临床观察［J］．中医临床研究，2013，5（22）：30－31.

［35］杨光成．半夏泻心汤治疗消化性溃疡50例［J］．辽宁中医药大学学报，2006（06）：117.

［36］张平．半夏泻心汤治疗萎缩性胃炎的应用效果［J］．内蒙古中医药，2017，36（20）：30－31.

［37］谭晶晶，黄柳向．半夏泻心汤治疗慢性萎缩性胃炎35例疗效观察［J］．湖南中医杂志，2018，34（05）：64－65.

［38］李思颖．半夏泻心汤治疗慢性萎缩性胃炎临床研究［J］．河南中医，2015，35（01）：26－27.

［39］袁成业．半夏泻心汤治疗慢性萎缩性胃炎的临床研究［J］．辽宁中医杂志，2007（11）：1583－1584.

［40］张永奎，等．半夏泻心汤加减治疗慢性萎缩性胃炎41例［J］．河南中医，2013，33（12）：2069－2070.

［41］房军．半夏泻心汤加减治疗慢性萎缩性胃炎的临床疗效观察［J］．临床医学研究与实践，2017，2（29）：107－108.

［42］李学勇．半夏泻心汤加减治疗慢性萎缩性胃炎100例［J］．河南中医，2012，32（09）：1127.

［43］高尚社．国医大师何任教授治疗萎缩性胃炎验案赏析［J］．中国中医药现代远程教育，2013，11（05）：8－10.

［44］高望望．半夏泻心汤治疗胃食管反流病67例疗效观察［J］．中国中医急症，2010，19（02）：212－213.

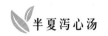 **半夏泻心汤**

［45］刘胜贤. 半夏泻心汤联合莫沙比利治疗胃食管反流病 49 例［J］. 河南中医，2014，34（12）：2411 - 2412.

［46］王家平，等. 半夏泻心汤治疗胃食管反流病的临床观察［J］. 中国中医急症，2016，25（09）：1828 - 1829.

［47］王婷. 半夏泻心汤治疗胃食管反流病的临床疗效观察［J］. 内蒙古中医药，2015，34（12）：12 - 13.

［48］李俊玲. 半夏泻心汤治疗 113 例胃食管反流患者的临床疗效观察［J］. 中医临床研究，2014，6（03）：109 - 110.

［49］张良军. 胃食管反流病应用莫沙必利辅以半夏泻心汤的临床研究［J］. 中医临床研究，2016，8（11）：50 - 52.

［50］林美华. 半夏泻心汤加减对胃食管反流病临床疗效研究［J］. 北方药学，2016，13（10）：93 - 94.

［51］寿惠菁. 半夏泻心汤在胃食管反流病治疗中的效果［J］. 中医临床研究，2015，7（22）：102 - 103.

［52］江玲琦. 中药治疗胃食管反流病 30 例［J］. 中国中医药现代远程教育，2014，12（17）：41 - 42.

［53］杜娜，等. 辛开苦降法治疗胃食管反流病 60 例［J］. 河南中医，2013，33（12）：2133 - 2134.

［54］周佩明. 半夏泻心汤加减治疗胃食管反流病反酸症状 48 例［J］. 湖南中医杂志，2013，29（04）：47 - 48.

［55］曾勇，练雄珍，林乐泓. 半夏泻心汤治疗肠易激惹综合征临床疗效观察［J］. 中国医药导报，2009，6（19）：127 - 128.

［56］陈新开. 半夏泻心汤加减治疗肠易激综合征 52 例［J］. 山东中医杂志，1996（03）：107.

［57］张蕾. 半夏泻心汤加减治疗腹泻型肠易激综合征 61 例

〔J〕. 陕西中医, 2010, 31 (09): 1150 - 1151.

〔58〕董其武, 曹永芬. 半夏泻心汤治疗寒热错杂型肠易激综合征 36 例〔J〕. 实用中西医结合临床, 2009, 9 (05): 55 - 56.

〔59〕卓立甬. 半夏泻心汤加减治疗肠易激综合征 59 例〔J〕. 山西中医, 2001 (01): 54.

〔60〕张辉凯. 半夏泻心汤加减治疗慢性胃炎的临床分析〔J〕. 中国当代医药, 2012, 19 (07): 107 - 108.

〔61〕舒兵. 半夏泻心汤治疗慢性胃炎 80 例临床研究〔J〕. 亚太传统医药, 2015, 11 (24): 128 - 129.

〔62〕武梅, 魏振, 王业梅. 半夏泻心汤加减治疗慢性胃炎临床观察〔J〕. 中医药临床杂志, 2014, 26 (06): 584 - 585.

〔63〕秦立伟, 刘桂英. 半夏泻心汤加减治疗慢性胃炎 62 例〔J〕. 光明中医, 2010, 25 (12): 2228 - 2229.

〔64〕周辉霞, 熊湘平, 张璟宏. 半夏泻心汤治疗慢性胃炎的临床观察〔J〕. 中医临床研究, 2016, 8 (03): 54 - 55.

〔65〕李录山. 半夏泻心汤治疗慢性胃炎疗效观察〔J〕. 山西中医, 2013, 29 (09): 17 - 18.

〔66〕宋健. 应用半夏泻心汤治疗慢性胃炎临床经验总结〔J〕. 辽宁中医药大学学报, 2010, 12 (10): 173 - 175.

〔67〕李宏艳, 宋书宁. 半夏泻心汤加减治疗慢性浅表性胃炎 39 例临床观察〔J〕. 北京中医药, 2010, 29 (09): 691 - 692.

〔68〕薛世明. 半夏泻心汤治疗慢性胃炎的临床疗效分析〔J〕. 光明中医, 2017, 32 (02): 227 - 228.

〔69〕刘仍海. 张燕生治疗便秘经验撷英〔J〕. 辽宁中医杂志, 2010, 37 (06): 1143 - 1144.

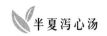

［70］李薇，谢圣扬．升清降浊法治疗功能性便秘［J］．北京中医药，2013，32（09）：678－679.

［71］陈若萍．半夏泻心汤治老年便秘的体会［J］．江西中医药，1992（01）：30.

［72］张颖东，蒋丽珠．半夏泻心汤加减治疗便秘40例［J］．云南中医中药杂志，2012，33（08）：83.

［73］殷银霞．半夏泻心汤加减治疗老年慢性腹泻30例［J］．新中医，2001（08）：55－56.

［74］朋新民．半夏泻心汤加减治疗慢性腹泻46例［J］．陕西中医，2001（07）：415.

［75］刘青．半夏泻心汤联合西药治疗慢性泄泻20例［J］．河南中医，2015，35（11）：2605－2606.

［76］王长江．半夏泻心汤验案4则［J］．湖南中医杂志，2017，33（08）：114－116.

［77］张海燕．半夏泻心汤治疗溃疡性结肠炎40例临床研究［J］．亚太传统医药，2016，12（02）：109－110.

［78］王见义．半夏泻心汤加减治疗溃疡性结肠炎64例临床观察［J］．光明中医，2008（04）：403－404.

［79］周莺歌．半夏泻心汤治疗慢性溃疡性结肠炎58例［J］．中国中医药现代远程教育，2010，8（15）：21.

［80］许立祥．半夏泻心汤加减治疗溃疡性结肠炎临床观察［J］．中医药临床杂志，2018，30（05）：920－922.

［81］曹银珠．半夏泻心汤治疗胃黏膜脱垂症54例［J］．吉林中医药，2006（09）：24.

［82］严子兴，朱子奇，林振文．半夏泻心汤加减治疗胃下垂32例［J］．海峡药学，2009，21（01）：123－124.

［83］王芳，刘慧英．半夏泻心汤加味治疗急性胃肠炎 85 例临床观察［J］．光明中医，2006（08）：42 - 43.

［84］花宝金，鲍艳举．半夏泻心汤治肿瘤体悟［J］．中医杂志，2007（01）：19 - 21.

［85］徐金美．半夏泻心汤临床治验［J］．山东中医杂志，2008（04）：279 - 281.

［86］汪惕．半夏泻心汤验案 4 则［J］．国医论坛，2007（01）：8 - 9.

［87］王会玲．半夏泻心汤加减治疗慢性胆囊炎的临床效果观察［J］．中西医结合心血管病电子杂志，2017，5（29）：171.

［88］高舜天．半夏泻心汤加减联合西药治疗慢性胆囊炎的临床效果［J］．深圳中西医结合杂志，2018，28（05）：75 - 76.

［89］刘爱琴．半夏泻心汤加减治疗慢性胆囊炎的临床效果观察［J］．中国当代医药，2014，21（10）：131 - 133.

［90］谢红敏．半夏泻心汤加减治疗慢性胆囊炎 56 例［J］．云南中医中药杂志，2008（10）：33.

［91］马元元，张赤志．加减半夏泻心汤治疗慢性乙型病毒性肝炎临床观察［J］．湖北中医杂志，2009，31（03）：34 - 35.

［92］党义红．成冬生运用半夏泻心汤治疗慢性肝病经验［J］．辽宁中医药大学学报，2010，12（11）：149 - 150.

［93］苏晶．脾胃是五脏和合的中心——半夏泻心汤的运用体会［J］．北京中医药大学学报，2010，33（02）：77 - 79.

［94］倪卫东，朱晓月．王平生运用半夏泻心汤经验撷萃［J］．中医药临床杂志，2015，27（12）：1690 - 1691.

［95］先小乐，肖相如．半夏泻心汤加减配合西药治疗慢性肾衰竭 35 例［J］．山东中医杂志，2015，34（01）：40 - 42.

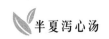

［96］张运萍，陈钢．半夏泻心汤新用［J］．实用中西医结合临床，2007（03）78.

［97］李旭．半夏泻心汤临床应用举隅［J］．中医药临床杂志，2014，26（03）：281－282.

［98］钱雅玉，韩履祺．韩履祺应用名方举隅［J］．中国民间疗法，2016，24（05）：9－10.

［99］周珊珊，万晓刚．半夏泻心汤治疗消渴不寐经验［J］．环球中医药，2018，11（02）：238－239.

［100］邹耀武．半夏泻心汤治疗脾虚胃热型消渴病60例疗效观察［J］．云南中医中药杂志，2014，35（02）：34－36.

［101］憨兰．半夏泻心汤治疗艾滋病的临床运用与体会［J］．中医研究，2007（06）：55－56.

［102］陈佳，张怀亮．张怀亮教授运用半夏泻心汤经验撷萃［J］．中医药学报，2013，41（05）：98－99.

［103］位磊，李广．唐宋教授从湿热论治盗汗经验［J］．光明中医，2016，31（04）：495－496.

［104］卢世秀，李健．半夏泻心汤内科治验4则［J］．中国中医药信息杂志，2009，16（05）：80－81.

［105］钟琼仙，冯亚葵．半夏泻心汤加味治疗肺胃积热型痤疮200例临床观察［J］．云南中医中药杂志，2010，31（07）：30.

［106］周强，等．经方新用之仝小林教授运用半夏泻心汤医案四则［J］．中医药信息，2010，27（04）：11－13.

［107］邓朵朵，等．岳仁宋教授应用半夏泻心汤临床经验举隅［J］．四川中医，2015，33（03）：141－142.

［108］廖列辉，等．中西药结合治疗伴幽门螺杆菌感染的慢性

荨麻疹 38 例疗效观察 ［J］. 新中医，2010，42（12）：
42 － 44.

［109］马科党，赵连皓. 韩世荣主任医师临床验案三则 ［J］.
陕西中医，2015，36（07）：908 － 909.

［110］赵凯维，等. 曹洪欣应用半夏泻心汤经验 ［J］. 中国中
医基础医学杂志，2014，20（01）：78 － 80.

［111］侯强. 半夏泻心汤临证验案举隅 ［J］. 湖南中医杂志，
2014，30（11）：105 － 106.

［112］闫爱利，刘爱民. 刘爱民教授运用半夏泻心汤治疗皮肤
病验案举隅 ［J］. 中国中西医结合皮肤性病学杂志，
2011，10（01）：35 － 36.

［113］刘迎新，彭麒朕. 耿建国教授运用经方辨治妇科疑难病
4 则 ［J］. 环球中医药，2016，9（05）：590 － 591.

［114］邹昌杰. 半夏泻心汤临床应用体会 ［J］. 中国民间疗
法，2014，22（01）：45.

［115］宋道飞，张爱洁. 名老中医朱致纯治疗绝经前后诸症经
验 ［J］. 光明中医，2015，30（12）：2661 － 2662.

［116］熊小军，王雪梅. 王雪梅运用半夏泻心汤治疗妇科病的
经验 ［J］. 湖北中医杂志，2008（06）：20 － 21.

［117］马云清. 半夏泻心汤的临床应用 ［J］. 吉林中医药，
1993（04）：36 － 37.

［118］葛国岚，等. 郑启仲教授运用经方治疗寒热错杂类儿科
疾病经验探讨 ［J］. 浙江中医药大学学报，2018，42
（02）：114 － 117.

［119］贾艳萍，罗世杰. 罗世杰教授治疗小儿急性肠系膜淋巴
结炎临证经验 ［J］. 中西医结合心血管病电子杂志，

2018，6（13）：22－23.

［120］吴秋霞．半夏泻心汤治疗复发性口腔溃疡的体会［J］．中国民间疗法，2018，26（05）：27－28.

［121］刘倩，刘玉晔，康璐．半夏泻心汤治疗寒热错杂型口疮临证经验［J］．中国民族民间医药，2018，27（11）：65＋68.

［122］陈佳，张怀亮．张怀亮教授运用半夏泻心汤经验撷萃［J］．中医药学报，2013，41（05）：98－99.

［123］熊晓刚，郭学斌．半夏泻心汤用治皮肤病验案举隅［J］．国医论坛，1997（06）：13－14.

［124］李美琪．从变法辨治思维分析半夏泻心汤医案［J］．山东中医杂志，2014，33（11）：946－947.

［125］赵桂霞．半夏泻心汤治疗葡萄膜炎的体会［J］．中国中医眼科杂志，2000（02）：54－55.

［126］黄上宁．半夏泻心汤治疗咽炎验案三则［J］．中国中医药信息杂志，2013，20（10）：75.

［127］黄晓朋，王飞，许芮豪．常德贵应用半夏泻心汤治疗男科疾病验案举隅［J］．辽宁中医杂志，2015，42（03）：630－631.

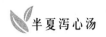

下篇

现代研究

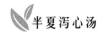

第六章 现代实验研究概述

第一节 半夏泻心汤全方研究

随着中西医结合临床实践的发展,近年来不少医者开始将此方用于呼吸系统疾病、心血管疾病、消化系统疾病、代谢类疾病,以及妇科、皮肤科及耳鼻喉口腔等诸多方面,且疗效较好。半夏泻心汤为中医学著名方剂之一,被后世广泛用于治疗各种脾胃疾病,方中黄连、黄芩苦寒降泄除胃中郁热,清半夏、干姜辛温散寒开结除痞,人参、甘草甘温益气补其虚,人参、大枣理气止痛、调理气机、通达肠胃。现代药理研究认为,黄芩、黄连等清热解毒药具有一定的抗幽门螺杆菌作用;人参能提高胃黏膜屏障及其防御功能,可防胃黏膜损伤,薏苡仁含糖类、脂肪油、氨基酸,可保护胃黏膜,防治胃黏膜上皮和腺体萎缩,有利于肠化生的消失;甘草生胃酮,可促进胃黏膜再生。从生化指标变化角度看,全方及多数拆方组能不同程度促进胃酸分泌、提高胃蛋白酶活性,表明该方具有良好的调节胃分泌、改善胃功能作用,推测其作用机理可能与本方减轻胃黏膜炎症、促进萎缩腺体再生、逆转肠上皮化生等有关;部分药组间有协同作用趋势,而部分药组间呈制约趋势,总体效果以全方为佳,从而印证了全方配伍的合理性和科学性。

一、修复胃黏膜，有效对抗幽门螺杆菌

本方具有抗胃溃疡作用，是一有效的胃黏膜保护剂，其机理可能是加强胃黏膜、黏液屏障作用，促进黏膜细胞再生修复、胃黏膜蛋白分泌及加强黏蛋白合成。日本学者研究发现本剂能促进机体清除自由基，阻断组织的脂质过氧化反应，减少自由基对胃上皮的损伤和致癌突变作用，维持胃黏膜的正常血流，促进实验性慢性胃炎恢复。另外，本方对 Hp 有一定的抑杀作用，其单味主药黄芩、黄连对 Hp 亦具有明显药敏作用。谭达全等研究发现，半夏泻心汤可通过降低一氧化氮（NO）、白细胞介素 8（IL-8）等来减轻胃黏膜的炎症反应，升高 IL-2 来提高机体免疫功能，实现对胃黏膜的保护和修复。其中苦寒药物对降低血清中 NO、IL-8 含量的作用明显，而苦寒与甘温药物合用则可升高 IL-2 含量，但总体疗效以全方组为佳。

二、双向调节胃肠功能，均衡胃动力

本方对胃运动受抑有明显的促动作用，如腹部手术后；在胃运动增强时亦可有明显的抑胃运动作用，如新斯的明性。温武兵等研究发现，本方既可对抗新斯的明、乙酰胆碱等引起的动物胃肠运动亢进或兴奋，亦可对抗肾上腺素等引起的胃肠运动抑制，并使其恢复或趋于正常水平，而对正常的胃肠运动无明显影响或呈轻微抑制倾向。综上分析认为，该方对正常机能下的胃肠运动无明显作用，而对偏抑或偏亢机能状态下的胃肠运动具有"双向调节作用"。

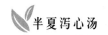

三、调节免疫功能

宋忆菊等研究证实，本方能增加小鼠脾脏指数，提高抗体生成滴度和吞噬能力，提示对机体免疫功能具有明显的增强作用，且主要表现在体液免疫方面。

第二节　主要组成药物的药理研究

一、半夏

半夏为天南星科植物半夏 Pinellia ternata（Thunb.）Breit. 的干燥块茎。具有燥湿化痰，降逆止呕，消痞散结等功效。用于湿痰寒痰，咳喘痰多，痰饮眩悸，风痰眩晕，痰厥头痛，呕吐反胃，胸脘痞闷，梅核气；外治痈肿痰核。因其在中医临床配伍使用量大，正品半夏极为紧缺，故市场上伪品较多。半夏为《医疗用毒性药品管理办法》中规定的毒性中药品种之一，误服半夏生品或鲜品可导致唇舌、喉咙肿胀，严重者甚至引起死亡。现对其化学成分及其药理毒理活性的研究进展进行综述，为进一步对半夏有效成分及其伪品鉴别方面的研究提供参考，保证临床应用半夏的安全有效。

（一）抗肿瘤作用

半夏对治疗食道癌、胃癌、舌癌、上颌窦癌及皮肤癌、恶性淋巴癌具有较好的疗效，体外培养肿瘤细胞实验也表明，半夏提取物对腹水型肉瘤、肉瘤 - 180、实验性小鼠宫颈癌 - 14 肝癌实体型及 Hela 细胞、JTC - 26 体外实验均有一定的抑制作用，而对正常细胞完全没有抑制作用。陆跃鸣等发现半夏各炮制品总生物碱对慢性髓性白血病细胞（K562）有生长抑制作用，其中以矾半夏抗 K562 肿瘤细胞生长作用最强，且炮制后半夏毒性下降而生物活性增强。2005 年何萍等对半夏的有效成分进行分析，发现 5α，8α - 桥二氧麦角甾 - 6，22 - 双烯 - 3 - 醇（5α，8α - epidioxyergosta - 6，22 - dien - 3 - ol）可能为半夏抗肿瘤作用的有效成分之一。

近年来的研究表明，半夏总蛋白具有抗肿瘤作用。现代药理实验表明，掌叶半夏的稀醇或水浸出液对动物实验性肿瘤和 Hela 细胞都具有明显的抑制作用。从水溶部分得的胡芦巴碱，对小鼠肝癌（HCA）亦有明显抑制作用。其所含的 β 谷甾醇及类似物也有抑瘤作用，并能明显促使癌细胞逐渐脱落而使癌体缩小或消失。临床药理观察，对宫颈癌有效，且局部清洁作用明显。实验研究表明，半夏蛋白、多糖、生物碱均有抗肿瘤的作用。从半夏的新鲜磷茎中分离出的外源性凝集素（PTA，低分子蛋白），对慢性骨髓性白血病细胞 K562 肿瘤株的细胞生长有明显抑制作用；人肝癌细胞 QGY7703、7402、腹腔积液中肝癌细胞均能被半夏蛋白凝集。半夏的多糖组分具有使多形核白细胞（PMN）有抗肿瘤作用，抗肿瘤多糖在 PMN 活化中的特异性糖链结构起重要作用。掌叶半夏对人卵巢癌细胞株（SKOV3）、耐药细胞亚株（OVCAR）均有不同程度的抑制作用，抑制率为 62.22% ~92.43%。其中 SKOV3、OVCAR 细胞株抑制率对掌叶半夏总蛋白浓度变化表现良好的量效反应。掌叶半夏浸出液对 Hela 细胞有明显的抑制作用，这种抑制作用表现为细胞凝缩成团块，失去正常细胞结构，而且部分细胞脱落。

朱铭伟等发现半夏的总蛋白能抑制卵巢癌细胞，且对人脐

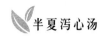

带血干细胞却没有明显的毒副作用。付芸等发现半夏蛋白中30%硫酸铵沉淀部分对 Bel－7402 细胞生长具有明显抑制作用。范卫东等在此基础上，从新鲜半夏块茎中分离纯化出一种具抗肿瘤作用的蛋白 APPT，发现其通过抑制肿瘤细胞 DNA 合成的起始进而阻止肿瘤细胞增殖而不是诱导细胞凋亡，从而明显抑制载瘤小鼠中肿瘤的生长。杨勤建等对以掌叶半夏为主药的复方化痰散结方对人肺癌细胞内环磷酸腺苷（cAMP）、环磷酸鸟苷（cGMP）浓度的影响进行观察表明，此方可以调节人肺癌细胞的信号传导，促进肿瘤细胞的凋亡。秦志丰等应用中药金龙蛇口服液及参麦注射液治疗中晚期胃癌患者 35 例，结果应用中药治疗的患者，体力指数及自然杀伤 NK 细胞活性明显升高，两组肿瘤标志物癌胚抗原（CEA）及糖类抗原 CA199 与治疗前比较也有一定程度下降。

（二）止咳作用

半夏对电刺激猫喉上神经或胸腔注射碘液引起的咳嗽具有明显的抑制作用，起效时间在给药后 30 分钟，药效能维持 5 小时以上，但其止咳作用比可待因作用稍弱。用生半夏和清半夏的混悬液给氨熏所致咳嗽的小白鼠灌胃，有明显的止咳作用，两种半夏的止咳率分别为 60%、53.3%。曾颂等对半夏及其炮制品中生物碱、多糖、有机酸 3 种主要成分，运用小鼠镇咳、祛痰药理模型评价半夏镇咳祛痰的成分与效应之间的关系，结果发现其关联度大小排序依次为：生物碱＞多糖＞有机酸，初步认为半夏中总生物碱是镇咳祛痰作用的有效成分。

另有研究表明，连续给予姜半夏可抑制矽肺的形成，使肺重量减低，减少肺的胶原含量，使病理变化减轻。生半夏、姜

半夏、姜浸半夏和明矾半夏煎剂 0.069μg/g 灌胃，对电刺激猫喉上神经或胸腔注入碘液引起的咳嗽具有明显的抑制作用，其作用与可待因同样发生于给药后 30 分钟，药效能维持 5 小时以上；但镇咳作用比磷酸可待因 1mg/kg 灌胃的效力略差。生半夏、姜半夏、姜浸半夏和明矾半夏的煎剂，对猫碘液注入胸腔或电刺激喉上神经所致的咳嗽有明显的镇咳作用，且可维持 5 小时以上。镇咳作用接近于可待因的作用。

（三）对消化系统的作用

半夏能促进家兔胆汁分泌，能使小鼠血中皮质酮上升，增强皮质酮对肝脏内络氨酸转氨酶的诱导作用，升高肝脏内络氨酸转氨酶的活性。半夏水煎醇沉液能减少胃液分泌，降低胃液游离酸度和总酸度，抑制胃蛋白酶活性，保护胃黏膜，促进胃黏膜的修复，具有抗大鼠幽门结扎性溃疡、消炎痛性溃疡及应激性溃疡的作用。半夏泻心汤可使溃疡性结肠炎模型组 CD4T 淋巴细胞升高，CD8T 淋巴细胞降低，CD4/CD8 较正常对照组显著升高，高剂量组有显著性意义（$P < 0.05$）；CD4/CD8 治疗各组均有显著性意义（$P < 0.05$）。清半夏醇提取物能显著延长小鼠甩尾反应的潜伏期，并能显著减少醋酸引起的小鼠扭体反应次数。姜矾半夏和姜煮半夏对大鼠胃液中前列腺素 E2（PEG2）的含量和胃蛋白酶活性无明显影响，显著抑制小鼠胃肠运动，而生半夏对小鼠胃肠运动呈显著促进作用，对大鼠胃液中 PEG2 的分泌呈显著抑制，对胃黏膜损伤较大。清半夏 95% 乙醇提液能抑制胃窦分泌，降低胃液的游离酸度，降低胃液的总酸度，抑制胃蛋白酶活性和促进胃黏膜的修复作用，可见，半夏抗溃疡作用的药理基础可能是减少胃液分泌，降低胃

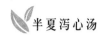

液游离酸度和总酸度，抑制胃蛋白酶活性，保护胃黏膜，促进胃黏膜的修复等。此外，还能显著抑制小鼠盐酸性溃疡及吲哚美辛－乙醇性溃疡的形成。半夏制剂对毛果芸香碱引起的唾液分泌有显著抑制胃液分泌的作用。

有报道显示：半夏水煎醇沉液具有抗大鼠幽门结扎性溃疡、消炎痛性溃疡及应激性溃疡的作用，其抗溃疡作用的药理基础是减少胃液分泌、降低胃液游离酸度和总酸度、抑制胃蛋白酶活性、保护胃黏膜、促进胃黏膜的修复等。半夏加热炮制或加明矾、姜汁炮制的各种制剂，对去水吗啡、洋地黄、硫酸铜引起的呕吐都有一定的镇吐作用。其镇吐作用机制是对呕吐中枢的抑制和激活迷走神经传出活动。吴皓等发现姜矾半夏和姜煮半夏均可减缓大白鼠肠胃运动，而生半夏能明显抑制大白鼠胃液中前列腺素 PGE2 的含量，从而导致胃黏膜较大程度（70%）损伤，明显促进肠胃运动。这与生半夏致吐泻、胃腹灼痛等毒性作用及炮制后和胃降逆止呕的功效极为对应。王蕾等发现半夏生物碱对顺铂、阿朴吗啡致水貂呕吐均有抑制作用，其止吐机制为通过抑制中枢止呕，但其化学结构及作用于何种受体发挥止吐作用有待进一步研究，其对硫酸铜及运动病所致呕吐无效。

（四）抗炎作用

半夏总生物碱对二甲苯致小鼠耳郭肿胀、醋酸致小鼠毛细血管通透性的增加，以及大鼠棉球肉芽肿的形成等炎症模型均有明显的对抗作用，为半夏抗炎作用的主要有效部位之一，且此作用部位是与炎症因子 PGE2 的产生和释放受抑制有关。

（五）对生殖系统的作用

陶宗晋从半夏中分离出半夏蛋白，认为它是半夏中抗早孕有效成分或有效成分之一。给怀孕 7 天的小鼠每只皮下注射半夏蛋白 250pg，50% 的小鼠流产，无小鼠死亡，不同逆转条件的恢复半夏蛋白，对小鼠抗早孕的抑孕率在 69% ~88%，仅一种逆转条件为 5℃ ~8℃者，抑孕率仅占 36%。利用辣根过氧化物酶标记定位术，显示子宫内膜、腺管上皮细胞，以及胚胎外胚盘锥体上某些部分细胞团和半夏蛋白有专一性的结合，这些部位很可能就是外源蛋白质——半夏蛋白的抗孕作用部位，如直接将半夏蛋白注入小鼠子宫腔内也表明有抗早孕作用。

半夏蛋白还有很强的抗兔胚泡着床作用，子宫内注射 500μg，抗着床率达 100%。经半夏蛋白作用后的子宫内膜能使被移植的正常胚泡不着床。在子宫内经半夏蛋白孵育的胚泡移植到同步的假孕子宫，着床率随孵育时间延长而降低。用辣根过氧化物酶标记半夏蛋白的定位显示，该蛋白结合在子宫内膜腺管的上皮细胞膜上。已知半夏蛋白有类似凝集素活性，能与甘露聚糖结合，它的抗着床作用可能是由于该蛋白结合了母体和（或）子体细胞膜上的某些糖结构，改变了细胞膜的生物学行为而致。

（六）对心血管系统的作用

半夏有较明显的抗心律失常作用。犬静脉注射半夏浸剂后，使氯化钡所致的室性早搏迅速消失且不复发，有效率占 97.5%。对肾上腺素所致的室性心动过速，可使其迅速转为窦性节律，有效率占 96.0%。半夏浸膏对离体蛙心和兔心呈抑制作用。静脉注射对犬、猫和兔有短暂降压作用，具有快速耐受性；煎剂灌胃时小鼠肾上腺皮质功能有轻度刺激作用。若持续给药，能

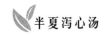

引起功能抑制。半夏静脉注入大鼠时，呈一过性降压作用，如反复给药则产生快速耐受性。灌服清半夏750g/L乙醇提取物能显著延长大鼠实验性体内血栓形成时间，并具有延长凝血时间的倾向。以二磷酸腺苷（ADP）、胶原为诱导剂时，清半夏对血小板的聚集具有延迟作用。

半夏具有降低全血黏度、明显抑制红细胞的聚集和提高红细胞的变形能力的作用。半夏蛋白是目前已知的唯一只与甘露糖而不与葡萄糖结合的一种具有凝集素作用的蛋白质。除红细胞外，半夏蛋白亦凝集其他细胞，对小鼠脾细胞、人肝癌细胞（QGY7703－3和7402）、艾氏腹水癌和腹水型肝癌细胞均能被半夏蛋白凝集，但不凝集大鼠附睾和猪大网膜脂肪细胞。提示，半夏蛋白的细胞凝集作用不仅具有动物种属专一性，并存在细胞类别专一性。

半夏对离体蛙心及兔心具有抑制作用，但对离体豚鼠心脏则不发生作用。犬室性心动过速及室性早搏的模型证实，半夏浸剂静脉注射有明显的抗心律失常作用。清半夏水煎液预防给药，对氯化钡诱发的大鼠心律失常有明显的拮抗作用。半夏注射液静脉注射对大鼠、犬、猫均有一过性的降压作用。半夏水煎醇沉液可增加离体心脏冠状动脉流量。半夏可阻止或延缓食饵性高脂血症的形成，对高脂血症有一定的治疗作用，其中对降低总胆固醇和低密度脂蛋白的作用较显著。半夏碱乙还能抑制二磷酸腺苷、胶原诱导的血小板聚集。静脉注射半夏碱甲对窦房率、心肌及乳头状肌收缩力均有抑制作用，其拮抗异丙肾上腺素的作用与普萘洛尔相似。

（七）凝血功能

半夏蛋白是一种植物凝集素，它与兔红细胞有专一的血凝活力，除兔红细胞外，对羊、狗、猫、豚鼠、大鼠、小鼠和鸽的红细胞亦有凝集作用。但不凝集人、猴、猪和鸡、鸭、鹅、龟、蟾蜍、鳝的红细胞。半夏蛋白是目前已知的唯一只与甘露糖而不与葡萄糖结合的一种具有凝集素作用的蛋白质。

除红细胞外，半夏蛋白亦凝集其他细胞，小鼠脾细胞、人肝癌细胞、艾氏腹水癌和腹水型肝癌细胞均能被半夏蛋白凝集，但它不凝集大鼠附攀和猪大网膜脂肪细胞，虽然它能和这两种细胞结合。提示半夏蛋白的细胞凝集作用不仅具有动物种属专一性，而且存在细胞类别专一性。

（八）其他作用

炮制品：2000g/L 清半夏水煎液 26.5μL/g 预防给药时，对氯化钡诱发的大鼠室性心律失常有明显的对抗作用（$P < 0.05$）。给小鼠腹腔注射 60g/kg 对自发活动有明显的影响（$P < 0.05$）；15g/kg 或 30g/kg 可显著增加戊巴比妥钠阈下催眠剂量的睡眠率（$P < 0.05$），并有延长戊巴比妥钠睡眠时间的趋势，但无统计学意义，在对小鼠自主活动的影响和异戊巴比妥钠对生半夏催眠作用的影响实验中，实验组与对照组之间差别均有统计学意义（$P < 0.01$）。实验研究证实，从半夏新鲜鳞茎中分离的外源性凝集素（PTA，低分子蛋白）可凝集人肝癌细胞、艾氏腹水癌和腹水型肝癌细胞；半夏多糖组分 PMN 也有活化抗肿瘤作用。

二、干姜

干姜为姜科植物姜 Zingiber officinale Rosc. 的干燥根茎。冬季采挖，除去须根及泥沙，晒干或低温干燥。趁鲜切片晒干或

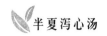

低温干燥者称为"干姜片"。干姜性热，味辛，具有温中散寒，回阳通脉，温肺化饮的功能。临床上主要用于脘腹冷痛，呕吐泻泄，肢冷脉微，寒饮喘咳。现代研究表明，干姜主要的化学成分有挥发油类、非挥发性成分，还含有少量黄酮类、糖苷类、氨基酸、多种维生素和多种微量元素。药理学研究表明，干姜具有抗氧化、解热抗炎、抗病原体、保肝利胆、抗肿瘤、抗溃疡、改善局部血液循环的作用。现对干姜的化学成分、药理作用、临床应用等方面的研究工作进行综述，以利于对干姜进一步开发利用。

（一）抗氧化作用

实验研究证实，干姜中主要起抗氧化作用的成分是姜酮、姜酚、姜脑等化合物。利用这些化合物进行清除 DPPH 自由基实验和 AAPH 诱导的微粒体抗氧化实验，实验结果发现，二苯基庚烷类化合物及姜辣素类化合物都有很好的抗氧化活性，此类化合物的脂肪链可以阻断并清除自由基，尤其对 AAPH 诱导的微粒体抗氧化活性作用明显。

王丽霞等用超临界 CO_2 流体萃取的方法从生姜中提取姜辣素，通过三种不同的自由基体系研究了姜辣素的抗氧化活性，结果表明，姜辣素对超氧阴离子自由基（O^{2-}）、羟自由基（·OH）、DPPH 自由基都有清除能力，并且随着浓度升高清除能力也增强。

（二）解热抗炎作用

现代药理研究证实，干姜中的姜酚类化合物有明显的镇痛消炎作用，民间也有用干姜水煎剂治疗炎症的例子。现代实验研究分别用内毒素、干酵母、2，4 - 二硝基酚制造三种大鼠发热模型，用 CO_2 超临界提取干姜总油灌服给药，实验结果表明，干姜油对这三种发热模型均有改善作用，0.5g/kg、1.0g/kg 抑制实验性发热的体温升高，15～30 分钟后即能使实验动物发热体温下降，解热作用能持续 4 小时以上。由此可以认为，干姜有明确的解热作用，其脂溶性成分，包括挥发油与姜辣素类是干姜解热作用的主要有效成分。干姜的镇痛抗炎成分主要是脂溶性姜酚类化合物，另外还有未知的水溶性成分。实验研究表明，干姜醇提物对醋酸所致小鼠扭体反应的疼痛及二甲苯所致小鼠耳壳肿胀的程度均有很好的改善作用。还有实验研究发现，生姜精油 0.25～0.4mL，能明显抑制组胺和醋酸导致小鼠毛细血管通透性的增加；对二甲苯所致小鼠耳郭炎症和大鼠蛋清性足跖肿胀有显著抑制作用，且能明显抑制肉芽组织增生，减轻幼年大鼠胸腺重量，并能使肾上腺重量增加，具有抑制垂体－肾上腺皮质系统的功能。

（三）对心血管系统的作用

廖晖等人在实验研究中发现，干姜擦剂治疗手足皲裂，其总有效率可达88.6%，其原因是干姜含挥发油等辛辣成分，可促进局部血液循环，起到保护创面、促进愈合作用。而且研究还发现，干姜水提物和挥发油具有预防血栓形成及抑制血小板聚集的作用。周静等人采用气管夹闭窒息法制作大鼠心脏骤停－心肺复苏后造成心衰模型，观察干姜水煎液对该模型大鼠血管紧张素（AngⅡ）、血清肿瘤坏死因子 α（TNF－α）、丙二醛（MDA）及一氧化氮（NO）的影响。结果，干姜水煎液对急性心肌缺血大鼠 AngⅡ、TNF－α、MDA、NO 均有一定调控作用。说明干姜可以改善心功能，缓解急性心肌缺血缺氧状态，

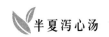

发挥"回阳通脉"功效。实验及临床研究表明，干姜有很好的改善心脑血管系统的功能，其中起主要作用的是姜酚。

沈云辉等分别用氯仿、乌头碱、哇巴因药物制备三种心律失常模型，观察干姜醋酸乙酯提取物对心律失常的拮抗作用。结果显示，干姜醋酸乙酯提取物可降低室颤发生率。观察发现，三种心律失常模型的机制各不相同，但干姜的醋酸乙酯提取物可显著抑制这三种不同类型的心律失常，说明其抗心律失常的作用可靠。

许青媛等人在研究中发现，干姜水提物在 $10g \cdot kg^{-1}$、$20g \cdot kg^{-1}$剂量条件下，均能延迟血栓的形成；挥发油组在 $0.75mL \cdot kg^{-1}$、$1.5mL \cdot kg^{-1}$剂量下，同样能够延迟血栓形成。干姜对去甲肾上腺素所致的血小板聚集具有明显抑制作用，且抑制强度呈剂量依赖关系。

许庆文等通过戊巴比妥钠造模来研究干姜提取物对兔心衰具有保护作用，研究发现，干姜提取物对兔急性心力衰竭模型形成具有保护作用。研究者进一步研究干姜提取物对兔心力衰竭时心功能的影响。结果表明，干姜提取物能改善心衰兔的心肌舒缩性能，减轻心衰症状，作用随剂量增加而增强。

（四）对消化系统的作用

蒋苏贞等实验研究显示，干姜醇提物对水浸束缚应激致胃溃疡模型、无水乙醇致胃损伤模型和幽门结扎致胃溃疡模型的胃黏膜损伤均有良好保护作用，可使实验动物溃疡指数显著降低。但对幽门结扎型大鼠胃液量、胃酸浓度、胃蛋白酶活性无抑制作用，提示其机制可能与增强胃黏膜防御能力有关。

王梦等采用胆总管插管引流胆汁方法，观察干姜醇提物对大鼠胆汁分泌的作用。结果显示，干姜醇提取物经口或十二指肠给药均能明显增加胆汁分泌量，维持时间长达 3~4 小时，口服作用更强。干姜含芳香性挥发油，对消化道有轻度刺激作用，可使肠张力、节律及蠕动增强，从而促进胃肠的消化机能。

（五）保肝利胆作用

采用原代培养的大鼠肝细胞实验发现，干姜中的姜酚类、姜烯酮类及二芳基庚烷类成分有对抗 cd4 和半乳糖胺的肝细胞毒作用。实验采用乙醚麻醉后再用乌拉坦麻醉，剖腹，用聚乙烯插管插进总胆管，每只大鼠保持 1 小时，使之稳定 30 分钟后从十二指肠给药，发现生姜的丙酮提取液在给药后 3 小时呈现显著的利胆作用，而水提液无效。6 - 姜酚在给药后 30~60 分钟可使胆汁分泌显著增加，在给药 4 小时后仍很明显，10 - 姜酚也呈现利胆作用，虽作用较弱，但仍有显著性。

（六）抗肿瘤作用

Chrubasika 等研究发现，6 - 姜酚对人脊髓细胞性白血病有抑制作用。蒲华清等人对比了 6 - 姜酚在正常模式和低氧低糖模式下对于人肝癌细胞株 HepG - 2 细胞的杀伤和化疗增敏作用。结果表明，6 - 姜酚作用于 HepG - 2 细胞后，细胞生长受到明显抑制，且抑制率随浓度的升高而升高，抑制率具有浓度依赖性。Real - time PCR 检测表明，正常培养条件下 bcl - 2、birc - 5 mRNA 表达降低，bax 表达无明显变化。低氧低糖条件下 bcl - 2、birc - 5 表达明显降低。其机制可能是 6 - 姜酚通过下调 birc - 5mRNA 的表达，降低 Survivin 蛋白抑制肿瘤细胞的凋亡的能力对 HepG - 2 细胞产生杀伤和化疗增敏作用，在低氧低糖环境中这种作用表现地更为明显。

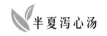

干姜提取物具有抗肿瘤启动子活性。研究发现，6－姜酚和6－非洲豆蔻醇对人脊髓细胞性白血病（HL－60）的生存和DNA 合成具有抑制作用。其细胞毒性和抑制肿瘤增殖机制与促进细胞凋亡有关。淋巴细胞增殖试验中，干姜提取物对用促细胞分裂剂刀豆球蛋白 A 诱导的增殖作用具有抑制作用。干姜提取物对机体免疫功能具有双相调节作用。研究发现，干姜提取物对细胞因子的增强作用具有时间依从性。单层细胞的白介素（IL）1、IL－3、IL－6 和粒－巨噬细胞集落刺激因子（GM－CSF）在低浓度干姜提取物的存在下显著增加，而更高的浓度却无此增强作用。

（七）抑制血小板聚集作用

研究显示，姜酚对二磷酸腺苷（ADP）、花生四烯酸（AA）、肾上腺素、胶原引起的血小板聚集有良好的抑制作用，明显抑制血小板环氧合酶活性和血栓素合成。姜酚抑制 AA 诱导的血小板聚集效果与阿司匹林类似。

（八）抗缺氧作用

干姜醚提物具有抗缺氧作用，其机制可能是通过减慢机体耗氧速度而产生。柠檬醛是其中抗缺氧主要有效成分之一。谢恬等研究干姜对心肌细胞缺氧缺糖性损伤的保护作用，结果表明，干姜能够降低细胞乳酸脱氢酶（LDH）释放减少，从而减少细胞的损伤。

（九）其他作用

干姜除了以上的药理作用外，还有抗菌作用、抗氧化、抗晕动病、止呕、改善脂质代谢、降血脂、降血糖和增强免疫等作用。

三、黄连

黄连为毛茛科植物黄连 Coptis chinensis Franch. 、三角叶黄连 Coptis deitoidea C. Y. Cheng et Hsiao 或云连 Coptis teeta Wall. 的干燥根茎。以上三种分别习称分味连、雅连、云连。三种均含有多种异喹啉类生物碱，以小檗碱含量最高，其次为黄连碱、药根碱等，尚含酸性成分阿魏酸、绿原酸等。黄连具有抗菌、增强免疫、抗溃疡、降血糖、解毒等作用，这与其有效成分密不可分。

（一）抗癌

黄连及黄连复方对裸鼠鼻咽肿瘤移植瘤有显著治疗作用，主要表现为细胞毒作用。在焙炒含有黄连的生药过程中部分小檗碱受热分解，变成小檗红碱。它对培养中的 P388 白血病、L-1210 白血病、B15 黑色素等肿瘤细胞的增殖有剂量依赖的抑制作用。另外，从黄连中提取的新物质具有抗 HIV 活性，可以用来治疗艾滋病。研究发现，盐酸小檗碱抗胃癌的作用与促进癌细胞分化有关。

陈蔚文等对盐酸小檗碱抗胃癌的药理特性及临床应用进行了研究。结果表明，其具有明显防治胃癌的功效。作用机制与抑制癌基因蛋白过度表达和诱导癌细胞凋亡有关。王婉等研究证实，小檗碱可抑制卵巢癌细胞增殖及诱导细胞凋亡，小檗碱可协同增强抗癌药物顺铂的抗肿瘤作用。小檗碱可明显诱导 SKOV3 细胞凋亡，并下调 Bcl-2、Survivin 基因及上调 Bax 基因的表达。另外，小檗碱能恢复 h MLH1 启动子的甲基化状态及增强 h MLH1 mRNA 的表达。李娜等研究证实，盐酸小檗碱

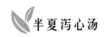

对宫颈癌 Hela 细胞体外增殖具有明显的抑制作用，并能增强 DDP 对宫颈癌 Hela 细胞的抑制作用，增加其诱导宫颈癌 Hela 细胞的凋亡。其作用机制可能与降低 NF – κBp65 的表达有关。

鲁周南等研究发现，小檗碱能够抑制非激素依赖型子宫内膜癌 HEC – 1A 细胞株的增殖、迁移，并促进 HEC – 1A 细胞凋亡，且低剂量小檗碱能将细胞阻滞在 G0/G1 期。赵小飞等研究发现，小檗碱具有抑制乳腺癌发生、促进乳腺癌细胞凋亡、抑制乳腺癌细胞增殖、转移、侵袭和血管生成的作用。郭钢等发现，盐酸小檗碱具有抑制人乳腺癌 MCF – 7 细胞增殖和迁移的作用，其作用机制可能与抑制 CYP1A1、CYP1B1 基因表达有关。孙彦珍等研究小檗碱对肺癌干细胞增殖和凋亡的影响及其可能的机制。结果发现，小檗碱可能通过调控 Hedgehog 信号通路抑制肺癌干细胞增殖，促进其凋亡。黄勤杰等通过应用 MTT、流式细胞仪和软琼脂克隆形成试验，研究小檗碱对人肝癌细胞系 SMMC – 7721 细胞株增殖和凋亡的作用。结果证实，小檗碱对人肝癌细胞株 SMMC – 7721 细胞有抑制增殖、促进凋亡和抑制细胞克隆形成能力。结果：小檗碱对人肝癌细胞系 SMMC – 7721 细胞有抑制增殖和促进凋亡作用。李晓武等研究证实，小檗碱在体外可能通过增加 ROS、提高促凋亡蛋白 Bax 并激活 caspase – 3 表达抑制肝癌 HepG2 细胞增殖并诱导细胞凋亡。王成艳对近年来小檗碱及其衍生物抗白血病方面的相关文献进行了整理和分析，发现其可以通过抑制肿瘤细胞的增殖、诱导肿瘤细胞的凋亡、影响细胞周期、促进细胞分化等方面来实现抗白血病的作用。另外，在对食管癌、膀胱癌、肾癌的研究中发现，小檗碱也有抑制肿瘤细胞的作用。

黄连作为抗癌药物还未广泛用于临床，但其有开发前景。

（二）抗菌抗病毒作用

1. 抗菌作用

黄连的抗菌谱较广，对革兰氏阳性菌、革兰氏阴性菌、真菌均有显著的抑制作用。

王春华研究证实，黄连和秦皮配伍的体外联合抗菌协同指数（SI）为 0.5，与甘草组方后的醇提物对猪链球菌 2 型的最小抑菌浓度为 7.81mg/mL，与黄柏组方后的水提物对猪链球菌 2 型的最小抑菌浓度为 0.98mg/mL。杨行堂研究证实，黄连素 25μg 量级水平即具有一定的抗幽门螺杆菌作用。黄连具有广谱抗菌作用，其中肺炎双球菌、金黄色葡萄球菌等革兰氏阳性菌，大肠杆菌、伤寒杆菌等革兰氏阴性菌，以及白色念珠菌等真菌都对其敏感。2007 年杨勇等对 4 种黄连生物碱（小檗碱，药根碱，黄连碱，巴马汀）抑菌作用的研究中发现，4 种黄连生物碱均为黄连的抗菌活性成分，抗菌谱相同，但对同种敏感菌的抑菌能力有一定的差异：小檗碱的抑菌作用稍大，黄连碱和巴马亭次之，药根碱最弱。4 种黄连生物碱对耐药金葡菌的耐药性具有消除作用。姜广水等通过黄连提取物对牙周致病菌的抑制作用的研究发现，黄连水煎液提取物对所观察的两种牙周致病菌的生长均有较强的抑制作用，表明黄连可用于牙周炎的治疗。Fan 等利用量热法研究黄连根茎中获得的五原小檗碱类生物碱对金黄色葡萄球菌生长的影响，结果表明，不同的原小檗碱类生物碱对金黄色葡萄球菌生长的抑制作用有一定差异。五中原小檗碱的抗菌活性顺序为：黄连素 > 黄连碱 > 巴马汀 > 表小檗碱 > 药根碱。机制可能是取代基在黄连核心结构的不同位置从而具有不同的抗菌活性。

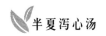

2. 抗病毒作用

黄连对很多病毒均有抑制作用，如柯萨奇病毒、流感病毒、风疹病毒、单纯疱疹病毒等。1998 年马伏英用柯萨奇病毒（cB_3V）感染 BALB/C 小鼠，建立 cB_3V 心肌炎动物模型，分别用黄连、黄芩、栀子及复方制剂对感染小鼠进行治疗，结果表明 4 种药物均有抗病毒性心肌炎作用。

此外，国外研究人员研究证实，黄连素是具有抗 HIV 活性的有效成分，可用于治疗艾滋病。

（三）抗炎解热

黄连可通过抑制中枢发热介质的生成或释放产生解热作用，如解热黄连注射液对实验性发热有明显的解热作用，并能降低脑脊液中 cAMP 含量。翟华强等研究表明，黄连外用具有明显的抗炎作用。小檗碱对急、慢性炎症均有抑制作用。小檗碱能抑制某些活性物质引起的小鼠毛细血管通透性增加。

有人以鸡胚法对 1000 余种植物和 105 种生物进行筛选研究，结果发现，含小檗碱的植物可明显抑制肉芽生成，尤以黄连、黄柏为强。小檗碱解热效果类似于阿司匹林，对醋酸导致的小鼠扭体反应有抑制作用。

（四）对心脑血管疾病的作用

抗心律失常作用　黄连的主要成分是小檗碱。小檗碱具有抗心律失常作用，可防治因氯化钙、乌头碱，以及冠状动脉结扎所诱发的动物心室性心律失常，对室早、房早、阵发性房颤也有治疗作用，且与其他抗心律失常药有协同作用。但小檗碱不宜静脉注射。

改善心力衰竭作用　张恩浩在动物试验研究中证实，黄连

素具有抗慢性心力衰竭的作用，主要作用机制与其降低心衰大鼠的血清 BNP、TNF－α 水平和抑制 iNOS 基因的表达有关。苏光研究证实，小剂量黄连素治疗慢性心力衰竭患者是安全有效的。黄连改善心力衰竭，主要是由于黄连素具有改善内皮细胞功能，能使心肌细胞内 cAMP 浓度上升，增大心肌细胞内钙离子的浓度，从而增强心肌收缩力，增加心脏射血量，发挥其正性肌力作用，起到改善心力衰竭的效果。

保护心肌缺血的作用 付晓春的研究发现，黄连解毒汤对大鼠心肌缺血再灌注有保护作用。作用机制可能与抑制 NIK、IKKβ 水平的表达，减少 IkBa 蛋白的磷酸化降解，从而抑制 NF－xB 的过度活化有关。李金华研究证实，加味黄连解毒汤治疗组大鼠的密闭缺氧存活时间明显长于空白对照组，且对心肌缺血有显著的保护作用（$P < 0.05$）。

（五）改善血糖血压的作用

降血糖作用 随着黄连药理研究的不断深入，从天然植物中提取的黄连素的降糖作用研究越发受到重视。欧阳学研究证实，黄连解毒汤对高脂高糖模型小鼠的总胆固醇和甘油三酯有一定的降低作用，其拆方组合也具有不同程度的降脂降糖作用；林宇星研究证实，黄连水提物对糖尿病小鼠的血糖和血脂有较好的调节作用。

降血压作用 黄连素能阻断血管平滑肌受体，扩张血管，对高血压有一定的治疗作用。陈伯年研究证实，黄连碱能使 L－NAME 诱导高血压大鼠血管平滑肌对细胞内钙离子释放引起的收缩反应显著增强，并使外钙离子内流引起的血管收缩能力得到降低；王俅俅在随机对照试验中发现，将 H 型高血压患者分为

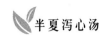半夏泻心汤

黄连温胆汤治疗组与 Enalapril 对照组进行比较，结果显示，黄连温胆汤不仅具有降压作用，而且具有降同型半胱氨酸及调脂作用。

李芮等研究了小檗碱对糖基化终末产物（AGE）和高糖诱导下足细胞损伤及其骨架蛋白的影响及机制。研究表明，在持续的高糖和 AGE 作用下，能引起足细胞骨架蛋白 F-actin、G-actin 重构及分布异常，并诱导足细胞凋亡，小檗碱可改善高糖和 AGE 引起的足细胞骨架蛋白损伤，并抑制足细胞的凋亡。

孙焕等研究小檗碱对高脂高糖诱导后 NIT-1 胰岛 β 细胞凋亡的改善情况，探讨小檗碱抗凋亡的分子机制。结果表明，小檗碱能抑制高糖高脂诱导 NIT-1 细胞的凋亡，机理可能与其激活 bcl-2 和抑制 bax 和 caspase-3 的表达有关。

（六）抗炎抗氧化

小檗碱除了具有抗菌、消炎、调节血糖、降血脂等多种药理特性外，近年来其对中枢神经保护作用也成为研究的热点。马洪歌等研究发现，小檗碱具有抗氧化和神经保护作用，有利于神经细胞生存、发展及正常功能维持，可保护异常放电的脑细胞。

四、黄芩

黄芩又称之为"土金茶根""山茶根"，药效主要集中于根部，有清热、解毒、泻火、凉血、安胎等多种功效，在多种中药方剂及中成药中应用非常广泛的。随着临床研究的不断深入，有关黄芩药理作用的挖掘也逐渐增多。有研究表明，黄芩除了具有抗菌、抗病毒、抗癌及镇痛解热之效之外，还有对机体的

肝脏、免疫系统及神经系统的保护作用。

（一）抗菌及抗病毒作用

黄芩有广谱抗菌效果，其发挥抗菌作用的成分有黄芩素、汉黄芩苷及苄基青霉素，且对机体皮肤、指甲位置的真菌滋生有抑制作用，尤其是当其包含的黄芩苷与细胞毒浓度相比更低时，可对 T 细胞、艾滋病病毒及 Env 蛋白有抑制作用，能对 HIV－1 的复制发挥阻断作用。因此有望在艾滋病患者的抗病毒治疗中发挥重要的作用。

现代药理学研究表明，黄芩的有效成分均具有光谱抗菌和抗病毒作用。有研究者用黄芩进行体外抗菌试验研究，结果证实，黄芩对金黄色葡萄球菌、大肠埃希菌、铜绿假单胞菌等多种病菌均有较强的抑制作用，且黄芩中的有效成分黄芩素对 HIV 具有较强的抑制作用。

有学者应用黄芩提取物对二甲苯诱发炎症导致耳郭肿胀，以及角叉莱胶诱导导致足部肿胀的小鼠进行灌胃处理试验，结果证实，黄芩提取物能够显著地缓解小鼠的耳郭肿胀和足部肿胀。结果表明，黄芩具有良好的抗炎作用，且该作用会随着黄芩提取物浓度的增大而增强。研究认为，黄芩提取物具有抗炎作用的原因，主要是通过抑制脂质过氧化物的形成及影响炎症介质的释放而发挥抗炎作用。

黄芩具有抗菌、抗病毒、体外抑菌作用。张广平研究发现，浓度为 32.25mg/L 的黄芩苷对卟啉单胞菌的生物膜有明显的抑制和破坏作用。此菌存在于牙龈，且这种抑制和破坏作用与黄芩苷的剂量呈正比。近年研究发现，黄芩提取物在体内外对金黄色葡萄球菌抑制作用、在体内的抗感染保护作用中，黄芩水

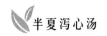

提取物的保护作用优于黄芩醇提取物。在体外黄芩醇提取物对金黄色葡萄球菌的抑菌效果优于黄芩水提取物对金黄色葡萄球菌的抑菌效果。Peng 等发现，黄芩素作为一种 SOS 抑制因子，能显著降低金黄色葡萄球菌对利福平的抗突变率，这种金黄色葡萄球菌是由环丙沙星诱发的。现代实验研究发现，黄芩对被多种流感病毒感染的肺炎动物模型确有效果，其作用机制有直接抗病毒和调节免疫炎症反应两方面。且黄芩提取物可以抑制登革热病毒复制。

（二）自由基清除作用

黄芩包含的黄芩素、黄芩苷等活性成分，对羟自由基、烷自由基能进行有效清除，能破坏具有氧化作用的生物大分子，通过对线粒体脂质过氧化、卵磷脂质体代谢进行抑制，使膜脂的流动性下降。另外，黄芩还能减少或避免氢过氧化物酶、超氧化物阴离子对机体纤维细胞造成的损伤，对缺血再灌注有保护作用。

有学者通过对黄芩不同溶剂提取物的抗氧化活性进行对比研究，发现乙醇提取物对 1，1 - 二苯基 - 2 - 苦苯肼自由基的清除能力很强，而且乙醇提取物中的黄酮含量也较其他溶剂提取的含量高。结果表明，黄芩中的黄酮类化合物具有显著的清除自由基、抗氧化作用。

（三）抗癌作用

黄芩茎、叶内包含的黄酮及黄芩苷等成分，能有效抑制癌细胞的活性，且黄芩素还有助于预防及治疗黄曲霉素、沙门菌因亚硝胺导致的突变问题，使黄曲霉素导致的染色体畸变率下降，提高白介素、肿瘤坏死因子等的抗肿瘤效果。

　　现代药理研究表明，黄芩对于肺癌、宫颈癌、乳腺癌、肝癌等多种肿瘤具有一定的抑制作用。有学者将 10 种来源于食物、蔬菜中的黄酮类化合物应用于人体的胃、宫颈、皮肤、骨骼、膀胱等不同器官的肿瘤观察发现，黄芩中的黄芩素对于这些部位的肿瘤具有抑制其细胞增殖的作用。

　　单味黄芩、白术、黄芪组成复方后，有很强的抗肿瘤作用。野黄芩苷和黄芩茎叶总黄酮可抑制肿瘤细胞活性，前者为后者的主要单体成分，后者为黄芩茎叶的有效成分，因而黄芩有极强抗肿瘤效果。

　　王婷等研究黄芩苷和黄芩素联合应用对乳腺癌细胞凋亡的影响，证实黄芩苷和黄芩素都能诱导乳腺癌细胞的凋亡，并且二者联合作用效果更加明显。作用机制与促进 caspase - 3、caspase - 9、Bax、p53 和抑制 Bcl2 等的表达相关。韦小白等研究黄芩苷对人肺腺癌 LTEP - A2 细胞株的体外抑制作用，发现黄芩苷能通过下调基质金属蛋白酶（matrixmetalloproteinase，MMP）2、9 表达，降低肺癌增殖、迁移和侵袭的能力。Huang等通过研究黄芩苷的抗肿瘤机制，发现黄芩苷通过下调 P13K/Akt 信号通路，能抑制人骨髓瘤细胞的生长，诱发细胞凋亡。董明等研究发现黄芩苷可能通过下调 Cyclin D1 的表达和上调 caspase - 3 的表达，抑制瘤体增殖，并促进其凋亡。

（四）镇痛、解热作用

　　黄芩中的黄芩血清及黄芩苷能对患者细胞内的 DNA 合成进行抑制，进而防止出现内生致热源，发挥解热效果。另外，黄芩煎剂、浸剂等通过强化机体大脑皮层抑制作用，发挥镇痛之效。

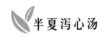

有学者对小鼠用黄芩水提取液灌胃，并用热板刺激法、注射醋酸溶液法造成的化学刺激观察小鼠疼痛反应的影响试验，发现黄芩水提取液能够显著延长小鼠的热刺激反应的潜伏期，即黄芩水提取液能够提高小鼠的痛阈值。这说明黄芩具有非常良好的清热镇痛作用。研究人员进一步研究发现，黄芩之所以能够发挥清热镇痛的作用，主要是由于黄芩能够显著降低 TNF-α、IL-1β 等制热性细胞因子的水平。

（五）提高机体免疫功能

黄芩中的黄芩苷能够对 PMA 介导的 T 细胞增殖及活化效果进行有效的抑制，或抑制克隆激活剂，并有助于配合机体内的 T 淋巴细胞、B 淋巴细胞提高机体的免疫功能。

（六）保肝作用

BCG、LPS 可致机体的肝脏等器官受损，且能提高机体中的 ALT、AST 水平。而黄芩包含的黄芩苷有助于将还原型谷胱甘肽的活性提高，进而有效地缓解肝细胞的受损程度，获得保肝降酶之效。

黄芩苷对急性肝损伤的小鼠有保护作用。钙离子载体 A23187 能诱导巨噬细胞的前列腺素 E2 合成。有研究表明，黄芩苷能够抑制这一过程，进而降低花生四烯酸等的代谢，使炎症介质生成减少，且黄芩苷还能抑制肥大细胞中组胺的释放，使肥大细胞膜处于稳定状态，抑制炎症介质的释放，达到对肝脏的保护作用。康辉等通过研究黄芩提取物、黄芩苷的体外抗氧化和对 CCl4 诱导小鼠肝损伤的保护作用，证实其具有显著的体外抗氧化和保肝作用，且其抗氧化作用是保肝作用机制之一。

（七）抗过敏作用

现代药理学研究表明，黄芩中的黄芩素具有良好的抗过敏作用。有研究发现，黄芩素对 I、II、IV 型变态反应都有非常好的治疗效果。另有学者研究发现，黄芩素滴丸对于 IV 型变态反应具有显著的治疗效果。

高光武等以角叉菜胶致足肿胀大鼠为模型组，观察黄芩提取物对炎症组织中前列腺素 E2、丙二醛及一氧化氮含量的影响。结果发现，黄芩提取物对角叉菜胶所致的大鼠足肿胀有显著的抑制作用，且这种抑制作用呈剂量依赖性。于丰彦等通过 Q - PCR 检测发现，在体外用不同浓度的黄芩苷干预，活动期溃疡性结肠炎患者外周血高表达的 IL4R、IL6R、IL23R、RORC 基因都有不同程度的降低。Hu 等研究发现，黄芩苷通过抑制 T 淋巴细胞凋亡和血清浓度介导对盲肠结扎和穿刺引起的败血症有保护作用。许琳等通过研究汉黄芩素对人 NK 细胞杀伤胃癌 MKN45 细胞的影响及其机制发现，汉黄芩素可能通过上调 NK 细胞、GraB、PFP（Pore forming protein）、IFN - γ（Interferon - γ）及 CD107a 的表达，增加 NK 细胞对胃癌细胞的杀伤活性。

（八）保护中枢神经系统作用

黄芩素对神经有保护作用，治疗阿尔茨海默病和帕金森病有显著疗效。de Carvalho RS 等研究发现黄芩素通过依赖 γ - 氨基丁酸能的非苯二氮位点起到抗焦虑和镇静的作用，此作用不依赖 5 - 羟色胺系统。经 γ - 射线全脑照射可致 C57BL/6 小鼠学习和记忆能力下降，但给小鼠连续 1 周腹腔注射黄芩素 10mg/kg 可以改善这一现象，使海马神经元免受损伤。

刘南等通过研究黄芩对鱼藤酮所致帕金森病模型大鼠的保

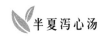

护作用，发现黄芩可以通过提高帕金森病大鼠脑内硫氧还蛋白的表达来保护鱼藤酮所致帕金森病模型大鼠。研究还发现，黄芩苷元、黄芩黄酮能强烈抑制聚合神经元淀粉样蛋白质，并诱发解散淀粉样蛋白沉积。

（九）其他作用

黄芩不仅能够发挥以上药理效果，同时在中药复方内也能够发挥良好的作用，例如中药方剂小柴胡汤药液能够抑制神经胶原细胞活性，使细胞中花生四烯酸及 Ca^{2+} 水平下降，有效降低前列腺素 E_2 水平，缓解患者疼痛。

黄芩苷能有效保护缺糖缺氧受损心肌细胞，对 AR 活性有明显抑制作用。糖尿病患者用黄芩后周围神经的传导速度得到明显改善。因此，黄芩可能成为糖尿病辅助治疗药物。黄芩还有防辐射、保肝作用，对于凝血酶所致血小板凝聚也有一定抑制性。

五、人参

人参为五加科植物人参 *Panax ginseng* C. A. Mey 的干燥根，可补五脏、安精神、回阳救逆。人参的主要生理活性成分是人参皂苷，此外还含有糖类、脂溶性成分、氨基酸、维生素、蛋白质、多肽、有机酸及微量元素等多种化学成分。现代研究表明，人参有提升免疫力、抗肿瘤、改善心血管、抗氧化、抗衰老、抗老年痴呆、降血糖、美白等多个作用。

（一）人参皂苷

1. 抗肿瘤作用

人参皂苷 Rg3、Rg1、Rb1、Rh1~2 等均有显著的抗肿瘤活性，它们在促进肿瘤细胞凋亡、抑制肿瘤生长、抑制肿瘤血管生成及调节免疫功能等多方面发挥作用。聂世鸿等研究结果表明，Rg3 对小鼠大肠癌具有很好的抗肿瘤作用，且具剂量依赖性。崔艳茹等建立肺癌小鼠模型，通过实验证实，Rh2 对肿瘤有明显抑制作用。

人参和西洋参中提取的人参皂苷类对于人直肠癌细胞 HCT－116、SW－480，以及 HT－29 的增殖均有很强的抑制作用。其中，单体皂苷 Rg3 具有很强的抑制肿瘤细胞增殖作用，可以将肿瘤细胞阻滞在 G1 期，且可诱导肿瘤细胞的凋亡；人参皂苷 Rh2 对于人直肠癌细胞 HCT－116 和 SW－480 比 Rg3 有更强的活性；另外，人参皂苷 25OH－PPD 和 25－OCH3－PPD 也被证实可以通过阻滞肿瘤细胞分裂周期和诱导细胞凋亡抑制胰腺癌细胞的生长。

2. 对神经系统作用

人参皂苷对中枢神经系统的调节作用主要表现在平衡兴奋神经的促进与抑制作用，可提高人体记忆力，抗老年痴呆，减轻人体疲劳。郑友生等从大鼠脑组织中分离出神经细胞进行培养，并加入人参皂苷 Rg1，发现人参皂苷 Rg1 可以促进其增殖；缺血性中风大鼠经 Rg1 处理后，神经系统功能明显恢复。陈娜娜等研究发现，Rb1 对神经干细胞分化有明显的促进作用，可用于神经治疗。另有研究表明，人参皂苷 Rg2 能够影响细胞凋亡相关的蛋白质表达，以此改善学习和记忆能力。

人参皂苷 Rb1 和 Rg1 具有选择性的神经营养和神经保护活性。Rg1 及其代谢产物人参皂苷 Rh1 有增强记忆受损模型小鼠的记忆功能。此外，人参皂苷 Rg2 可以通过调控与细胞凋亡相关的蛋白表达来提升缺血再灌注损伤模型小鼠的神经系统的性

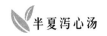

能和记忆能力。

3. 对心血管作用

人参皂苷具有调控心律失常、抑制血管细胞凋亡、改善心肌缺血和舒张血管等作用。范长青等研究人参皂苷 Rg2 抑制内皮细胞凋亡作用，结果发现，Rg2 处理后，细胞凋亡率明显减少。魏英等研究人参总皂苷对急性心肌梗死大鼠心功能等多方面的影响，结果显示，经皂苷处理后模型大鼠心肌梗死区域减小，纤维化程度减轻，心肌结构明显改善。证明人参总皂苷可以有效改善心肌梗死后心功能及血流动力学指标，并减缓心室重构及心肌纤维化。

药理研究表明，人参皂苷 Rb3 在体外和体内环境下都可以明显抑制二磷酸腺苷诱导的血小板聚。多次体内试验发现，人参中 Rb 皂苷可以对心肌缺血和再灌注引起的心肌损伤起到保护作用；人参皂苷 Rg1 可以明显减少再灌注后的脑梗死面积和脑水肿程度，减轻线粒体损伤，提高包括超氧化物歧化酶（SOD）、谷胱甘肽过氧化物酶在内的多种酶的活性，降低丙二醛（MDA）含量，对脑缺血再灌注损伤有明显的保护作用。此外，人参皂苷 Rd 可以减少胆固醇的积累，阻止动脉粥样硬化。

4. 免疫调节作用

人参皂苷可作用于机体的免疫器官、免疫细胞和免疫分子，提高机体非特异性免疫和特异性免疫功能。杨逸等以免疫性肝损伤小鼠为模型，研究 Rg1 的免疫调节作用。结果显示，经 Rg1 处理后，小鼠血清中 AST、ALT 含量明显下降，肝损伤程度明显减轻。张才军等研究发现，人参皂苷 Rh1 在增加小鼠的脾及胸腺指数、促进 T 淋巴细胞增殖、增强吞噬功能等方面发挥免疫调节作用。

5. 对内分泌的作用

人参不具有性激素样作用，但却可以促进垂体分泌促性腺激素，加速大鼠的性成熟过程，或者延长性成熟的雌性大鼠的动情期，但卵巢摘除后该作用便立即消失。另外，人参皂苷能够产生显著的抗应激作用，可抑制小鼠肾上腺、脾、胸腺、甲状腺等器官在应激反应中质量的变化。

6. 抗病毒及辅助免疫

人参皂苷 Re 可以提高 H_3N_2 型流感病毒模型小鼠血清中 IgG 等免疫球蛋白和淋巴细胞的免疫活性，提高疫苗对病毒的免疫作用。人参皂苷 Rg1 能增加正常小鼠脾脏、胸腺的质量，增强巨噬细胞的吞噬功能，同时能提高正常大鼠血清中 IL-2 及补体 C3、C4 的水平。刘靖华研究人参皂苷对创伤失血性休克大鼠免疫功能的调节作用，结果发现，人参皂苷对大鼠创伤失血性休克免疫功能抑制有一定的改善作用。人参皂苷 Rg1 及其代谢产物调节机体免疫功能的作用可能与其在体内直接激活 T 细胞增殖、抑制活化状态的 T 细胞，并提高巨噬细胞吞噬及释放 NO 的能力等有关，其中人参皂苷 Rg1 对 T 细胞的作用更强。人参皂苷 Rg3 能增强正常小鼠体液免疫功能，部分增强非特异性免疫功能，对细胞免疫无明显影响。另外，人参皂苷 Rg3 还能显著促进淋巴细胞的增殖，提高 NK 细胞和 T 淋巴细胞亚群的活性水平。

7. 抗衰老

人参皂苷 Rg1 可通过改变细胞周期调控因子的表达而发挥其抗 t-BHP 诱导的 WI-38 细胞衰老作用；通过激活端粒酶活

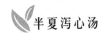
性和减少端粒长度发挥其抗三丁基过氧化氢诱导的 WI-38 细胞衰老作用。有研究发现，人参皂苷有显著的抗小鼠皮肤衰老作用，可明显提高皮肤抗氧化酶活力和增强成纤维细胞活性。人参水煎剂对衰老小鼠脑组织的基因表达谱具有显著影响，其中 Nckapl 基因和 Atp5al 基因可能是人参抗衰老作用的靶基因。人参总苷可提高小鼠抗氧化物酶活性，增加免疫器官质量，有较好的抗衰老作用。

8. 其他作用

Rg1 可抑制脑组织细胞进入衰老程序，进而延缓衰老。Ro 有抗炎、抗氧化、解毒的作用。大剂量 Rb1 可以抑制 B16 黑色素细胞的增殖，达到美白的作用。Re 可作为"类胰岛素"，起到降血糖的作用。Rh2 可以通过增加 β-内啡肽分泌，达到降血糖的作用。

（二）人参多糖

1. 免疫调节作用

人参多糖主要通过促进增重免疫器官、刺激免疫细胞成熟、分化、提升免疫活性，来增强特异性免疫和非特异性免疫。佟彤等观察人参多糖对炎症性及免疫抑制性小鼠的免疫调节作用，发现人参多糖处理组，细胞 CD4+/CD8+T 比值升高，而细胞 CD69+/CD3+T 比值降低，细胞因子 IL-4、17 表达水平降低。表明人参多糖在炎症和免疫抑制情况下能增强免疫活性。倪维华研究人参多糖的免疫活性，结果发现其能够激活巨噬细胞、T 淋巴细胞、B 淋巴细胞、促进细胞因子分泌及活化补体等，从而使机体的整体免疫力得到提高。

2. 抗肿瘤作用

任明等通过将人宫颈癌 Hela 细胞株和小鼠前列腺癌 RM－1 细胞株，以人参多糖处理后，进行细胞毒性 T 细胞实验，研究人参多糖对癌细胞的杀伤力。结果表明，人参多糖可激活 T 细胞，抑制癌细胞的生长。韩翰通过不同的肿瘤细胞株进行体内外实验，研究人参多糖的抗肿瘤活性，结果显示，中性糖可通过调节机体免疫系统而抗肿瘤；而人参果胶除可提高机体免疫活性外，还能明显抑制肿瘤细胞生长以抗肿瘤。

3. 降低血糖血脂作用

Triton WR1339 诱导的高血脂模型小鼠口服从红参中提取的酸性多糖，发现，体内的甘油三酯与非酯化脂肪酸含量明显降低，说明人参多糖能够通过改变与糖和蛋白质分子代谢途径有关酶的活性，控制血糖和血脂浓度。

4. 减少肝损伤

人参多糖能够抑制由 CCl4 所引起的血清谷丙转氨酶、谷草转氨酶的升高，以及肝组织坏死。主要原因在于人参多糖中的成分能够诱导抗氧化酶水平的升高。

5. 抗疲劳

在小鼠强制游泳试验中，通过对小鼠血液中各种相关酶、葡萄糖、丙二醛等的含量测定发现，人参多糖具有疲劳抑制活性。此外，人参多糖还有消除疲劳，减少小鼠之间的争斗作用，可能有舒缓情绪的效果。

6. 对人体应激性作用

人参多糖具有对绒毛膜促性腺激素诱导黄体细胞孕酮分泌进行抑制的效果，可以使绒毛膜促性腺激素诱导颗粒细胞孕酮

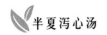

分泌得到促进，并会对黄体细胞及颗粒细胞 cAMP 生成产生协同作用。人参多糖会导致卵母细胞的生长抑制率明显降低，表现出区间剂量依赖关系。人参多糖可促进低温应激大鼠生殖器官发育，使动情期缩短，怀孕率升高，提高黄体生成素与绒毛膜促性腺激素分泌水平。还能促进卵母细胞成熟，能使低温应激大鼠卵巢颗粒细胞蛋白合成增加，但对带卵丘的卵母细胞无作用。

7. 其他

人参多糖除以上作用外，在降血糖、抗氧化、抗疲劳等方面也有较为肯定的药理学作用。人参多糖能调节糖脂代谢，保护胰岛细胞，起到降血糖的作用；人参多糖的抗氧化活性以酸性多糖作用明显；人参多糖能够促进软骨细胞 GAG 的合成，从而起到抗骨关节炎的作用。

（三）人参挥发油

1. 抑菌

挥发油具有抑菌的药理作用，其机制可能是中药挥发油中多种成分可以协同破坏菌体细胞壁和细胞膜通透性、影响细菌物质和能量代谢及细菌蛋白质和核酸合成等。孟晓伟等研究显示，东北刺人参挥发油具有较好的抗真菌活性，其中水溶性成分抗真菌活性更强。

2. 改善心肌缺血损伤

人参挥发油对心肌缺血具有一定的预防及改善作用。张玉等通过研究复方人参挥发油气雾剂的抗心肌缺血作用发现，此气雾剂可以明显改善缺血性心肌损伤，抑制血小板凝集，降低血液黏度，防止血栓的形成。

（四）其他成分

人参中还含有微量元素、氨基酸、蛋白多肽、维生素等多种类型的化合物。目前已发现的微量元素有 Na、Mg、Al、Ca、Sc、V、Mn、P、S、Cl、K、Cu、Zn、Ge、As、Fe 等。多数微量元素作为酶系统的组分或参与生长素和酚类化合物等的代谢，与机体的生长发育、能量代谢及免疫功能等相关。人参中含有一些特殊的氨基酸，包括可用于降压的 γ 氨基丁酸、止血作用的三七氨酸及可延缓衰老的精氨酸果糖苷和精氨酸双糖苷等。现已从人参中分离出 10 余种多肽类化合物，人参多肽 GS9 能够抑制肿瘤细胞与活化血小板间黏附作用，进而抑制肿瘤。

六、甘草

甘草（Glycyrrhizae Radixet Rhizoma）是豆科植物甘草 Glycyrrhiza uralensis Fisch.、胀果甘草 G. Inflata Bat. 或光果甘草 G. glabra L. 的干燥根及根茎，又名甜草，是我国医药管理部门作为药用而收载和管理的四大药材之一，有"中药之王"之称。甘草多生长于黄土丘陵，干旱、半干旱草原荒漠及沙漠的边缘地带。甘草在临床的应用已有两千多年的历史，被《神农本草经》列为上品。《名医别录》中记有"生河西谷积沙山"，汉后历朝将优质者列为贡品，主要用于治疗脉管系统、消化系统、呼吸系统、免疫系统等方面的疾病

（一）甘草次酸

1. 抗炎作用

Ohtsuki 等认为甘草次酸（GA）的抗炎作用是选择性地抑制与花生四烯酸发生级联反应的代谢酶——磷脂酶 A2 和脂加

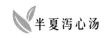

氧酶的活性，使前列腺素、白三烯等炎性介质无法产生，进而抑制前列腺素的合成与释放，发挥抗炎作用。Matsui 等用人胎儿肺成纤维细胞系人胚肺成纤维细胞，以肿瘤坏死因子 α 和白细胞介素 4 刺激构建肺炎体外模型，结果发现 18α、β - GA 可以抑制嗜酸粒细胞趋化因子 1 的生成。动物注射醋酸模拟炎症引起的腹腔毛细血管通透性增加，当给予不同结构的 11 - 脱氧 GA 衍生物后，血管通透性明显降低，使染料渗出减少。研究还发现，GA 对异硫氰酸 - 1 - 萘酯诱导的急性肝内胆汁淤积型肝炎有显著保护作用。研究发析，甘草次酸发挥抗炎作用的机制可能是由于甘草次酸与氢化可的松的结构相似，在肝内代谢中产生了竞争性的抑制作用，增加了皮质激素的活性。

2. 肾上腺皮质激素样作用

张明发等研究表明，甘草酸和甘草次酸是甾体激素代谢失活酶抑制剂，可提高内源性和外源性皮质激素的活性，甘草酸和甘草次酸又可作为配体，与皮质激素受体结合呈现出糖皮质激素、盐皮质激素样作用。

3. 对心肌缺血的影响

王蕊等报道 18β 甘草次酸可抑制 KCl 对脑血管的收缩作用，提示细胞间缝隙连接参与脑血管收缩活动。张雯等研究发现，18β - 甘草次酸可抑制 KCl 对大鼠 RIA 的收缩作用，其机制可能涉及 18β - GA 对缝隙连接的抑制。

4. 抗癌、抗肿瘤作用

高振北等报道，甘草次酸可以通过诱导肿瘤细胞凋亡、阻遏细胞周期、抑制肿瘤细胞侵袭、诱导肿瘤细胞分化、抑制肿瘤多药耐药等途径发挥抗癌作用。徐淑梅等研究发现，甘草次酸可以抑制 U266 细胞增殖并诱导其凋亡，其作用呈时间和浓度依赖性，其机理可能与阻滞细胞周期于 G0/G1 时期和抑制 survivin 基因的表达有关。

（二）甘草黄酮

1. 抗肿瘤作用

赵世元等研究建立 S180 小鼠肉瘤，观察甘草总黄酮对 S180 小鼠肉瘤抑瘤率和对其胸腺和脾脏重量的影响，建立 H22 肝癌腹水瘤模型观察其对 H22 肝癌腹水瘤生命延长率的影响。结果发现，甘草总黄酮能抑制小鼠体内的肿瘤，明显增加 H22 腹水瘤小鼠的生命延长率，并能提高肉瘤小鼠的胸腺指数，降低 S180 小鼠肉瘤的脾指数。

2. 抗自由基作用

有实验选用线栓法建立大鼠大脑动脉（MCA）缺血再灌注模型，并用 3 种剂量（10mg/kg、50mg/kg、100mg/kg）的甘草总黄酮灌服后，测定缺血 2 小时再灌注 24 小时血清和脑组织中丙二醛（MDA）、超氧化物歧化酶（SOD）、一氧化氮、一氧化氮合酶的活性。结果表明，中高剂量 GF 能促进大鼠 MCA 缺血再灌注 24 小时后神经功能恢复，GF 能明显降低血清、脑组织中 MDA 和一氧化氮含量，增强体内 SOD 的活性，说明 GF 对缺血再灌注脑损害有明显的保护作用，其机制可能是通过有效地抗自由基来实现的。

3. 抗衰老作用

叶怀义等通过给小鼠注射 100% 大黄煎液，每只 0.8mL，8 天，创建小鼠衰老模型。实验组给 2.4mg/kg 的甘草黄酮，对照组给生理盐水 10 天。实验组小鼠血清中 SOD 酶活力升高，而

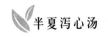

MDA量下降，小鼠抗应激能力增强，小鼠体重增长也快于对照组。表明甘草黄酮具有抗衰老作用。

4. 保肝作用

肝脏是人体主要的代谢和防御器官，由于肝脏经常受到生活环境、药品和酒精等各种化学因素的损伤，近年来预防治疗肝损伤成为研究热点。甘草中的活性成分异甘草素是甘草黄酮类成分之一，章道华等研究异甘草素对大鼠化学急性肝损伤的保护作用，实验以四氯化碳造模急性肝损伤，结果证实，异甘草素能够极显著性降低大鼠血清中 ALT 和 AST 活性，提高 SOD 和 GSH – Px 水平，说明异甘草素可以减缓脂质过氧化反应。实验结果表明，异甘草素对大鼠化学性肝损伤具有显著的保护作用。甘草还可通过与其他药材配伍使用来提高保肝活性。有学者选用复方甘草酸苷，其主要包括甘草酸苷、盐酸半胱氨酸和甘氨酸成分，观察其对免疫性肝损伤小鼠模型血清中 ALT 和 AST 的影响。结果发现，由刀豆蛋白引起的免疫性肝损伤小鼠血清中 ALT 和 AST 含量增加明显，且不同剂量的复方甘草酸苷能够显著性降低 ALT 和 AST 含量增高的趋势。

（三）甘草多糖

1. 抑菌作用

甘草多糖对细菌有较强抑制作用，对枯草芽孢杆菌、大肠杆菌和酿酒酵母 MIC 值分别为：枯草芽孢杆菌 $6.25\mu g/mL$、大肠杆菌 $12.5\mu g/mL$、酿酒酵母 $12.5\mu g/mL$。甘草多糖对霉菌的抑制作用不显著，对青霉菌无抑制作用。

2. 调节机体免疫作用

GP 在体内外可以提高自然杀伤细胞的活性和抗体依赖细胞

介导的细胞毒效应，具有激活小鼠淋巴细胞增殖的作用，选择性增强辅助性 T 淋巴细胞的增殖力与活性，调节多种细胞因子的生成与分泌。

3. 抗病毒作用

甘草多糖作为抗病毒制剂，可抑制艾滋病病毒合胞体的形成，降低腺病毒和柯萨奇病毒的吸附，减弱其进入细胞的功能，从而达到保护细胞作用。

4. 防治骨关节炎作用

李小军等研究发现，GP 可促进正常软骨细胞释放硫酸化糖胺聚糖，对抗 H_2O_2 造成的氧化损伤，具有显著的促软骨细胞增殖作用，推测 GP 具有防治骨关节炎作用。

5. 抗肿瘤作用

胡菩等采用提取甘草黄酮后的残渣提取甘草多糖，用提取物做抗肿瘤和免疫试验，研究结果发现，甘草多糖能提高小鼠血清溶血素及抗体生成细胞产生，增强吞噬细胞的吞噬功能，抑制 S180 肿瘤细胞的生长。聂小华等研究比较了甘草多糖、甘草黄酮、甘草酸三种有效成分对胃腺癌细胞 SGC - 7901 和脾脏淋巴细胞的增殖作用。结果发现，甘草中三种有效成分随着浓度的增加，其对胃腺癌细胞 SGC - 7901 的抑制作用增强，量效关系较好，当三种有效成分均在 1mg/mL 时，其对胃腺癌细胞 SGC - 7901 抑制率分别为 6. 16% 、83. 41% 和 44. 56% ，同时还发现甘草多糖对 ConA 诱导的淋巴细胞增殖有较好的促进作用，而甘草酸和甘草黄酮对 ConA 诱导的淋巴细胞具有一定的抑制作用。

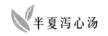

（四）甘草酸

1. 抗纤维化作用

田静等分别以 18α－甘草酸及 γ－干扰素治疗以二甲基亚硝基胺造膜的大鼠纤维化模型。结果发现 18α－甘草酸预治疗组和治疗组纤维化程度与 γ－干扰素相近，且明显小于染毒对照组，肝羟脯氨酸（HYP）、血清透明质酸（HA）较染毒组明显降低。有学者研究发现，甘草酸对成纤细胞 I、III 型前胶原 mRNA 表达有抑制作用，提示甘草酸可能通过抑制其 mRNA 表达使 I、III 型前胶原的合成减少，起到抗纤维化的作用。

2. 免疫调节作用

分别给无胸腺的小鼠和有胸腺的小鼠静脉注射等剂量的甘草酸，结果发现有胸腺的小鼠免疫力增强情况远强于无胸腺的小鼠，表明甘草酸的免疫增加作用是依赖于 T 细胞的功能增加干扰素 γ 实现的。

（五）甘草查尔酮 A

1. 抗炎作用

崔永明等通过二甲苯所致的小鼠耳肿胀和角叉菜胶所致的大鼠足肿胀研究甘草查尔酮 A 的抗炎效果。结果发现，甘草查尔酮 A 可以有效治疗二甲苯所致的小鼠耳肿胀。采用剂量分别为 2.5、5 和 10（单位：mg/kg）的甘草查尔酮 A，均能显著抑制角叉菜胶所致大鼠足肿胀，且持续时间较长。而选用 0.1、0.5 和 1（单位：μg/mL）剂量的甘草查尔酮 A，也显著抑制 COX－2 的合成和活性。

2. 抗菌作用

Jiazhang Qiu 等通过免疫印迹检查、肿瘤坏死因子的释放实验、小鼠 T 细胞增殖实验、实时逆转录聚合酶链反应来评价甘草查尔酮 A 对由金黄色葡萄球菌分泌的 SEA 和 SEB 的抑制效果。结果显示，甘草查尔酮 A 可以显著减少用以抑制甲氧西林敏感金黄色葡萄球菌和耐甲氧西林金黄色葡萄球菌分泌 SEA 和 SEB 的用药剂量。

3. 抗疟抗寄生虫

Lin Zhai 等在没有破坏噬菌细胞细胞器的情况下，观察到甘草查尔酮 A 改变了杜氏利什曼原虫前鞭毛体和无鞭毛体线粒体的亚显微结构，说明甘草查尔酮 A 通过抑制氧气的吸收和二氧化碳的排出来抑制寄生虫的呼吸，且甘草查尔酮 A 能抑制寄生虫线粒体脱氢酶的活性。此项实验说明，甘草查尔酮 A 可以改变利什曼原虫的线粒体的亚显微结构和功能，从而起到抗寄生虫的作用。

（六）甘草甜素

1. 抗过敏反应

田莉等报道，甘草的抗过敏作用主要是甘草甜素发挥的，甘草甜素通过抑制肾脏中 PGE2 的合成和磷脂酶 A2 的活性，显著阻止组胺、乙酰胆碱等过敏介质的释放，进而抑制某些过敏反应，如皮肤过敏症。实验还发现，甘草甜素可抑制由 DNFB（二硝基氟苯）诱发的小鼠接触性超敏反应。

2. 抗肿瘤作用

杨道科研究发现甘草甜素能够诱导胃癌细胞 SGC - 7901 凋亡，凋亡率与剂量呈正比例关系，能显著抑制癌细胞的增殖，抑制二甲基苯蒽启动、佛波醇酯促进小鼠皮肤癌形成。小鼠饮用含甘草酸的水可显著延长皮肤癌发生前的潜伏期，减少实验

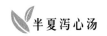
结束时的肿瘤发生。

3. 抗炎作用

甘草甜素能够明显改善右旋糖酐硫酸酯钠所致的结肠炎，显著降低促炎症因子的表达水平，降低结肠髓过氧化物酶活性，减少活性氧化物质导致的脂质蛋白变性及器官损伤。

4. 免疫调节作用

实验发现，甘草甜素可以促进细菌脂多糖诱导腹腔巨噬细胞产生 IL – 12p40 和 IL – 12p70。Raphael。给 BALB/c 小鼠腹腔注射甘草酸 9 天后，可观察到白细胞总数、骨髓细胞数和 α 酯酶阴性细胞数明显增多；若与抗原共同给药则可提高脾中特异性抗体和溶斑形成细胞的数量，并且可显著抑制迟发性超敏反应。

七、大枣

大枣为鼠李科植物枣（Zizphus jujubaMiil.）的成熟果实。《神农本草经》记载，大枣为诸药之上品，民间誉大枣为"益寿果"。现代研究发现，大枣中含有丰富的营养物质，包括氨基酸类、糖类、维生素和 Ca、Fe、K、Mg、Mn、Al 等多种微量元素，以及大量的核苷酸衍生物，在临床医学中应用广泛。大枣对肿瘤、高血压、高胆固醇血症等疾病具有较好的辅助治疗作用。此外，还有延缓衰老、抗氧化、提高免疫、保护肝脏、抗Ⅰ型变态反应和抑制中枢神经的作用，市场前景好，有较高的开发利用价值。

（一）增强免疫的作用

张庆等研究证实，大枣中性多糖不仅对活化的、未活化的小鼠脾细胞有促进自发增殖的作用，还对具有培养反应的混合淋巴细胞有促进增殖的作用。张严英研究证实，给小鼠应用100%的红枣8小时和50%的红枣16小时后，体内单核-巨噬细胞系统的吞噬功能明显提高；苗明三等研究证实，大枣多糖可使气血双虚型大鼠的胸腺皮质和脾小节明显增厚、增大，胸腺皮质淋巴细胞数和脾淋巴细胞增多，能改善胸腺和脾脏萎缩情况。蔡治华等发现对小鼠口服80%乙醇提取的大枣多糖16mg/kg，小鼠脾小结内部的淋巴细胞、鞘内淋巴细胞逐渐增多，密集化，边缘区发生增厚，生发中心逐渐清晰，说明大枣能有效促进小鼠脾细胞组织结构和免疫功能的改善。

朱虎虎等选用100%大枣汁给小鼠灌胃，结果证实可抑制放疗引起的小鼠胸腺和脾脏的萎缩，使胸腺皮质变厚，脾小结增大，减轻了因放射引起的大鼠造血功能抑制，表明大枣对放疗小鼠免疫功能具有一定的保护作用。蔡治华等通过对口服大枣多糖的小鼠进行解剖，取出脾脏，与模型组小鼠的脾脏进行比对，发现随着大枣多糖剂量的不断增大，小鼠脾中央小动脉周围的淋巴鞘逐渐增厚，边缘区脾小结也逐渐增大、增多，脾小结内淋巴细胞数目逐渐增多，边缘区逐渐增厚，鞘内淋巴细胞逐渐密集，生发中心逐渐明显，这表明大枣多糖对小鼠脾细胞组织结构和免疫功能有着积极的促进作用。

（二）抑制肿瘤的作用

张庆等运用MTT法研究大枣中性多糖（JDP－N）对小鼠巨噬细胞分泌肿瘤坏死因子及其mRNA表达水平的影响。结果发现，JDP－N无直接杀肿瘤细胞的作用，但可通过免疫调节作用平衡细胞因子和炎症介质的含量，发挥间接的抗癌作用。

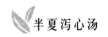

张仙土等通过对荷瘤 BALB/c 裸鼠注射不同剂量大枣多糖注射液，证实大枣多糖对 S-180 瘤细胞具有一定的杀伤作用，且呈剂量依赖关系。罗莉等研究了给予大枣提取物的小鼠的 DNA 片段，发现大枣提取物可以诱导肿瘤细胞死亡。万隆等通过制作肺癌小鼠模型，研究结果表明，大枣提取物能明显增加调控细胞增殖的信号小分子在细胞间流通，抑制了癌细胞的大量增生。

（三）抗氧化作用

大枣多糖被认为是抗氧化的主要活性成分。李雪华等研究以抗氧化剂 VitC 作为比较标准，结果发现在半仿生的生理条件下，大枣多糖的清除能力依次为：活性氧 > 羟基自由基 > 氧自由基，说明大枣多糖具有抗氧化作用。亓树艳等以山东大枣为研究对象，用体外清除羟基自由基的检测方法，结果发现清除率高达 48.5%，进一步证实了大枣多糖具有抗氧化作用。

王留等在断奶仔猪的食物中添加了大枣多糖，结果发现断奶仔猪血液中红细胞和白细胞数量明显提高，同时白蛋白和血红蛋白的含量均有提高，总体抗氧化能力增强。赵文恩等通过 FRAP 法测定大枣枣皮红色素的抗氧化能力，结果发现枣皮红色素中含有抗氧化活性成分，且与其抗氧化活性呈一定正相关。

（四）修复肝损伤、抗疲劳作用

研究证实，大枣多糖可使小鼠体内的丙氨酸转氨酶（ALT）活力和天冬氨酸转氨酶（AST）活力水平明显降低，且能改善 CCl_4 引起的肝脏组织病理变化；此外，大枣多糖能明显提高小鼠体内肌糖原和肝糖原的储备量，以及运动后乳酸脱氢酶（LDH）活力，然而对运动后血尿素氮（BUN）值无影响。结

果表明大枣多糖对 CCl_4 所致小鼠急性肝损伤具有保护作用,并且具有明显的抗疲劳作用。

顾有方等通过对急性肝损伤的小鼠用大枣多糖进行治疗,结果发现大枣多糖治疗组的肝损伤症状有明显减轻,肝细胞再生也比较明显,由此说明,大枣多糖对肝损伤有一定的保护作用,大枣多糖的这一功效与其能够清除自由基、稳定膜结构、增强免疫、纠正肝脏代谢紊乱、抗脂质过氧化反应有关。郎杏彩等选用 CCl_4 复制家兔化学性肝损伤模型,用红枣煎剂喂养一周,发现家兔的血清总蛋白和白蛋白明显增多,结果表明红枣有保护肝脏的作用。

张钟等通过 CCl_4 复制家兔肝损伤模型,观察不同剂量的大枣多糖对肝脏保护作用,结果表明 $200mg/kg$ 和 $400mg/kg$ 的大枣多糖均能明显降低模型家兔的丙氨酸转氨酶活力,另有实验表明,大枣对扑热息痛、CCl_4 等引起的小鼠急性肝损伤有保护作用。

(五) 造血功能

大枣多糖是大枣补气生血的主要活性成分,通过它对小鼠气血双虚模型进行治疗,结果发现大枣多糖对气血双虚模型有很好的改善作用,大枣多糖通过提高气血双虚模型的血清粒 – 巨噬细胞集落刺激因子（GM – CSF）,对气血双虚小鼠模型表现出促进骨髓造血和兴奋免疫的作用。另外,有研究发现,大枣多糖对大鼠气血双虚模型的全血细胞有明显的改善作用,并且可以使红细胞膜 $Na^+ – K^+$ ATP 酶、$Mg^{2+} – ATP$ 酶、$Ca^{2+} – ATP$ 酶及 $Ca^{2+} – Mg^{2+} – ATP$ 酶活力明显高于模型组,说明大枣多糖还可改善大鼠气血双虚模型机体的能量代谢。

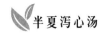

（六）改善肠道

水溶性大枣多糖包括葡萄糖、果糖、果胶和半纤维素。大枣多糖可以有效地减少肠道蠕动时间，提高盲肠中的短链脂肪酸含量，使粪便中的含水量增加，减少盲肠氨的产生，使 β-D 葡萄糖醛酸酶、β-D 葡萄糖苷酶、粘蛋白酶、粪便中的脲酶活性下降。食用适当药剂量的大枣水溶性多糖，可以改善肠道环境，减少肠道黏膜接触有毒物质和其他有害物质。Timna 等通过临床实践证实大枣多糖对治疗便秘是安全有效的。

（七）促进钙的吸收

商常发等对大枣多糖与血清钙和葡萄糖水平的影响进行研究，发现大鼠口服大枣多糖后，血清钙水平提高。其机理是由于胃肠道对钙的吸收加强，血清钙含量提高。说明大枣多糖能够增强机体骨骼代谢，促进机体生长。

参考文献

[1] 赵建一. 半夏泻心汤现代药理研究浅述 [J]. 中国中医药现代远程教育. 2011, 19 (09): 73.

[2] 温武兵, 张桂珍, 叶向荣. 半夏泻心汤调和胃肠作用的动物实验研究 [J]. 中国医药学报, 2000 (02): 66-69.

[3] 宋忆菊, 龚传美, 叶向荣, 等. 半夏泻心汤对小白鼠免疫功能和常压缺氧耐受力的影响 [J]. 细胞与分子免疫学杂志, 1998 (04): 64+66.

[4] 龚道锋, 王甫成, 纪东汉, 等. 中药半夏化学成分及其药理、毒理活性研究进展 [J]. 长江大学学报 (自科版), 2015, 12 (18): 77-79.

［5］姚军强．半夏的药理作用及其临床配伍运用［J］．中医研究，2013，26（02）：3－5.

［6］张丹丹．半夏药理概述［J］．中国中医药现代远程教育，2012，10（20）：99－100.

［7］王志强，李炳超．半夏药理作用研究进展［J］．山西医药杂志（下半月刊），2009，38（01）：65－67.

［8］王文心．干姜的化学、药理及临床应用特点分析［J］．中医临床研究，2016，8（06）：146－148.

［9］孙凤娇，李振麟，钱士辉，等．干姜化学成分和药理作用研究进展［J］．中国野生植物资源，2015，34（03）：34－37.

［10］龙全江，徐雪琴．干姜化学成分、药理作用及加工炮制研究文献分析［J］．现代中药研究与实践，2015，29（01）：82－83.

［11］营大礼．干姜化学成分及药理作用研究进展［J］．中国药房，2008（18）：1435－1436.

［12］孙洁，严广华．黄连化学成分及有效成分药理活性的研究进展［J］．中国继续医学教育，2018，10（08）：140－143.

［13］徐萍，顾治平．黄连的药理作用研究进展［J］．临床医药文献电子杂志，2017，4（27）：5333＋5336.

［14］王维琪．黄连有效成分的药理研究与进展［J］．中医临床研究，2016，8（26）：147－148.

［15］王利红，唐文照，辛义周．黄连中生物碱成分及药理作用研究进展［J］．山东中医药大学学报，2015，39（04）：389－392.

［16］狄艳琴，关晓清．中药黄芩药理的临床作用分析［J］．世界最新医学信息文摘，2017，17（A3）：238＋240.

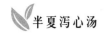
［17］吉晓丽．黄芩的化学成分与药理作用研究进展［J］．中医临床研究，2017，9（09）：128－129.

［18］拱宝香．黄芩的药理分析及炮制方法研究［J］．内蒙古中医药，2017，36（03）：138＋163.

［19］马玲玲，孙燕．中药黄芩药理作用的研究进展［J］．沈阳医学院学报，2016，18（02）：115－117.

［20］姚梦杰，吕金朋，张乔，等．人参化学成分及药理作用研究［J］．吉林中医药，2017，37（12）：1261－1263.

［21］宋齐．人参化学成分和药理作用研究进展［J］．人参研究，2017，29（02）：47－54.

［22］姜雪，孙森凤，王悦，等．甘草药理作用研究进展［J］．化工时刊，2017，31（07）：25－28.

［23］任玲．甘草有效成分的药理活性研究［J］．生物技术世界，2016（05）：227.

［24］吴国泰，何小飞，牛亭惠，等．大枣的化学成分、药理及应用［J］．中国果菜，2016，36（10）：25－28.

［25］罗莉，王崧成，王金永，等．大枣多糖结构及药理活性的研究进展［J］．安徽农业科学，2010，38（30）：16860－16861.

第七章 加减传世方简编

半夏泻心汤全方 7 味药，组方简约，用药精当，被历代医家视为经典方剂，在临床上被广泛应用。特别是许多名老中医，他们在自己长期临床实践之中，深入领会其组方要义，结合现代疾病的特点，通过对其进行灵活加减，将半夏泻心汤更加广泛的的应用于内、外、妇、儿等多种疾病，并取得了较好的疗效。虽然有很多病例属于个案报道，但仍可反映出诸位名医的辨证诊疗思路。本文就有关名医运用半夏泻心汤的经验进行梳理总结，以飨读者。

第一节 李鸣皋

李鸣皋系河南省 20 世纪 50 年代名老中医之一，勤勤恳恳为人民诊疾数十年。积累了极为丰富的临床经验。每于临证，必刻意推求，理、法、方、药丝丝入扣，疗效甚佳，声布远市，人称"肝胆脾胃派"。

李氏推崇经方，不悖时方，兼通诸家以蓄其长，中医基础理论造诣颇深，业医五十余载，临床经验极为丰富，长于内科，兼疗妇、儿诸科，特别是对肝郁而导致的消化系统疾病治疗多得心应手，每于临证，辨证精深，治疗机圆法活，理法方药丝丝入扣，愈病者众。临床经验丰富，擅长内科疑难杂症的诊治，尤擅肝胆、脾胃病的调治。总结出"百病皆源于郁，诸郁多责

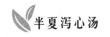

于肝"的学术观点。运用"纳气机，调肝脾"的法则，创立"疏肝八法"。

半夏泻心汤在《伤寒论》第 149 条，为治柴胡证误用下法，致正气受伤，虚热内结之痞证而设。方用半夏、干姜，和胃止呕；黄芩、黄连，苦寒清热；参、草、大枣，益气和中。一方之中，寒热并用，清补兼施，使肠胃得和，升降复常，不攻痞而痞自散矣。然而，李老临床应用此方，治一切气逆之证，如：眩晕、呕吐、郁证、痞证，凡兼见呕恶痞闷、便秘、嗳气中至二、三症者，不论寒热虚实，巧为加减，投之皆可获效。李老认为：该方所治之呕吐嗳气，胃中并无宿食浊热；痞闷、便秘，也非热结在内，乃是气机逆而不顺之故。用半夏泻心汤，和胃降逆、开结散痞，则呕吐痞满等症自可缓解。

一、眩晕案

郑某，女，78 岁，农民。1973 年 3 月 8 日初诊。患者素有眩晕史。5 天前，突然呕吐，茶水不进；稍一进食，呕吐频作。前天卒然眩晕发作，自觉天旋地转，如坐舟船，眼花耳鸣。平卧晕轻，动辄加重。大便 4 日未解。精神萎靡，痛苦面容，脉弦滑，舌红苔滑腻。此乃高令患者因气血不足，秽浊阻中，肝气化风上逆，与胃浊相阻所致。投半夏泻心汤治之。处方：半夏 12g，黄芩 10g，黄连 9g，党参 10g，白术 10g，泽泻 20g，甘草 6g，生姜 3 片。3 剂，水煎服。

3 月 12 日二诊：呕吐已止，饮食能进，眩晕减其大半，于用药后第 3 天解 1 次软便。药已对症，效不更方，原方继进 3 剂，诸证消失。

按：清·叶桂《临证指南医案》曰："头为六阳之首，耳目口鼻皆系清空之窍。所谓眩晕者，非外来之邪，乃肝胆之风阳上冒耳……其定有夹痰、夹火、中虚、下虚、治肝、治胆、治胃之分。"由此可知，眩晕虽有肝风上旋，然夹胃浊同行，中焦升降失常，风阳自然难靖。投半夏泻心汤，不治肝而治胃，胃降则晕自止。若无呕恶，苔滑者，本方投之无效。晕甚者，可加白术、泽泻，疗效更好。

二、呕吐案

雷某，女，70 岁，市民。1981 年 12 月 23 日初诊。患者恶心呕吐半月余。原有咳喘史，二年常发。半月来，经常恶心呕吐，不能进食，嗳气时作，伴头晕胸闷，咳嗽气喘。脉沉滑，舌质暗红，苔黄腻。拟诊为：素体虚弱，热邪内结，胃失和降。宜和胃降逆。处方：半夏 10g，黄芩 10g，黄连 6g，干姜 6g，党参 10g，藿香 10g，川朴 10g，炙甘草 10g，生姜 3 片。6 剂，水煎服。

12 月 29 日二诊：服药 1 剂，呕吐即止，3 剂进完，唯咳喘仍存，余症悉除。改二陈三子加减调理。

按：呕吐症，《临证指南医案》华岫云按："后人但以胃火、胃寒、痰食、气滞立论，不思胃司纳食，主乎通降。其所以不降而上逆呕吐者，皆由于肝气冲逆，阻胃之降而然也……若热邪内结，则用泻心法。"由此而知，半夏泻心汤实为治热邪内结、胃失和降之常方。临床应用，老师见呕吐者，每配藿香、川朴以和胃化湿而止呕，再加生姜，更助止呕之功。

三、郁证案

栾某，女，农民。1951 年 9 月 3 日初诊。自述胸脘闷痛，

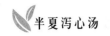

窜及两肋，呃逆频作，间以太息，腹胀纳呆，周身困乏月余。多方调治无效，遂来我处就诊。患者脉象弦细，舌淡苔白。此定发于情志不畅，肝气郁结。气郁则肝胆失于疏泄，影响于胃，升降失和。治以解郁调肝和胃。处方：半夏10g，黄芩10g，黄连6g，沙参15g，柴胡10g，白芍15g，炒枳壳12g，香附10g，郁金12g，川楝子12g，元胡10g，丹参15g，川朴10g，甘草6g，生姜3片。6剂，水煎服。

9月12日复诊：药后胸胁疼痛渐轻，呃逆太息亦减。饮食增进，精神转佳。唯感腹部膜胀沉闷。此因肝胃不和日久，故见腹胀。当疏肝健脾以调之。处方：柴胡10g，白术10g，云苓12g，当归10g，白芍15g，六曲15g，陈皮10g，焦楂15g，甘草6g。5剂，以善其后。

按：王安道曰："凡病之起也，多由乎郁。"可见，郁乃百病之长也。老师取古人之精华，配本人之经验，用半夏泻心汤合柴胡疏肝治疗郁证，每获较好疗效。

四、痞证案

尹某，女，职工。1981年10月26日初诊。患者胃脘痞满膜胀，间断呃逆，食欲不振，恶心呕吐，头目眩晕已3月余。脉沉弦无力，舌红苔白，精神欠佳。四诊合参，乃属痞证，遂投半夏泻心汤。处方：半夏12g，黄连须15g，黄芩9g，干姜6g，党参12g，川朴10g，炙甘草6g，生姜3片。6剂，水煎服。

11月4日二诊：呕恶已止，痞满渐轻，唯食欲欠佳，呃逆仍作，遵上方加入和胃助消化之品。处方：半夏10g，黄连须12g，黄芩9g，干姜6g，党参12g，炙甘草6g，六曲15g，焦楂15g，陈皮10g。6剂。

11月1日三诊：症状消失。嘱守上方再服3剂，以资巩固。

按：痞证，乃由表证误下所致。仲景泻心汤为治痞要方。此案症状似痞，故宗医圣之训，投半夏泻心汤，恰中病机，使缠绵数月之疾速愈。

第二节　熊魁梧

熊魁梧教授，1919年生，鄂南通城人。少时读私塾多年，年甫十五，立志学医，立雪于蒲圻名医谢仁哉先生之门。刻苦学习，勤奋攻读，受益良深。后又从师于通城妇科名医黎躬厚、儿科名医熊继崇、外科名医刘月庭诸先生门下。因受多位名家指点，医术日精，医名渐增，噪闻于通城、崇阳及湖南临湘、岳阳，以及江西修水一带。熊师临证，内、外、妇、儿科皆卓有疗效，尤其在热性病、急性病、疑难病等方面颇有佳绩，著有《中医热病论》等书。熊氏学有渊源，重视经典著作《内经》《难经》《伤寒论》《金匮要略》的研究，旁及诸家，博采众长。继承前人经验，能去粗取精，去伪存真，师古不泥古，不囿于一家一派之言，临证时能针对病情，详加辨析，区别对待。对热性病及内、妇、儿科疑难病证，疗效突出。

半夏泻心汤是治疗多种疾病的有效方剂，特别对脾胃、肝胆疾病用之更多，方中既以芩、连苦降泄热以和阳，又以姜、夏辛开消痞以和阴，更配参、草、枣补益脾胃以助其健运。本方立法，旨在苦辛并用以顺其升降，甘温相伍以调补中州，补泻同施以扶正祛邪，共奏和胃降逆、开结除痞之功。熊魁梧老师业医40余年，擅用本方，凡肝胃不和、脾胃失常、湿热留恋

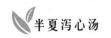

等皆可选用。现就熊师运用本方，结合病例介绍如下。

一、顽固性呃逆案

田某，女，53岁，干部。1980年4月4日初诊。患者原患有十二指肠球部溃疡、慢性浅表萎缩性胃炎，于1979年12月10日在某医院因拔牙后即感腹部胀痛、呃逆，其声高亢，不能自持，于第3日始服中西药，皆无效，迄今已4月。现感口苦，胸脘胀闷，有堵塞感，每日进食约半两稀饭，两目浮肿，就诊之时亦呃声频频，起病至今体重已下降44斤（128斤减至84斤），舌质淡，苔薄黄，脉虚数。治宜降逆和胃，理气化痰。拟半夏泻心汤加味。法半夏9g，黄连6g，黄芩9g，干姜6g，党参15g，大枣15g，代赭石15g，旋覆花（布包）9g，陈皮9g，竹茹15g，茯苓15g，生山楂15g，甘草6g。后以此方加减（曾使用过香附、枳实、厚朴等），经治两月余，呃逆止，食纳佳，体重增加30斤。

按： 本例呃逆起病至就诊之旧已近4月，其声高亢，持续不已，虽服汤药，亦未见效。此乃脾胃升降机能失常所致，清气不升，浊气不降，更因痰饮内阻，上逆而为呃逆。熊师认为，凡治呃逆，总以调理脾胃为大法。脾胃为升降之枢纽，《素问·宣明五气论》曰："胃为气逆为哕为恐。"但总不外乎虚实两类，实者，有寒、有火、有痰；虚者，阴虚、阳虚是也。此患者寒热失调，心下痞满，更因久病兼郁而痰聚，故以半夏泻心汤合旋覆代赭汤加味而收功。体虚者，党参、甘草、大枣为常备之品，此甘而能补，温而不燥，一然亦非专为补虚而设，旨在健运中土，标本兼顾，不可视其平淡而以为可有可无。得仲景法，苦辛并进，补泻同施，由此及彼，方不误病、误人。

二、胃痛案

李某，女40岁，工人。1980年4月15日初诊。胃痛1年，现胃脘部胀满疼痛，以胀为主，食少纳差，呕吐清水，呃逆，口干口苦，不欲饮水，大便干，小便黄，每日约进食5两，舌质淡，苔黄白相兼，以黄为主，脉微弱。治宜健脾益胃，调其寒热。拟半夏泻心汤加味。处方：党参15g，法半夏15g，黄连6g，黄芩9g，干姜9g，陈皮9g，茯苓15g，砂仁6g，大枣15g，枳实10g，炒三仙各9g，甘草6g。以此方加减（曾加用过厚朴、白术），服药12剂胃痛告愈，随访两年胃痛未发。

按：本例胃痛经检查为十二指肠球部溃疡，慢性萎缩性浅表性胃炎，慢性食管下段炎。其反复出现胃脘部疼痛，且胀闷为甚，为脾胃虚弱所致；大便干，小便黄为热；呕吐清水为寒。仲景亦有"呕而肠鸣，心下痞者，半夏泻心汤主之"，苔亦黄白相兼，值此寒热错杂之际，故以半夏泻心汤治之，寒热于一炉，而收此功。熊师通过多年临床实践体会，萎缩性胃炎以脾胃虚寒者多见，不宜峻补，不宜燥烈辛温，否则欲速则不达。胃痛多见食停、寒停、气郁、血郁、热郁、阴虚阳虚之类。此例寒热错杂，运化失司，即不可墨守成规，一成不变，故以和为贵。注：此例胃炎、溃疡病因胃已不痛，未再作西医检查。

三、黄疸案

夏某，女，41岁，工人。1980年6月13日初诊。患者于3月前因高烧出现黄疸，巩膜、皮肤、小便皆黄，大便白而疑为阻塞性疾病，住院80天，因惧怕手术而出院。现头昏口苦，恶心呕吐、胸闷、纳差，胃脘部有痞塞感，右胁痛，不能右侧卧，

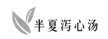

大便每日 1 次，色白，舌质红苔黄，脉缓弱。治宜辛开苦降，疏肝解郁。拟半夏泻心汤加味。处方：党参 15g，法半夏 9g，黄连 6g，干姜 6g，黄芩 9g，柴胡 9g，杭芍 9g，枳实 10g，炒三仙各 9g，鸡内金 9g，郁金 9g，甘草 6g。服药约半年，终以此方加减（曾加用过香附、山楂、丹参等利胆祛瘀之品），大便逐渐由白变黄，胁痛消失，病基本告愈。

按： 此例西医诊断为慢性胆囊炎，疑为胰腺癌。证属肝郁气滞，升降失常。以半夏泻心汤合四逆散加味。方中鸡内金、郁金为利胆祛瘀良药。熊师认为：胆囊炎湿热者固多，然虚寒者亦不少，患者曾因误用清利之品，终不见愈，仲景虽有"诸病黄家，但利其小便"，此是常法。本例乃是脾胃升降失其常度，脾气不升，致肝气郁结不得疏泄，胃气不降，致胆汁淤滞不能排泄，胆汁外溢，因而发黄。故疏肝利胆，调其脾胃升降功能，不治黄其黄自退，此乃变法，知常达变，方不致误。

四、泄泻案

刘某，男，59 岁，干部。1975 年 10 月 21 日初诊。10 余年前，因饮食不节而致腹泻数日，未在意，以后时作时止，间隔时间长短不一，近 20 多天又复发，且较前加重。现感四肢乏力，眠差，咽干，喉中似有痰，纳少，腹胀肠鸣，矢气则舒，腹泻每日 3～5 次，无红白黏液，无里急后重感，泻后则精神疲乏，舌质紫暗，苔黄白相兼根部剥苔，脉弦有力。治宜调理中州，理气化滞。拟半夏泻心汤加味。处方：法半夏 9g，黄芩 6g，黄连 6g，党参 15g，干姜 5g，茯苓 15g，陈皮 9g，厚朴 10g，枳实 9g，白术 12g，炒三仙各 9g，甘草 6g。4 剂，水煎服。

10月31日二诊：精神好转，肠鸣减轻，腹泻每日 1 次，唯食后腹胀，舌苔黄白相兼以白为主，脉弦，上方去黄芩加砂仁6g，藿香9g。4 剂，水煎服。

11月11日三诊：大便正常，已上班工作，唯食多则腹胀，守原方加生山楂 15g。4 剂。自三诊后，症情稳定，后随访未复发。

按：本例患者因脾胃虚弱运化无权，传化失常，气机瘀滞而致腹痛肠鸣泄泻。熊师认为，治痢须调气则后重自除，治泻宜健运则清浊自分。泄泻者，脾虚则生湿而致泻，泻则脾气更虚。湿热者，因湿热内蕴，导致脾胃升降失常则濡泻。此乃脾虚夹湿热，故以半夏泻心汤合平胃散（方中苍术易白术）加味，使气机调畅，湿热自化，升降和畅，诸证自除。脉弦与证不符，不必拘泥，故舍脉从舌、从证。

五、便血案

郑某，男，41 岁，干部。1977 年 12 月 17 日初诊。今年 10 月下旬，不明原因大便带血，时作时止。近来胸闷刺痛，嗳气则减轻，纳可，大便每日 1 ~ 2 次，色黑，潜血阳性，面色萎黄，形体消瘦，唇色淡，舌苔黄白相兼，脉弦细而数。既往无胃痛、腹痛及便血史。治宜理气健脾，补中扶正，佐以清热。拟半夏泻心汤加减。法半夏9g，黄连6g，干姜4.5g，党参15g，大枣 15g，陈皮9g，茯苓15g，枳实10g，生山楂15g，甘草6g。4 剂，水煎服。

12月31日二诊：药后嗳气、矢气均减，食纳转佳，现胸闷胀痛，似觉咽中有痰，舌苔黄白相兼，脉弦细且数。处方：法半夏9g，黄连6g，干姜3g，党参15g，大枣 15g，茯苓15g，

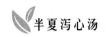

陈皮 10g，枳实 10g，生山楂 15g，代赭石 15g，旋覆花（布包）9g，甘草 6g。4 剂，水煎服。

1978 年 6 月 28 日三诊：自二诊至今已半年，服药后诸证消失，近因劳作，又见头晕，胃脘部疼痛，大便黑，咽中如有异物，苔薄白，脉虚弱。处方：党参 15g，黄连 5g，炮姜 3g，法半夏 6g，白术 12g，茯苓 15g，山药 15g，陈皮 9g，枳实 10g，生山楂 15g，当归 12g，炙甘草 6g。4 剂，水煎服。

1979 年 2 月 1 日四诊：症状减轻，已无黑便，大便化验潜血阴性，以原方加香附善后。二年后随访，未复发。

按：便血一证，原因比较复杂，仲景分为远血、近血，后人多以寒热虚实分型论治。熊师认为，此例患者其寒热虚实均不明显，唯舌苔黄白相兼是临证辨析之重要指征。故用半夏泻心以顺其脾胃升降，合二陈则理气宽中，用山楂以杜有形之痰，配枳实以防无形之郁。临证体会，凡胸腹刺痛，多加用此二药，相得益彰。

余随师临诊，见师药不杂投，多获捷效，乃请教于师。师云：半夏泻心，集寒热、补泻、升降于一方。省疾问病，药不在多，而在于精。此方尤以寒热并用为要，寒热或轻或重，药量孰多孰少，施治得法，方能取效。连伍姜、夏，辛开苦降法也，最要紧者，乃黄连配干姜，或连重，或姜重，随其证之寒热轻重而加减。曾见一病家，患泄泻多日，腹胀不能食，求医于师，顾其前医方，半夏泻心汤是也，师观其舌，持其脉，验其证，仍以半夏泻心汤 3 帖，唯黄连加 2g，干姜减 2g，使药寒重热轻，患者不以为，岂料 3 帖腹痛泄泻皆止，食纳亦佳。病家亦惊曰：何以教授用药有效焉？细玩本方，配伍法度别也。半夏泻心汤虽主治因误下伤中而形成之痞证，然凡属中虚寒热失调所致心下痞硬或满闷不舒之证，皆可用之，而舌苔黄白相兼是使用本方的重要指征，它药剂量不变，唯姜、连随其证而区别用之。

第三节　金寿山

金寿山（1921～1983），浙江绍兴人。中医内科专家。早年随父学医，17岁在私塾执教，课余深研医著。民国25年（1936年）移居上海，在慈善团体坐堂施诊。抗日战争期间，曾去桂林、昆明行医。抗日战争胜利后定居上海，应聘在中国医学院讲授《金匮要略》《伤寒论》等课程。1956年秋，入上海中医学院，历任伤寒温病教研组主任、中医学基础教研组主任、教务处副处长、副院长兼上海市中医文献馆馆长。1960年加入中国共产党。曾任国务院学位委员会医学评议组成员，全国中医理论整理研究会副主任委员，上海市中医学会常务理事、内科学会主任委员及上海市第五届政协委员。

金氏善治伤寒热症和内科杂病，能博采诸家之长，不拘一格，运用益气升阳法治疗上气不足眩晕诸症有独到经验。著有《温热论新编》《温病释要》《金匮诠释》《金寿山医论选集》等书，主编全国高等中医院校第二版教材《温病学讲义》《中医学基础》。晚年抱病坚持参与全国高等中医院校第四版教材的编审工作。他指导研究生探索益气升阳的药理作用，开展了一系列实验研究，获得成果。他参与的《阴虚火旺证的研究》，获上海市重大科技成果二等奖。曾任《上海中医药杂志》和《中医年鉴》主编，金氏对中医古典文献涉猎甚广，其中于仲景学说、易州张氏学说与温病学说研究尤深。对前人论著凡于

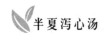

理可通、其法可行者不问其派别，专长均掬为己有而发扬之。其学术特点是兼收并蓄、博采众长、理法全面、方药无偏。他终年手不释卷，勤求历代典籍，密切联系临床，提出不少学术见解，对中医学的发展具有重要价值。

金老认为，所谓泻心法是指以苦泄为主，用泻心汤等对心下痞一证进行辨证施治的方法。从《伤寒论》《金匮要略》所述有关此法的诸方看，除大黄黄连泻心汤纯属泄热除痞以治热痞者外，余皆为寒热并用、补泻兼施之剂，以适应虚实互见、寒热错杂之痞证。金老认为，附子泻心汤为治热痞而兼表阳虚，方用三黄泄热除痞，附子温经扶阳，为寒热并用、邪正兼顾之剂。半夏泻心汤用半夏、干姜和胃散结，黄芩、黄连和胃泄痞，人参、甘草、大枣健胃益气。生姜泻心汤治痞证兼有水气，是半夏泻心汤加生姜，加强了和胃泄水降逆之功。甘草泻心汤宋本原文没有人参，可能是脱简，《外台》载此方，就有人参三两，是痞证兼虚，病由一误再误，胃气大虚，故治以和中泄痞。金老还认为，诸如黄连汤为中焦升降失司、上热下寒、寒热错杂而设，虽非痞证而其病机类似于痞证。干姜黄芩黄连人参汤为胃热肠寒、胃肠机能衰弱而设，亦属胃肠寒热错杂之证。这些虽与半夏泻心汤、生姜泻心汤、甘草泻心汤一样均由苦泄配以辛开、补虚，有扶助中气增强脾胃机能、泄除邪气调畅气机之功，但具体应用又当细别。金老认为，临床如能斟酌正邪形势等诸因素而灵活加减变化，因势利导，就能得心应手，获效迅捷。

金老于临床不仅能全面继承《伤寒论》《金匮要略》中泻心法辨证施治内容，兼收并蓄历代对泻心法应用之经验，而且还十分推崇叶天士"里结于胃""里结于肠"之分，以及根据舌象变化或用开泄，或用苦泄，或用通下之论。金老认为，叶氏于《临证指南医案》中所用泻心诸案是对《伤寒论》《金匮要略》的具体运用与发展，在《温热论》中"必验之于舌"等论述都是经验之谈，我们应当结合患者全身脉证，四诊合参，全面分析，效仲景、叶氏之法而不泥于《伤寒论》《临证指南医案》之方，随时于补虚、开泄、苦泄、通下等法中或全面兼顾，或择有重点地制定适当处方，以适应复杂之病情。如旋覆代赭汤以其有补虚、开泄、镇逆等功，常可与泻心汤合用；白术散、正气散等以其或健脾或畅中等效亦可据证参伍，或疏肝，或利水，或温阳，或养血皆可依病机而增减，因此金老应用泻心法就比前人更灵活，更广泛，往往施以数剂即见病证顿失。

案例一

范某，男，28岁，门诊号642。1981年8月11日初诊。十几年前腹泻引起恶心、腹胀、饭后即欲便，日二三行，曾用健脾益气和胃之品，罔效。刻下食即腹泻，大便总不成形，乏力，口渴喜热饮，舌边暗苔腻，脉弦。诊为脾虚夹湿化热，治拟清湿热鼓舞脾气。黄连3g，黄芩10g，姜半夏10g，太子参15g，炙甘草3g，炮姜炭4.5g，白术10g，云苓12g，葛根15g，广木香6g，藿香10g，陈皮6g。7剂后即大便次数减少，日仅2次，苔腻渐化，仅有根薄腻，脉弦缓。金老仍以原方7剂，不更一味，诸证均霍然全消。

按：此半夏泻心汤、理中汤、白术散组合成方。治脾虚湿阻、蕴热内遏、气机素乱之证，见效甚捷。

案例二

向某，女，37岁，门诊号76－020726。1978年11月3日

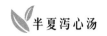

初诊。头晕、乏力、纳少，一个月来经常腹泻，脘痞欲按，思睡，口干不欲饮，脉细，舌偏红苔薄腻微黄，唇红口臭。此乃中焦郁热，脾胃运化失司。治拟辛并苦泄，佐以升浊。川连3g，姜半夏9g，干姜10g，黄芩6g，炙甘草6g，党参9g，升麻6g，云苓9g，陈皮6g，甘松9g。进服7剂脘痞腹泻即显著好转，续原方加党参至12g，加谷麦芽各9g，又服7剂后即愈。

按： 此为久泻而见脘痞腹胀，乃邪热内陷，正气不支，寒热错杂，脾胃升降失司。金老以半夏泻心汤加升阳、理气之品使郁热清、脾虚复，下陷之气得升，郁滞之气得舒，故虚实夹杂之痞迅速消止。

案例三

陶某，女，26岁，门诊号78－063186。1980年11月25日初诊。常发口腔溃疡和阴部小疖，目前口唇糜，带多，频频嗳气，有气上冲之感，口臭颇重，胃纳不佳，但大便尚可，脉弦细带滑，舌正、苔薄，用甘草泻心汤治疗。生熟甘草各3g，小川连3g，莲子芯1.5g，生姜1片，姜半夏12g，黄芩12g，太子参12g，连翘10g，代赭石18g，旋覆花（布包）10g，地榆12g，茯苓12g。7剂即溃疡消退，嗳气大减。复诊于方中复加椿根皮12g、粉草薢10g，续服7剂后，嗳气诸证消除。

按： 口腔溃疡常有脾胃虚弱而兼郁热，金老每以甘草泻心汤加减治之。如郁火较甚，往往又加细辛、黄柏，以散郁清火。本例则兼有逆上之气机紊乱，故参以旋覆代赭汤镇逆扶胃，因方药切合病机，故仅7剂即溃疡消退，嗳气大减，乃于方中复加椿根皮12g、粉草薢10g，续服7剂后，则嗳气诸证亦旋即消除。

案例四

陆某，女，60 岁。门诊号 76－007955。1980 年 8 月 8 日初诊。胃脘隐痛 3 月，时有作酸，间见发热、口臭。麦氏点压痛明显，苔白腻，脉弦细。证属脾虚湿阻，寒热错杂，瘀热成痈。治以清热活血，佐以温通。制川军 6g，炒黄芩 10g，川连 2g，黑附块（先煎）4.5g，牡丹皮 6g，生薏苡仁 15g，红藤 30g，败酱草 30g，枳实 10g，吴茱萸 2g。腹痛已瘥，仍有作酸，腻苔已化，脉弦细，治从原意。上方川连、吴茱萸改为 3g，附块改为 6g，制川军改为 9g。服 14 剂后，即腹痛全消，苔腻化净，寒热不再发作。

按： 此合附子泻心汤、大黄牡丹皮汤、左金丸、附子薏苡败酱散成方，以适应脾胃蕴湿瘀热，气阻血滞，肝胃失和，肠痈慢发等复杂见证。由于金老灵活制方，服 14 剂后，即腹痛全消，苔腻化净，寒热不再发作。

案例五

王某，男，70 岁，诊号 78－081996。1980 年 6 月 24 日初诊。中腹胀痛，食入不舒，纳谷不馨，便艰，舌痛，夜寐梦扰。昔曾摄片，示胃下垂呈钩形。脉细，舌边有齿印，苔黄腻。治当辛开苦泄。黄连 3g，黄芩 10g，干姜 5g，枳实 10g，半夏 10g，太子参 12g，制川军 9g，生甘草 4.5g，全瓜蒌 12g（打）。7 剂。药后腹胀疼痛已减，大便转溏，脉弦细，苔黄腻，治从原法。原方黄芩改为 15g，加白芍 9g。7 剂。药后腹部胀痛大减，大便畅通，觉饥思食，苔腻渐化，余证亦减。嗣后增丹参、黄芪，减川军、黄连，而获愈。

按： 此半夏泻心汤、小陷胸汤、大黄黄连泻心汤合成之方，

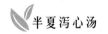

以治脾胃气机失调、积热内结、虚少实多之证。服 14 剂后，腹部胀痛大减，大便畅通，觉饥思食，苔腻渐化，余证亦减。嗣后增丹参、黄芪，减川军、黄连，得获著效。

参考文献

[1] 马九凤，丁素珍. 李鸣皋老中医运用半夏泻心汤的经验 [J]. 河南中医，1983（01）：31 + 18.

[2] 徐江雁. 李鸣皋教授临证经验点滴 [J]. 中国中医药现代远程教育，2008（10）：1152.

[3] 王绪前. 熊魁梧老师运用半夏泻心汤的经验 [J]. 云南中医杂志，1983（04）：36 - 38.

[4] 王绪前. 熊魁梧论医谈方说药 [J]. 湖北中医杂志，2000（08）：3 - 4.

[5] 赵章忠，张玉萍. 金寿山运用泻心法的临床经验 [J]. 中医杂志，1982，（6）：19 - 21.